Alle meine Babys

Antje Diller-Wolff

Alle meine Babys

*20 Hebammen erzählen
vom schönsten Beruf der Welt*

Schwarzkopf & Schwarzkopf

Für die große Liebe x 3:
Gerd, Leo und Felix

Inhalt

Vorwort

Von Dr. Edith Wolber

Pressesprecherin des Deutschen Hebammenverbandes e.V.

Die Geschichte der Geburtshilfe reicht weit in die frühe Menschheitsgeschichte zurück. Dem Ursprung nach ist Geburtshilfe eine solidarische Hilfe, die sich Frauen gegenseitig geleistet haben.

Heute ist es die Berufsgruppe der Hebammen, die sich als Fürsprecherin der Schwangeren und Gebärenden versteht und Frauen rund um Schwangerschaft, Geburt und Wochenbett betreut. Eine achtsame Betreuung vom Beginn der Schwangerschaft bis zum Ende der Stillzeit sehen Hebammen als einen gesellschaftlich relevanten Beitrag zur Frauen- und Familiengesundheit: Denn durch eine kompetente Hebammenbegleitung wird das zukünftige gesundheitliche Wohlergehen von Mutter und Kind gestärkt.

Ein hohes Maß an fachlicher Kompetenz, Einsatzbereitschaft, Geduld und Einfühlungsvermögen – das sind Eigenschaften, die den Arbeitsalltag der circa 18.000 Hebammen in Deutschland prägen, gleichgültig ob sie als Angestellte im Krankenhaus, in der Freiberuflichkeit oder im Geburtshaus arbeiten.

Zentraler Aspekt der Ethik der Hebammen ist der Schutz der ihnen anvertrauten Frauen und Familien vor körperlichem und seelischem Schaden. Die Würde der Frauen und ihr Wunsch nach Selbstbestimmung sind dabei maßgebend und zwar unabhängig von ihrer Herkunft, Kultur, Weltanschauung, gesellschaftlicher Stellung oder Lebensführung.

Hebammen verstehen sich auch als Ansprechpartnerinnen für Frauen und Familien in besonderen Lebenssituationen. Wird ein

Kind krank geboren oder verstirbt es nach der Geburt, brauchen Eltern Beratung und Begleitung. Besondere Hilfestellung bieten auch speziell ausgebildete Familienhebammen Teenagermüttern, Familien mit Migrationshintergrund, Frauen mit psychischen Belastungen oder Suchtproblemen sowie chronisch kranken Frauen und Frauen mit Gewalterfahrungen. Das Betreuungsangebot der Hebammen reicht in diesen besonderen Lebenssituationen bis zum Ende des ersten Lebensjahres der Kinder.

Ich freue mich, dass im vorliegenden Buch all diese Themen aufgeblättert werden und zwanzig Hebammen Einblick in die Vielfalt ihrer Arbeit geben.

Ich wünsche diesem Buch wohlwollende Aufnahme und eine große Leserschaft.

Einleitung

Der Beruf der Hebamme steht im Rampenlicht: Massenproteste, Petitionsaufrufe, Demonstrationen – viele Hebammen befinden sich kurz vor der Berufsaufgabe. Weil die Haftpflichtprämien explodieren, hat sich ihre Arbeits- und Verdienstsituation dramatisch verschlechtert. Die etwa 18.000 Hebammen in Deutschland bilden eine recht kleine Berufsgruppe, deren Lobby nicht mächtig genug ist, um mit den Krankenkassen verhandeln zu können. »Wenn wir von unserer Arbeit nicht leben können, werden wir sie auch nicht erbringen«, warnen die Mitglieder des Deutschen Hebammenverbandes. Die Folgen wären dramatisch: Wenn immer mehr freiberuflich tätige Hebammen ihren Beruf aufgeben, können Frauen nicht mehr selbstverständlich frei zwischen Klinik, Geburtshaus und dem eigenen Heim als Geburtsort wählen.

Schon jetzt ist eine 50-Stunden-Woche für Hebammen die Regel, wenn sie von ihrer Arbeit leben wollen. Rund 7,50 Euro erhalten sie pro Stunde dafür, dass sie oft Tag und Nacht Bereitschaftsdienst haben und die Verantwortung für Mutter und Kind während der Geburt tragen.

Die Proteste brachten bisher keinen signifikanten Erfolg: Eine Erhöhung der Vergütung eines Wochenbettbesuches um 48 Cent auf 27 Euro ist ein Tropfen auf den heißen Stein. Bundesgesundheitsminister Philipp Rösler hat seine Unterstützung zugesagt. Es wurden konkrete Arbeitsschritte vereinbart. Dazu gehört eine vom Bundesministerium für Gesundheit finanzierte Datenerhebung zur Lage der geburtshilflichen Versorgung mit Hebammenhilfe und zur Einkommenssituation der Hebammen. Wie der Deutsche Hebammenverband ankündigte, wird Minister Rösler eine Gesetzesänderung anregen, in der unter anderem die Kosten für die Haftpflichtversicherung bei Vergütungsverhandlungen berücksichtigt werden sollen. Vor einem Jahr hatte der Deutsche Hebammenverband dem neuen Gesundheitsminister 60.000 Unterschriften von Hebammen und ihren Unterstützern überreicht.

Wer sich näher mit diesem Beruf beschäftigt, erkennt, dass Hebammen deutlich mehr tun, als nur Hilfe beim Kinderkriegen zu leisten. Viele Facetten ihrer Arbeit sind weitgehend unbekannt. Als Dokumentarfilmerin habe ich in den letzten Jahren zahlreiche Familien mit der Kamera begleitet. Schwerpunkt meiner Arbeit waren Reportagen über das Leben von Teenagermüttern und Müttern aus Problemfamilien, die in Mutter-Kind-Heimen das Leben mit Baby erst erlernen mussten. Heikle Themen, die viel journalistisches Feingefühl erforderten. Dabei war es unendlich wichtig, zu den Protagonistinnen und zu ihren Helferinnen, den Sozialarbeiterinnen und Hebammen, Vertrauen aufzubauen. Durch diese journalistische Arbeit hatte ich oft mit Hebammen während der Schwangerschaft und in der Nachsorge zu tun. Sie standen mir beratend zur Seite oder wurden letztendlich ebenfalls in meinen Filmen porträtiert, da sie für die Mütter und Babys in den Dokumentationen zuständig waren.

Am Ende mancher Drehtage saß ich mit den Hebammen zusammen, die oft weiter von ihrer Arbeit erzählten, auch wenn die Kamera nicht mehr lief. Viele ihrer Erlebnisse hatten sie, wenn überhaupt, bis dahin nur mit ihren Kolleginnen geteilt: spannende Erzählungen aus dem Berufsalltag, die man einer Schwangeren nicht unbedingt auf die Nase binden möchte, aber einer neugierigen Journalistin schon eher. In den Gesprächen stellte sich heraus: Eine Hebamme ist auch Sozialarbeiterin, Paar- und Familientherapeutin, Sportlehrerin, Psychologin, Ernährungsberaterin und Stillexpertin. Ich wurde in so manches Geheimnis des Berufes eingeweiht. Die Hebammen müssen oft 24 Stunden am Tag hilfreich, selbstlos, lieb und verständnisvoll sein, aber auch ihnen geht einmal eine Schwangere auf die Nerven und ein Fall an die Nieren.

Irgendwann stand mein Entschluss fest: Ich würde mich näher mit diesem Thema beschäftigen und die einzigartige Perspektive der Hebammen festhalten. Ich wollte ein modernes, junges Buch schreiben, das auch Männer und Kinderlose gern lesen. Die Psychogramme von Schwangeren, Vätern und anderen im Familienumfeld bringen jeden zum Nachdenken und bieten Stoff für viele Seiten Unterhaltung: Es darf gelacht werden rund um den runden Bauch und das Baby, das eine Familie komplett auf den Kopf stellt. *Alle meine Babys* ist weder ein konventioneller Schwangerenratgeber noch ein Fachbuch für Hebammen. Es ist ein Insiderguide für alle, die sich für das Leben mit seinen spannenden Geschichten interessieren: Familie, Geburt, Gesellschaft, Freud & Leid – Hebammen begleiten und unterstützen uns.

Meine Recherche für *Alle meine Babys* war deutschlandweit intensiv. Manche Hebammen kamen aus meinem mittlerweile großen Netzwerk, zu bestimmten Themen suchte ich Spezialistinnen – dabei halfen die beiden Hebammenverbände Deutschlands. Mit jeder Hebamme führte ich ausführliche Vorgespräche, es folgten mehrstündige Interviews, aus denen die einzelnen Kapitel entstanden sind. Jedes ist einer Hebamme gewidmet, die selbst vorgestellt wird und dann ein bestimmtes Thema beleuchtet. Wieso sind Frauen im Wochenbett oft völlig neben der Spur? Warum sind die einen Schwangeren voller Kraft und Optimismus und andere halten sich schon in der dreizehnten Woche stöhnend den Rücken? Wie ist es möglich, dass eine Frau, die niemals selbst geboren hat, ein Adoptivbaby stillen kann? Viele Erklärungen, viel Verständnis, verblüffende Erkenntnisse.

In *Alle meine Babys* trifft die Hebammenausbilderin mit allen Zweifeln am richtigen Lehrweg auf die Hebammenschülerin kurz vor Ende ihrer Ausbildung mit all ihren Sorgen, ob sie bereits genug gelernt hat, um Mütter und Babys optimal betreuen zu können. Oder eine überzeugte Hausgeburtenhebamme erzählt, warum nichts über die Geburt im eigenen Wohnzimmer geht, während eine Kollegin offen über ihre eigene Schwangerschaft und Entbindung spricht, die sie aus Überzeugung in die Klinik verlegt hat. Es wird erklärt, warum eine Hebamme mit Migrationshintergrund ausländischen Familien das Fluchen über ihren Stand abgewöhnt und warum Familienhebammen es schon als Erfolg ansehen, wenn eine junge Mutter einmal in der Woche die Wohnung aufräumt.

Mit diesem Buch möchte ich auch für Schwangere und junge Mütter eintreten. Sie *alle* sollten selbstbestimmt Kinder bekommen und aufziehen dürfen, egal ob sie den Beruf aufgeben oder erst recht mit Kind im Job durchstarten wollen. Als berufstätige und sportliche Mutter musste ich mich viel zu oft rechtfertigen. Alle reden plötzlich mit und kritisieren Besuche im Fitnessstudio mit dickem Bauch oder Berufseinsätze kurz vor dem errechneten Geburtstermin. Da muss sich noch vieles ändern, überholte Ansichten sollten abgelegt werden. Hebammen leisten auch einen wichtigen Beitrag dazu, dass sich die neuesten Erkenntnisse über Schwangerschaft, Geburt und die Zeit danach durchsetzen.

Durch meine Arbeit an diesem Buch habe ich erstaunliche Einblicke in einen Beruf gewonnen, der mit keinem anderen vergleichbar ist, und dafür bin ich sehr dankbar. Wer diese Geschichten liest, möchte den Verdienst der Hebammen vervielfachen – so beeindruckend ist es, was diese Frauen leisten!

Antje Diller-Wolff im Februar 2011

Gipsbäuche, Elefantenturnen und ein Haufen Fragen: Geburtsvorbereitung

Ausbildung: 1994–1997 in Gießen. Werdegang: 1998–2000 Krankenhaushebamme, danach freiberufliche Hebamme bis 2001, danach Babypause. Seit 2009 wieder freiberufliche Hebamme, Elternkurse im Krankenhaus.

Für ihre Mutter war die Geburt von Carla Bischoff scheußlich: Vieles ging schief, die Betreuung war alles andere optimal – eine Klinikgeburt in den Siebzigern war für viele Schwangere offensichtlich eine verbesserungswürdige Tortur. Umso erstaunlicher findet sie es, dass ihre Mutter nach der ersten frustrierenden Erfahrung die Strapazen zwei weitere Male auf sich nahm. Noch heute rätselt Carla Bischoff um die endgültigen Beweggründe für ihre Berufswahl. Vielleicht – so ihre eigene Theorie – wollte sie nach den schlechten Erfahrungen, die ihre Mutter gemacht hatte, helfen, das Geburtserlebnis für Frauen schöner zu gestalten. Das Berufs-Gen liegt jedenfalls in der Familie: Eine Tante und ihre Ururoma arbeiteten ebenfalls als Hebammen.

---

* *Name von der Hebamme geändert.*

Es kommt immer anders, als man denkt, und so wie das Baby es möchte, nicht wie die Eltern es planen. Und grade deswegen braucht man einen Geburtsvorbereitungskurs. Die Schwangeren von heute sind sehr belesen, haben eine ganze Ratgeber-Bibliothek zu Hause, posten in Internet-Foren und betreiben Basisrecherche im Freundeskreis. Manchmal sprechen wir auch von gefährlichem Halbwissen, das mehr verunsichert als aufklärt. Dann ist es hilfreich, wenn jemand vor diesen Frauen steht und ihnen liebevoll sagt, dass sie mal den Ball flach halten sollen und dass sich kaum etwas genau festlegen lässt.

Im Geburtsvorbereitungskurs sitzen zwischen sechs und acht Paaren zusammen. Bunt zusammengewürfelt, meist kennt keiner einen anderen. Aus psychologischer Sicht ist das eine sehr interessante Mischung, die haben sich gegenseitig nicht ausgesucht, sondern sind eine Zweckgemeinschaft, die ein intimes Thema verbindet. In einem meiner Kurse saßen auf der einen Seite Paare im Alter zwischen vierzig und Ende vierzig, auf der anderen Paare zwischen 18 und 24. Es war uns allen aufgefallen, dass sie sich zufälligerweise so gesetzt haben. Die einen in der Ausbildung, die anderen bereits erfolgreiche Karrierefrauen, das lässt sich schwer unter einen Themenhut bringen. Schwierig ist es auch, wenn in einem Paarkurs eine Frau immer ohne Begleitung kommt, weil der Mann sich einfach nicht überwinden kann. Da werden zwei Stunden für mich auch recht lang. In meinem letzten Kurs war eine 18-Jährige. In deren Umfeld waren alle mit 17, 18 schwanger geworden, weil sie es so kannten oder weil es aus Versehen passierte. Wenn diese Paare sich dann mit dem perfekt durchorganisierten Rechtsanwaltsehepaar über ihre persönlichen Bedürfnisse unterhalten sollen, bin ich als Moderatorin sehr gefragt. Manchmal klappt es, in einer größeren Gruppe lassen sich solche Hürden leichter überspielen.

Wenn es um Babypflege geht, sind die Mütter gar nicht weit voneinander entfernt. Jede hat ganz viel Potenzial und ich erkläre immer, dass der Instinkt der Eltern ganz wichtig ist und sie es oft, wenn sie darauf vertrauen, richtig machen. Ansonsten treffen schon sehr unterschiedliche Meinungen und Einstellungen in einem Geburtsvorbereitungskurs aufeinander. Stillen oder Flasche, Kaiserschnitt oder Spontanentbindung, das steht zur Diskussion, aber meist sehr friedlich. Bei der Wahl des Geburtsortes ist der Austausch besonders hilfreich. Da werden Krankenhäuser empfohlen oder vermeintlich unumstößliche Pläne aufgrund von Erfahrungen anderer verworfen. In meinem letzten Kurs war ein Paar fest entschlossen, in der Klinik zu entbinden. Am Ende des Kurses wollte die Frau unbedingt wissen, welches Geburtshaus ich empfehlen könne; letztendlich entschieden sie sich für eine Klinikgeburt. Schwieriger wird es, wenn wir darüber sprechen, wie und wo das Baby zu Hause schlafen soll. Es existieren so viele unterschiedliche Meinungen: Die einen sagen, das Kind soll im Extrazimmer schlafen. Dann gibt es die anderen, die ihr Baby lange im oder direkt am Elternbett schlafen lassen möchten.

Die Empfehlung von Experten heute ist, die Kinder auf dem Rücken schlafen zu lassen, am besten im Schlafsack. Man weiß, dass das Faktoren sind, die das Risiko des plötzlichen Kindstodes geringer halten. Es gibt natürlich Kinder, die das einfach nicht mitmachen, die einfach immer heulen, wenn sie auf dem Rücken liegen – so war es bei meiner zweiten Tochter. Dann sage ich ganz klar, guck einfach, was du als Mutter machst, wie du damit klarkommst, du hast die Verantwortung. Das ist mir sehr wichtig, dass die Eltern verstehen, dass sie selbst in der Verantwortung sind: während der Schwangerschaft, unter der Geburt sowieso und auch danach. Es geht nicht darum, dass ich ihnen sage, was sie tun sollen, sondern darum, dass ich ihnen helfe, für sich den richtigen Weg zu finden.

Die Kursteilnehmerinnen wissen von mir, dass ich selbst drei Kinder habe, und fragen oft mich als Mutter nach meinen Erfahrungen. Neulich fragte mich eine Frau, ob ich Schmerzmittel unter der Geburt genommen hätte, und es fiel mir nicht leicht zu antworten. Mir war klar: Wenn ich verneine, fühlen sich die Frauen als Versagerinnen, wenn sie selbst Schmerzmittel nehmen. Ich entschied dennoch, ganz offen zu antworten, wobei ich darauf hinwies, wie individuell solch eine Entscheidung sein kann und dass es gute Gründe dafür gibt, warum Schmerzmittel zum Einsatz kommen dürfen.

Es gibt wahrscheinlich genug Themen für Monate, aber ein Geburtsvorbereitungskurs geht über 14 Zeitstunden, meistens teilen wir Hebammen das in 7 x 2 Stunden auf. Am besten schließen Schwangere vier Wochen vor dem errechneten Stichtag den Kurs ab. Sonst leben sie mit dem Druck, vielleicht noch nicht genug zu wissen, falls das Kind früher kommt. Ich bereite die Frauen darauf vor, dass ihr Leben und das des Kindes nicht mehr nach irgendwelchen Regeln und Normen funktionieren wird. Am entspanntesten sind die Schwangeren, die sich einfach auf alles gefasst machen. Meist aber muss die Hebamme Basisarbeit leisten. Es beginnt schon damit, dass viele mit der Vorstellung zu mir kommen, dass der Geburtsvorbereitungskurs eigentlich nur für Frauen ist und die Männer sich an einem Abend einmal fürs Gewissen beteiligen sollten. Das war bisher die gesellschaftliche Norm.

Meine Kolleginnen und ich in der Elternschule haben das dann umgestellt: Wenn die Männer zum Thema Beckenboden schwänzen wollen, dann dürfen sie das ausnahmsweise in unseren Kursen, aber an den anderen Abenden möchten wir sie gern dabeihaben. Ich bin davon überzeugt, dass es einfach wichtig ist, dass der Mann dabei ist. Schließlich gebe ich keinen Schminkkurs, sondern bereite die Eltern (und dazu gehört der Mann nun einmal) auf ihr gemeinsames Kind vor. Der Mann ignoriert die Schwangerschaft seiner Frau im Alltag sonst auch nicht und Informationen werden ihm nicht schaden. Vielleicht wird er sogar bei der Geburt dabei sein. Auf jeden Fall wird er sich mit um sein Baby kümmern. Ich mache keinen typischen sogenannten

»Hechelkurs«, bei mir geht es kaum ums Atmen in den Wehen. Ich kümmere mich um Mutter und Vater als Paar, um die Veränderungen, die auf sie zukommen, und bespreche intensiv, wie sie trotz Baby ihre Zweisamkeit ein Stück weit erhalten können. Es ist wichtig, dass die werdenden Eltern formulieren, welche Wünsche und Erwartungen sie an die Zeit mit Kind haben. Ich kann ein guter Sparringspartner sein, weil ich ihnen sage, wie viel Zeit, Kraft und Nerven ein Baby kostet – dass es wunderschön ist mit Kind, aber auch anstrengend.

Die Kurse sind meistens auf mehrere Abende über Wochen verteilt. Manchmal gebe ich auch Wochenendkurse, die von Freitag bis Sonntag am Stück laufen. Mein letzter war sehr intensiv: Besonders gefreut habe ich mich, als am Sonntagabend, als wir uns getrennt haben, auch die teilnehmenden Männer ganz glücklich waren. Die waren teilweise mit ganz schrecklichen Erwartungen in den Kurs gekommen. »Also meine Kollegen haben gesagt, ich müsse ja meine Frau schon sehr lieben, um mir mit ihr den ganzen Babykram ein Wochenende lang anzutun«, sagte einer. Andere revidierten ihr Urteil übers »Elefantenturnen«, waren ganz begeistert über die vielen Informationen und Erkenntnisse. Einige gaben sogar zu, durchaus noch ein paar weitere Stunden durchhalten zu können, weil sie manch ein intensives Gespräch mit anderen Kursteilnehmern gern fortgeführt hätten.

Die Vorurteile von Männern gegenüber dem Geburtsvorbereitungskurs sind oft enorm. Sie haben es aber auch nicht leicht: Die Tür geht auf und sie betreten diesen Raum mit Matten, Bällen und Stillkissen. Manche stehen stocksteif da und wollen absolut nicht sitzen, nirgendwo, schon gar nicht auf einem Kissen. Manche sind so geschockt, dass sie sogar einen Stuhl ablehnen, den ich ihnen als Alternative anbiete. Für mich ist es dann nicht einfach: Ich sitze vorn auf einem Ball, die Frauen um mich herum wippen auch auf Bällen oder legen sich auf Stillkissen. Daneben stehen die Männer und fühlen sich so wohl wie beim Zahnarzt.

Wunderbare Situation! Aus diesem Grund beginne ich den ersten Abend mit einer Tischrunde. Die Männer haben die Tischplatte zum Festhalten und können sich hinter der Kante verstecken. Es schafft eine gesunde Distanz zu dieser geballten Portion sinnlicher Weiblichkeit im Raum. Wenn sich dann noch viel Ökoanmutung breitmacht, stehen die Herren kurz vorm Kollaps. Es reicht schon, dass die Männer erwarten, einen Abend lang ihre Frauen mit Igelbällen massieren und mal gaaanz offen über ihre Gefühle sprechen zu müssen. Sie sind hingegen sehr erfreut, wenn dann auch sie massiert werden von ihrer Partnerin und somit sich die Paare gegenseitig etwas Gutes tun. Schon die Vorstellungsrunde ist für die Männer schwer: Wenn ich frage, wie es allen geht, sagen sie grundsätzlich erst mal wenig. Die Frage, wie die Woche war, beantworten sie mit Schwänken aus dem Job oder Sport. Von der darauffolgenden Woche erwarten sie eher die Konferenz mit ihrem Chef als den Zuckertest ihrer Frau.

Die Antworten der Frauen sind auch manches Mal speziell: Wenn man fragt, wie es ihnen geht, antworten sie oft, dass ihr CTG gut war. Ich will eigentlich wissen, was sie von sich selbst empfinden, ob sie Spaß hatten oder Sorgen, wie sie das Kind in den letzten Tagen gespürt haben und ob sie momentan lieber süß oder salzig mögen. Ich möchte nicht in erster Linie hören, was die Apparate sagen. Ich wünschte mir, Frauen würden wieder mehr auf ihren Körper hören und auf ihr Gefühl. Wir Hebammen versuchen, die Frauen für ihren Instinkt zu sensibilisieren; optimal ist es, wenn wir das bei den Männern auch schaffen.

Männer haben ein irres Gespür, werden von den Frauen ganz schön unterdrückt und dürfen wenig so machen, wie sie es gern täten – weil's im Ratgeber eben anders steht. In meinem Kurs übernimmt an einem Abend mein Mann zwei Stunden. Der ist in keiner Form medizinisch bewandert. Seine Qualifikation: Er ist Papa von drei Kindern und ein »Hebammenmann«, der meine Arbeit kennt und mich ertragen hat, als ich schwanger war.

Ich weiß nicht, was er mit den werdenden Vätern im Einzelnen bespricht. Aber er erzählt viel von seinen persönlichen Erfahrungen: von der Schwangerschaft, von der Geburt, von seiner übellaunigen Frau, von Dingen, die ihn genervt haben, und mit welchen Tricks er manche Situation mit mir oder dem Baby entspannen konnte. Ich habe ihm viel reingeredet, beim Wickeln, beim Füttern, das war bestimmt anstrengend. In der Väterrunde führen sie richtige Männergespräche, ohne gestört zu werden oder Hemmungen zu haben. Ein solch sicherer Raum gibt Halt. Die Männer sind begeistert. Wenn die sich wohlfühlen, trauen sie sich auch, über ihre Ängste zu sprechen: Wie bin ich wohl als Vater, wie gehe ich mit meiner schwangeren Frau um, was möchte ich überhaupt und, vor allem, was nicht? Die meisten Frauen erwarten, dass ihre Männer bei der Geburt dabei sind. Zum einen, weil sie nicht alleine sein wollen, zum anderen, weil sie das Erlebnis teilen möchten. Die Männer sind sich aber vielleicht nicht so sicher, ob sie dabei sein wollen. In der Männergruppe wird oft diskutiert, wie die Männer mit ihren Frauen offen über ihre Sorgen sprechen können.

In Frauenrunden prallen in der Regel die verschiedensten Vorstellungen aufeinander: Manche Frauen erwarten eine tolle natürliche Geburt ohne Schmerzmittel, dass sie prima stillen können und dadurch eine absolut entspannte Mutter sein werden, die alles mit Leichtigkeit bewältigt. Den Frauen muss ich vermitteln, dass sie versuchen müssen, gelassen abzuwarten, was auf sie zukommt, und dass Geburt und Stillen durchaus Überraschungen parat halten und auch so manche Schwierigkeit mit sich bringen. Ich mache den Frauen klar, dass es niemals ihr persönliches Scheitern bedeutet, wenn sie Schmerzmittel nehmen, einen Kaiserschnitt bekommen oder ihr Kind ein eher trinkfaules Baby ist.

Andere Schwangere sehen unter der Geburt das Fachpersonal in der aktiven Rolle. Sie sind sich sicher, dass die Hebammen im Kreißsaal oder die Ärzte sie führen und ihnen Entscheidungen abnehmen. Diese Frauen geben ein bisschen ihrer Persönlichkeit und ihres Selbstbewusstseins an der Kreißsaaltür ab. Denen muss ich noch einmal verdeutlichen, dass sie es sind, die das Kind bekommen, und die anderen sie eben begleiten und unterstützen. Aber die Wehen und den direkten Draht zum Kind hat nur eine im Raum.

Ich bin der Meinung, dass viel mehr, als wir glauben, vom Kopf abhängt. Die Blockaden entstehen manchmal durch Horrorgeschichten von Freundinnen oder Eltern. Es gibt so viele Mythen rund um Schwangerschaft und Geburt, gegen alles kann ich gar nicht anarbeiten. Beliebt ist die Geschichte der Frau, die achtzig Stunden in den Wehen lag. So etwas gibt es nicht. Ich erkläre immer, wann eigentlich die Geburt anfängt, nämlich nicht mit der ersten Wehe. Die müssen schon regelmäßig und stärker sein, während der Muttermund sich langsam zu öffnen beginnt. Man rechnet nicht die Gesamtdauer der Zeit, die man im Krankenhaus verbringt. Ich habe einmal eine Hausgeburt begleitet, die hat wirklich fast 24 Stunden gedauert, aber die Frau hat zwischendrin auch öfter mal geschlafen. Das müsste ich aus der Berechnung schon wieder herausnehmen. Man merkt, es ist schwer, die genaue Zeit festzulegen. In der Ausbildung habe ich gelernt: Beim ersten Kind dauert es maximal 18 Stunden, beim zweiten zwölf. Das dient aber nur zur Orientierung. Wenn die Frau sehr gelassen ist und wenig Angst hat, ist es nicht ungewöhnlich, dass sie es beim ersten Kind nach acht Stunden geschafft hat.

»Meine Mutter hat erzählt …« ist gerade beim Stillen ein Problem, es hält sich hartnäckig das Gerücht, dass Babys in den ersten drei Tagen nicht satt würden. Dabei gibt es reichlich Kolostrum, bis der Milcheinschuss kommt. Diese Vormilch enthält mehr Proteine als reifere Muttermilch und alle Mineralien, Fette und Vitamine, die das Baby gerade in den ersten Tagen seines noch so frischen Lebens braucht, ohne den jungen Verdauungstrakt zu belasten. Gerüchte wirken leider oft stärker als Fakten und halten sich länger. Auch die alte Theorie, dass Kinder höchstens alle drei Stunden angelegt werden sollen, passt nicht auf jedes Baby.

Wenn ein Kind im Alter von acht Wochen noch nicht durchschläft, stillt man besser ab, so heißt es oft von den Müttern oder Großmüttern der Wöchnerin. Dann muss ich Basisaufklärung betreiben und erklären, dass es auch normal ist, wenn ein Kind, das sieben Monate alt ist, alle zwei Stunden aufwacht und trinken möchte. Viele Mütter wollen gern stillen und das auch länger, müssen aber ertragen, dass über Wochen alle Omas und Tanten um sie herumspringen: »Gib dem Kind doch mal was Richtiges« und »das guckt doch immer so interessiert, das will doch ganz bestimmt jetzt auch was haben«. Da muss man gegenhalten und mit einer Hebamme im Rücken geht das schon leichter. Ich bin auch wirklich ehrlich, halte mich selten zurück. Ich finde es wichtig, nichts zu beschönigen oder zu verklären. Manches sind auch rein subjektive Empfindungen, die muss man als solche einordnen. Ich sage den Frauen ganz deutlich, dass sie sehr starke Schmerzen unter der Geburt haben werden. Ich sage ihnen, dass sie wahrscheinlich über sich hinauswachsen werden. Aber ich erinnere sie auch daran, dass andere Frauen das auch gut überstanden haben und dass sie nicht allein sind. Wir Hebammen stehen neben ihnen wie ein Fels in der Brandung, mit allem, was wir wissen und können.

Die meistgestellte Frage im Geburtsvorbereitungskurs ist die nach dem Geburtsschmerz: Den kann man nicht wirklich beschreiben. Wenn ich eine Frau bei der Geburt begleite, will ich so viel wie möglich mitfühlen. Ich merke, wenn der Bauch der Frau hart wird. Die Frau spürt eventuell einen krampfartigen Schmerz, vielleicht in der Leiste bis in den Rücken ausstrahlend. Es gibt Frauen, die merken die Wehen fast nur im Rücken, es zieht in die Oberschenkel oder wechselt und kneift mal hier und mal da.

Ich selber hatte nicht wie andere Frauen das Gefühl, dass es mich zerreißt. Ich habe diese Kraft gefühlt und wie sich die Gebärmutter zusammenzieht, es hat immens wehgetan. Die Eröffnungswehen fand ich nicht so schlimm. Als jedoch mein Kind durchs Becken ging, hatte ich das Gefühl, mein Becken würde gesprengt. Das sage ich so im Geburtsvorbereitungskurs nicht einfach nebenbei. Ich erkläre vorher ausführlich, wie eine Geburt verläuft, was überhaupt Wehen sind. Dann ganz am Schluss komme ich zu dem Punkt, an dem es um den Durchtritt des Köpfchens durch das Becken geht. Dann atmen alle recht angestrengt im Kurs. Im gleichen Zug erkläre ich immer, wie gut Kopf und Becken ineinanderpassen, dass der Körper sich anpasst und dass gerade dieser Schmerz der Beckenknochen wichtig ist. Er bringt nämlich die Frau dazu, eine gute Position für den Endspurt zu wählen. Statt im Bett liegen zu bleiben und alles über sich ergehen zu lassen, ist es für viele leichter, aufrecht zu gehen oder bestimmte Bewegungen zu vollziehen.

Unter den Wehen werden sich die Frauen nicht an jede meiner anatomischen Erklärungen erinnern, aber sie werden sensibilisiert sein und selbstbewusst auf ihre Bedürfnisse hören – gerade wenn sie nicht mit dem einverstanden sind, was Hebamme und Arzt vielleicht für die beste Entbindungsposition halten.

Der soziale Aspekt des Geburtsvorbereitungskurses ist wichtig: Man trifft andere Schwangere, andere Väter und manche Probleme teilt man mit der ganzen Gruppe, sodass man nicht mehr im eigenen Saft schmoren muss. Ich lasse Paare am ersten Abend immer eine Gruppenarbeit machen, bei der sie sich überlegen sollen, welche Themenwünsche sie haben und mit welchen Erwartungen sie in den Kurs kommen. Ich versuche, auf alles einzugehen. Wenn ich dann merke, wie viel Erleichterung die Informationen und der Austausch den Paaren bringen, macht es mir als Leiterin besonders viel Spaß. Anstrengend ist es selten. Ich hatte nur einmal einen Kurs, nach dem ich mir eigentlich geschworen hatte, nie wieder Geburtsvorbereitungskurse zu geben. Von den sechs angemeldeten Frauen waren zwei krank. Die anderen waren alle vom Typ her eher ruhig und so waren Gruppenarbeiten mit Diskussionen eher schwierig. Da können zwei Stunden schon lang werden. Ich habe überlegt, ob ich vielleicht nicht so geeignet bin für Kurse. Aber dann hatte ich einen Wochenendkurs, bei dem ich es schaffte, die Väter zu begeistern, und die Paare haben toll zusammengepasst, dieser Erfolg hat mich versöhnt.

Ich mache viel Gruppenarbeit mit den Leuten und diese Interaktivität macht die Kurse so unterschiedlich und bereichert auch mich ungemein. Die meisten Teilnehmer sind nett und bemüht. Es ist ja ein wunderschöner Grund, der uns allabendlich zusammenführt. Ausnahmen gibt es nur selten – wie das Paar, von dem er sein zweites, sie ihr erstes Kind erwartete, also zweite Ehe für ihn. Der Mann erklärte bereits in der Vorstellungsrunde, er wisse über alles Bescheid, seine Frau brauche sich keine Sorgen zu machen. Die saß daneben und schaute verunsichert drein. Dann kriegte er es hin, ganz viel von seinem ersten Geburtserlebnis zu erzählen, was ja, wie bereits erwähnt, nicht ihres war. Ich versuche, in solchen Fällen schon einzugreifen und das Ganze in eine andere Richtung zu lenken. Ich unterbreche auch Zweitschwangere, die von ihrer ersten Geburt in der Runde Horrorgeschichten erzählen, natürlich so, dass ich sie nicht bloßstelle. Einfach ist das nicht.

Ich finde selten jemanden im Kurs anstrengend, weil ich immer denke, jeder hat seine Geschichte, jeder bringt was mit und kann auch nichts dafür, dass er dann vielleicht so ist, wie er sich am Abend gibt. Ich muss auch objektiv bleiben, ich bin schließlich Leiterin, nicht Teilnehmerin, das setzt Professionalität voraus. Klar wird meine Geduld manchmal strapaziert: Ich hatte mal eine Teilnehmerin, von der ich nach wie vor nicht weiß, warum sie eigentlich kam. Es schien so, als hätte sie mir niemals zugehört, sie hat immer nur irgendwie aus dem Fenster geguckt und sich auch an nichts beteiligt. Praktische Übungen hat sie mitgemacht, in Gesprächen schaltete sie komplett ab. Das fand ich ziemlich anstrengend, aber ich habe sie gelassen und gehofft, dass sie trotzdem das Nötige für sich ganz persönlich aus dem Kurs mitnimmt. Anders kann man damit auch einfach nicht umgehen.

Mir macht es natürlich am meisten Spaß, wenn Paare wirklich interessiert sind, sich an Gesprächen beteiligen, bei den Gruppenarbeiten mitmachen und sich einfach auf alles einlassen und offen sind. Wenn wir über das Wochenbett und die Zeit mit Kind sprechen, lasse ich die Eltern ein Bild malen oder gestalten. Ich gebe ihnen viele unterschiedliche Materialien, sie können Collagen oder andere Gebilde basteln. Die Aufgabe ist, Wünsche für das Kind zu visualisieren, die man dann ins Kinderzimmer hängen kann. Manche schrecken erst zurück und denken, sie müssten Picasso nacheifern. Ich erkläre dann, dass es um Emotionen geht, nicht um Kunstfertigkeit, und dass sie alternativ einfach alles aufschreiben können, was sie ihrem Kind wünschen. Bei mir muss keiner mitmachen, wenn er nicht will. Aber bis jetzt waren immer alle zufrieden, die sich auf meine Ideen eingelassen haben.

Bei solchen Basteleien gestaltet das Paar etwas gemeinsam fürs Kind und daran werden die Eltern immer wieder erinnert, wenn sie das schöne Ergebnis irgendwo aufhängen, wo sie es sehen können, gerade in Phasen, in denen es sehr stressig wird wegen Schlafmangels und anderer Belastungen. Zu den netten Erinnerungsstücken gehört auch ein Gipsabdruck vom Bauch. Einige Kolleginnen bieten das im Geburtsvorbereitungskurs an. Man weiß ja gleich nach der Entbindung nicht mehr, wie groß der Bauch gewesen ist und wie sich das angefühlt hat. Es ist ein bisschen wie Schwangerenfotos kurz vor dem Stichtag. Für das Kind ist es auch nett, später sagen zu können: »Wow, da war ich drin!«

Grundsätzlich geht es mir darum, die Paare optimal auf das vorzubereiten, was auf sie zukommt. Ich bin erfolgreich, wenn ich es schaffe, der Frau ausreichend Selbstbewusstsein und Vertrauen in sich selbst mit auf den Weg zu geben. Wenn sie der Geburt gelassen und offen entgegensieht. Wenn die Eltern gut auf die ersten Monate mit dem Kind vorbereitet sind und sich nach der Geburt nicht wundern, dass sie nicht einfach so weitermachen können wie bisher. Wenn sie akzeptieren, dass sich das Leben einfach komplett verändern wird.

Ich selbst habe trotz meines Berufes bei allen meinen drei Kindern einen Geburtsvorbereitungskurs besucht und bin später zur Krabbelgruppe gegangen. Mir war diese spezielle Zeit mit meinem Kind im Bauch und danach so wichtig, dass ich nicht nur Hebamme, sondern vor allem eine schwangere Frau und Mutter gewesen bin. Ich wurde immer wieder gefragt, wofür ich bei der Hausgeburt die Unterstützung einer Kollegin bräuchte, ich könne doch alles selbst. Aber ich war da nicht als Hebamme und demzufolge brauchte ich eine an meiner Seite. Ich war ja nicht auf einem Berufskongress, sondern befand mich in den Wehen. Ich wollte auch andere Mütter kennenlernen und eine ganz normale Schwangere sein. In der Mitte der Runde zu sitzen und den Kurs zu leiten macht mir einfach Spaß.

Ich habe nach neun Jahren Babypause im Altenheim gearbeitet. Dann musste ich mich nach einem Jahr entscheiden – Wiedereinstieg oder eine neue Ausbildung. Letzten Sommer habe ich mich endgültig entschieden: Ich mache ausschließlich das, was ich gelernt habe. Seitdem bin ich sehr glücklich. Ich glaube, ich kann gar nichts anderes machen. Ich bin einfach Hebamme!

Himmelhochjauchzend am Boden zerstört: Schwangere

Ausbildung: 2002–2005 in Hannover. Werdegang: Arbeits-
stationen in Peru, Kolumbien und Chicago, seit 2008 freiberuf-
liche Hebamme im Geburtshaus Walsrode.

Wenn Johanna Hünig Eltern im Geburtshaus zur Anmeldung gegen-
übersitzt, fragen die manchmal, wann denn die Hebamme kommt.
Sie wirkt etliche Jahre jünger als 29, ist aber hart im Nehmen.
Johanna Hünig hat ein breites Kreuz für »ihre Frauen« und nach
der Ausbildung studiert, um sie in ihrem emotionalen Befinden
noch besser zu verstehen. Unterschätzt wird Johanna Hünig, deren
Grundausbildung ihr mit in die Wiege ihrer Geschwister gelegt
worden ist, nicht in ihrem Beruf. Geboren wurde sie als Älteste
von fünf Kindern in Nürnberg und sie wuchs im Ruhrpott auf. Der
Umgang mit neugeborenen Geschwistern gehörte zum Alltag ihrer
Kindheit. Als man ihr in der Hebammen-Ausbildung beibringen
wollte, wie man Neugeborene hält, badet, stillt und füttert, wur-
de ihr bewusst, dass die meisten frischgebackenen Eltern diese
Handgriffe erst lernen müssen, und sie bekam Verständnis für die
Ängste und Unsicherheiten von Schwangeren und ihre angeblichen
Marotten.

Die Gesellschaft erwartet von der Schwangeren, dass sie fit ist und sich uneingeschränkt auf ihr Baby freut, dass sie die Termine für den Geburtsvorbereitungskurs festgelegt und sich über die beste Klinik informiert hat. Nebenher führt sie selbstverständlich eine harmonische Partnerschaft, überwacht mit Freuden den Hausbau, lernt Yoga und geht zur Wassergymnastik für Schwangere. Konflikte? Keine!

Fallen schwangere Frauen aus der Norm, wird ihnen gern vorgeworfen, sie hätten sich verändert. Gemeint sind Spleens und Marotten, die sie entwickeln, angeblich aus Launen heraus. Durch Studium und meine Berufserfahrung weiß ich: Sie verhalten sich nur ihren Lebensumständen entsprechend. Sie sind nicht vorübergehend verrückt, sondern sensibel. Frauen werden auch nicht hormonell bedingt plötzlich unausstehlich oder schwierig. Die Schwangerschaft ist oft ein Ventil, aus dem sich ein Problem entlädt, das an ganz anderer Stelle schon lange schwelte. Die Umwelt erwartet jedoch, stets auf eine glückliche, gut gelaunte, fröhliche werdende Mutter zu treffen. Probleme und Sorgen stehen ihr kaum zu. Außerdem soll sie jederzeit kompetente Auskünfte geben können: Wann ist der errechnete Entbindungstermin, wird es ein Junge oder Mädchen, ist der 3-D-Scan schon im Bilderrahmen, wie soll das Baby heißen, wie groß ist es gerade? Wir wissen doch auch nicht, was wir zu Weihnachten geschenkt bekommen. Das nimmt uns niemand übel. Um sich das Recht herauszunehmen, bis zur Geburt abzuwarten, welches Geschlecht das Baby hat, und auch sonst die Entwicklung einfach auf sich zukommen zu lassen, vielleicht sogar eine Hausgeburt zu planen, braucht es starke Nerven. Auch um Ängste zu zeigen, benötigt die werdende Mutter ein breites Kreuz und einen starken Rückhalt vom Partner. Ich als Hebamme finde es mehr als natürlich, wenn eine Frau unsicher ist, wie sie als Mutter sein wird, ob sie stark genug ist für die Geburt, wie sie das Wochenbett aushalten wird und ob sie der Verantwortung für ihr Kind gewachsen sein wird.

Unsere Gesellschaft ist wahnsinnig perfektionistisch, alles muss planbar sein, perfekt und fehlerfrei. Die Karriere muss stringent weiterlaufen und das Ziel klar verfolgt werden. Das hat mich immer schon gestört, deshalb bin ich auch so viel in der Welt herumgereist. Ich wollte viele Eindrücke sammeln, meinen Blick erweitern. Und deshalb reizt es mich auch so, Frauen Mut zu machen, nicht diesen gesellschaftlichen Normen zu entsprechen, sondern in sich hineinzuhören und zu fühlen, was sie selbst möchten. Die Schwangere selbst soll doch ihr Kind kennenlernen, das in ihrem Bauch wächst. Sie allein und niemand anders in der Welt kann sich ausmalen, wie dieses Kind wohl sein wird, ob lebhaft oder eher ruhig, und welche Vorlieben, Stärken und Schwächen es vielleicht entwickeln wird. Um viel mehr geht es in der Schwangerschaft erst einmal nicht. Früh genug geraten Mütter unter Druck zwischen den Anhängern von Hausgeburt oder Klinik, Spontanentbindung oder Kaiserschnitt, Stillen oder Flasche, Arbeiten oder Elternzeit, PEKiP oder DELFI. Man erwartet von ihnen, dass sie möglichst früh vieles geklärt und entschieden haben. Mit Hilfe der Pränataldiagnostik sollen sie Tests auf alle möglichen Erkrankungen wie Chromosomenanomalien, Fehlbildungen und Behinderungen durchlaufen. Sie sollen regelmäßig zum Ultraschall gehen und anschließend Bericht und Bilder abliefern.

Mutter und Schwiegermutter sind meist viel weniger anstrengend als ihr Ruf, sie wollen doch das Beste für die Tochter und möchten der Schwiegertochter Kummer ersparen. Eine größere Rolle spielen dann eher Freundinnen und Kolleginnen, die ihre eigenen Entscheidungen rechtfertigen müssen. Die sitzen dann in Pausengesprächen in der Kantine zusammen und fragen nebenbei: »Hast du denn schon eine Fruchtwasseruntersuchung machen lassen oder den Triple-Test? Wie waren die Werte? Was kam beim CTG heraus?« Wenn dann eine schwangere Frau darauf nicht wie aus der Pistole geschossen mit Fakten antwortet, hat sie in der Runde einen schweren Stand. Ich weiß, dass es etliche Eltern gibt, die das mögen, aber ich persönlich kriege Zustände, wenn es diese auf DVD gebrannten 3-D-Filmchen sein müssen. Ich sage dann: »Entschuldigung, man kann das Kind nicht fotografieren, es ist im Bauch. Hier seht ihr das, was sich ein Computer zusammengerechnet hat.« Eltern haben oft ein Problem damit, nicht alles, was rund um die Schwangerschaft angeboten wird, auch wahrzunehmen. Es gibt ein Überangebot und das Wenigste ist wirklich notwendig. Dafür gibt es viel Unsicherheit obendrauf.

Manche Arztpraxen stellen oft erst ab der zwölften Woche einen Mutterpass aus, wollen sichergehen, dass die Schwangerschaft Bestand hat. Das finde ich gemein, denn um es ganz deutlich zu sagen, betrügt man damit die Frau um die Freude gleich am Anfang der Schwangerschaft und vor allem auch um ihr Recht auf Trauer, wenn das Kind doch wieder gehen sollte. Das dadurch forcierte Gefühl der Ambivalenz ist schwer abzustellen. Am liebsten sind mir die Schwangeren, die kommen und sagen: »Hallo, ich glaube, meine Regel ist ausgeblieben, können wir mal einen Test machen?« Die gehen dann vielleicht später zwei oder drei Mal zum Ultraschall, haben aber von Anfang an einen ganz intensiven Bezug zu ihrem Kind. Die freuen sich vom ersten Test an uneingeschränkt über die Schwangerschaft. Dass Kinder erst einmal auf Probe angenommen sind, finde ich sehr schwierig. Insbesondere da heute die Bindungsforschung gerade auf die Bedeutung der frühen und frühesten Bindung eindringlich hinweist. Ich bin gespannt, ob die Auswirkungen dieser Praxis eines Tages erforscht werden können.

Für die Schwangeren ist wichtig, dass sie zu der ganzen Aufregung nicht auch noch zusätzlich überladen werden mit Tipps und Vorschriften: was sie essen dürfen und wie und wann sie sich bewegen sollen. Großartig sind auch die Partner, die den Frauen einschärfen, nie wieder eine Zigarette anzufassen, und dann auf dem Balkon stehen und eine nach der anderen rauchen. Viele gut gemeinte Tipps sind völlig verkehrt. Ratschläge sind auch Schläge und vergrößern den Druck. Vieles ist längst überholt, wird aber seit Generationen weitergegeben. Der Hinweis, sich sofort zu schonen, kommt aus einer Zeit, als die Frauen schwere körperliche Arbeiten verrichtet haben. Aber heutzutage, wo wir sowieso alle unter chronischem Bewegungsmangel leiden, ist das völlig verkehrt. Man sollte sich sogar mehr bewegen. Das soll keine schweißtreibende Sportart sein, aber Bewegung tut dem ganzen Körper einfach gut. Schwimmen ist prima, wobei auch da im Sommer die wildesten Gerüchte kursieren: auf keinen Fall ins Naturgewässer, weil dort Infektionen lauern. Das städtische Schwimmbad ist auch furchtbar wegen des Chlors. Die Liste der Unmöglichkeiten ließe sich fortsetzen. Da müssen Schwangere tapfer sein, innerlich einfach abschalten und tun, wonach ihnen ist. Bei der Ernährung geht es gleich weiter: Verboten sollen sein zum Beispiel Zwiebeln, Knoblauch und starke Gewürze. Heikel sein können Lebensmittel wie rohes Fleisch, roher Fisch und rohe Milch. Ich finde es viel wichtiger, ausgewogen und viel frische Sachen zu essen. Daran sollte die Frau zuerst denken.

Was die meisten unterschätzen: Schwanger sein ist ein Zustand, der unendlich stark verändert. Der gesamte Organismus stellt sich darauf ein, dass das Kind kommt und so vorübergehend zwei Individuen in ihm leben. Solange es im Bauch ist, werden alle Substanzen dafür verwendet, das Kind zu versorgen, zu ernähren. Es sollte sich ausreichend daran bedienen können, um alle Organe zu entwickeln und irgendwann so groß und stark zu werden, dass es draußen auf der Welt leben kann. Gleichzeitig richtet der Körper alles auf die Zeit nach der Geburt ein. Er muss auch ein bisschen Vorräte anlegen, Fettpölsterchen, damit die gute Mama nicht nach dem ersten halben Jahr, wenn sie voll gestillt hat, nur noch aus Haut und Knochen besteht. Seelisch verändert sich auch viel: Der Körper weckt die Urinstinkte der Frau und ruft die Fähigkeit ab, umfassend wahrzunehmen, wie es dem Kind geht, und sich darum zu kümmern. Das ist ein großer Schritt vom Geführtwerden von den eigenen Eltern bis hin zur neuen Position, selber zu führen und Verantwortung zu übernehmen. Die Menschen um die Frau herum merken das ganz deutlich: Sie kümmert sich nicht mehr nur um sich, sondern um sich und das Kind. Und dadurch kehrt sie ihre seelischen Befindlichkeiten nicht mehr unter den Teppich, wo sie keiner sieht und sie platt trampelt. Das lässt die werdende Mutter wegen des Kindes nicht mehr zu. Sie schützt ihr Kind und wehrt sich.

Das ist dann der Punkt, an dem sich ihre Mitmenschen wundern und denken, die Frau wäre so komisch geworden. Aber eigentlich ist es eine gute Veränderung, dass sie jetzt viel offener und sensibler ist für sich selbst und das Kind in ihrem Bauch. Die Hormone bewirken dann noch, dass – ähnlich wie in der Pubertät – der Wechsel von »himmelhochjauchzend« zu »zu Tode betrübt« ganz schnell stattfindet. Die Gefühle sind neu, das Körpergefühl ist so noch nie da gewesen, die Aufgabe hat sich verändert. Das ist ein neuer Dauerzustand, man legt den Bauch ja nicht zwischendurch ab, sondern hat ihn immer dabei. Ich glaube, das ist eine absolute Ausnahmesituation im Leben, das hat man sonst nie. Selbst wenn man frisch verheiratet ist und in die Flitterwochen fährt, ist man nie den ganzen Tag 24 Stunden über so eng mit dem Partner zusammen. Die Verbundenheit mit dem Baby im Bauch erzeugt überwältigendes Glück, aber auch viele Zweifel. Und letztere kann man nur schwer offen zeigen. Schwangere müssen damit klarkommen, dass sie von nun an auf eine ganz neue Art und Weise gebunden sind. Und das in einer Zeit, in der wir heute so ungern feste Bindungen eingehen. Wir haben viel mehr Wechsel in den Partnerschaften, ziehen häufiger um, wechseln den Job regelmäßig; die wenigsten arbeiten ein Leben lang im selben Beruf, an derselben Arbeitsstelle und wohnen im selben Haus. Das Baby ist aber verbindlich.

Sich auf diese Beziehung einzustellen, selbst, wenn man sich sehnlichst ein Kind gewünscht hat, ist ein Verarbeitungsprozess, der sehr emotional ist und Zeit braucht. Der Bauch wächst ganz langsam und diese Zeit braucht die werdende Mutter. Dabei ist es nicht hilfreich, wenn auf einmal alle denken, der Bauch sei ein Ausstellungsstück, auf dem »Bitte berühren« steht. Manche Frauen mögen es überhaupt nicht, ohne Vorwarnung am Bauch angefasst zu werden. Ich finde es unumgänglich, dass man vorher um Erlaubnis fragt. Ich versuche das bei meiner Arbeit grundsätzlich und kündige es dem Kind an und damit auch der Mama. Wenn dieser Respekt fehlt, kommt es laufend zu Grenzüberschreitungen. Da greifen wildfremde Leute in der Schlange im Supermarkt gern mal zu. Auch in der Fußgängerzone kommt es zu Attacken von überschwänglichen Passanten. Frauen, die sich nicht trauen, sich offensiv dagegen zu wehren, werden kontaktscheu. Sie ziehen sich zurück, weil sie diesen Situationen anders nicht aus dem Weg gehen können. Im Moment sind T-Shirts für Schwangere sehr beliebt, auf denen steht: »Nicht anfassen!« Damit ziehen sich die Frauen eine Art Schutzschild an, bevor sie unter Menschen gehen. Jeder sollte sich einmal selbst fragen, wie er sich fühlt, wenn er irgendwo angefasst wird, wo er es nicht möchte. Bei der Schwangeren gehört der Bauch zum Privatesten, was sie hat, und das gilt es zu respektieren. Das hat nichts mit Zickigkeit oder Prüderie zu tun. Es ist ihr Intimbereich.

Leider gibt es, streng genommen, noch weitere Arten von Grenzüberschreitungen. Mir hat ein Arzt einmal ganz deutlich gesagt, man sähe fast nie zufällig auf dem Ultraschall, ob das Kind ein Mädchen oder Junge ist, man müsste meistens gezielt danach gucken. Deshalb fragt er die Eltern immer vorher, ob er nachsehen soll. Wenn die Neugierde des Untersuchenden schneller ist als seine Empathie und er dann mit einem Augenzwinkern Herrschaftswissen ankündigt, ist das nicht in Ordnung und überrumpelt die Schwangere! Ich kann das nachvollziehen, wenn ich einen solchen Schallkopf in der Hand hätte, würde es mich wahrscheinlich auch sehr reizen. Aber nicht mein Wunsch ist ausschlaggebend, sondern das Bedürfnis der Eltern.

Die individuellen Bedürfnisse von Schwangeren hängen auch vom Typ ab. Es gibt Frauen, die ein gutes Körpergefühl haben und sozusagen einfach die gesunden, glücklichen Schwangeren sind, die auch mal von Zweifeln geplagt, auch mal unglücklich, aber insgesamt guter Hoffnung sind. Die brauchen mich kaum, haben ein gutes Gespür für ihr Kind und merken auch sehr genau, wenn etwas nicht stimmt. Zu denen komme ich ab und zu, meistens freuen wir uns dann gemeinsam über die guten Fortschritte des Babys und warten ab.

Dann gibt es Typen, die vielleicht schon vier Kinder haben, wie die Frau, die ich in einem eisigen Winter auch mal ermahnen musste. Sie war nicht davon abzubringen, im Januar morgens um halb fünf bei Glatteis Zeitungen auszutragen, danach die Kinder fertig zu machen, zwei in Kindergarten und Schule zu bringen und die Zwillinge tagsüber zu Hause zu betreuen, während sie den Haushalt schmiss. Sie sagte, die Familie brauche jeden Cent. Das war ein Fall, wo ich bremsen musste und wir gemeinsam überlegten, wie sie es sich im wahrsten Sinne des Wortes leisten konnte, etwas kürzer zu treten.

Andere Frauen überfordern sich, die extrem engagiert im Beruf sind, vielleicht in Führungspositionen arbeiten und gerne nach einem 14-Stunden-Tag noch abends zu Hause die Power-Point-Präsentation fertig stricken. Sie landen gern mal mit vorzeitigen Wehen im Krankenhaus, womit der Körper signalisiert, dass er überlastet ist. Bei zu viel Stress mit Pendeln, Reisen und Erfolgs-druck zieht er die Notbremse. Diese Karriere-Schwangeren bringen dann vielleicht noch ihren Laptop mit ins Krankenhaus, arbeiten im Liegen und sind ganz stolz, dass sie tagsüber brav im Bett liegen. Die Ursachen für die vorzeitigen Wehen wollen sie nicht erkennen. Es ist manchmal nicht einfach, denen zu vermitteln, dass es darauf ankommt, sich endlich auf diese Schwangerschaft einzulassen, und dass nicht alles einfach so weitergehen kann wie vorher. Auch dafür ist die Hebamme da, ohne bevormunden zu dürfen. Ich betreue ja keine Kinder, sondern erwachsene Frauen. Das dürfen auch wir in unserem Beruf nicht vergessen.

Dann gibt es Schwangere, die in schwierigen Lebenssituationen weniger Gespür für sich und ihr Kind und für die besonderen Bedürfnisse beider in der Schwangerschaft haben. Diese Frauen, besonders auch sehr junge Mütter, werden im Idealfall schon in der Schwangerschaft und durch das ganze erste Lebensjahr des Kindes von einer speziell ausgebildeten Familienhebamme begleitet. Gemeinsam kann dann das Gespür wachsen und die Schwangere immer mehr erfahren, was ihr und ihrem Kind guttut. So ist es möglich, einer Überforderung durch die neue Lebenssituation vorzubeugen.

In der fünften Gruppe kann man die Frauen zusammenfassen, die aus den unterschiedlichsten Gründen ängstlich und extrem fixiert auf die Schwangerschaft sind. Vielleicht wurde ihr erstes Kind zu früh geboren oder die Entbindung hatte in einem für sie dramatischen Notkaiserschnitt geendet. Diese Frauen brauchen mich in der Schwangerschaft sehr, zu ihnen komme ich oft, manchmal jede Woche. Gemeinsam verhindern wir, dass die Gedanken sich zu sehr im Kreis drehen und der Weg nach vorne verbaut ist. Manche haben Schweres erlebt, eine späte Fehlgeburt zum Beispiel. Sie sind besessen davon, dass sich dieses Erlebnis nie wiederholen darf. Sie denken, je mehr Untersuchungen sie machen lassen, desto sicherer können sie diesmal sein. Diese Frauen lesen ein Fachbuch nach dem anderen, immer von Schuldgefühlen getrieben und dem Zwang, diesmal alles richtig machen zu wollen.

Manchmal werde ich gefragt, wie denn die ideale Schwangere aussehen soll. Die Antwort ist ganz simpel: Sie soll überhaupt nicht irgendwie sein! Sie soll sich einfach nur auf die Schwangerschaft mit all ihren Emotionen einlassen können. Sie soll sich auch mit sich selber beschäftigen, das vernachlässigen zu viele. Sie soll spüren, was sie von ihrem Kind mitbekommt und wie sie sich fühlt. Sie kann versuchen, sich in ihr Kind hineinzuversetzen. Schön ist es, dem Baby zu signalisieren: Du bist willkommen, ich freue mich auf dich.

Mein Tipp wäre noch, der Flut von überflüssigem Kram zu widerstehen, mit dem Schwangere überfrachtet werden. Eine Riesenindustrie vermarktet die Angst und die Unsicherheit, die werdende Eltern viel zu oft in den Geldbeutel greifen lässt. Hightech-Überwachungsgeräte für die Nacht werden angeschafft und Spielzeug, das die Sinne des Kindes nicht anregt, sondern völlig überreizt. Wenn man bedenkt, dass ein raschelndes Stück Papier ein Baby schon fesseln kann oder ein Käfer, der auf einem Blatt entlangkrabbelt, dann kann man sich vorstellen, dass ein laut klingelndes Elektromobile, das über dem Bett angebracht wird, das Baby am tiefen Schlafen eher hindert, anstatt es sanft ins Traumland zu führen. Ich empfehle eine Feder, die an einem zwei Meter langen Bindfaden an der Decke befestigt wird und sanft schwebt. Außerdem würde ich Babywippen, vorsorgliche Flaschensterilisatoren, Fahrgestelle für Baby-Autositze, den fünften Designerschnuller und Spezialbadewannen von der Einkaufsliste streichen. Kinder können anfangs am besten im Waschbecken gebadet werden. Da muss man sich nicht den Rücken krumm machen, es fällt nichts um, da läuft nichts aus. Man braucht irgendetwas, worin das Kind schläft, sei es eine Wiege, ein Bett oder einen Stubenwagen, aber es muss nicht alles in mehrfacher Ausführung vorhanden sein. Im Zweifelsfall schlafen die Kleinen auch im Bananenkarton hervorragend, das habe ich selbst gesehen. Wie die Englein.

UTE LANGE (50), WUPPERTAL

Hebamme im Hilfe-Netzwerk: »Starthilfe für Eltern und Kinder«

Ausbildung: 1981–1983 in Göttingen. Werdegang: Seit 1983 freiberufliche Hebamme, Magister in Soziologie und Erziehungswissenschaften, wissenschaftliche Mitarbeiterin an der Hochschule Osnabrück. Beauftragte für Internationale Hebammenarbeit im Deutschen Hebammenverband.

Viele Jahre arbeitete Ute Lange leidenschaftlich als Hebamme: freiberuflich bei Hausgeburten und als Beleghebamme in der Klinik und in eigener Praxis. Ihre Klientel zumeist: gut informierte, gebildete Frauen, selbstbestimmt und mit klaren Zielen. Sie fragte sich, warum sie vor der Geburt relativ selten auf Migrantinnen traf oder auf sozial schwach gestellte Frauen. Eines schien klar: HIV-Positive, Methadonsubstituierte oder Teenagermütter gehen selten sorglos in die Schwangerschaft. Sie haben andere und vordergründigere Probleme als die individuelle Gestaltung der Geburt. Ute Langes Ehrgeiz war gepackt, neue Wege mussten her. Es fehlte ein anderer Zugang für die Frauen zu den Versorgungsangeboten und ein Netzwerk, das einen Überblick für Schwangere in Wuppertal vermitteln konnte: Geburtsvorbereitung, Hebammen, Krabbelgruppen, Babyschwimmen, Müttercafé. Ute Lange schrieb seitenweise Konzepte, 2006 wurde zusammen mit Mitarbeitern der Stadt Wuppertal das Projekt »Starthilfe für Eltern und Kinder«* geboren.

---

* *Starthilfe: ein Konzept der Stadt Wuppertal zur Unterstützung von Eltern und Kindern (0–3 Jahre) durch die Vernetzung von Jugendhilfe und Gesundheitswesen.*

Es hat mich schon immer beschäftigt, dass freiberufliche Hebammen primär von mittelständischen Frauen in Anspruch genommen werden. Es tut doch allen Frauen gut, wenn jemand nach ihnen schaut, sie fragt, wie ihre Nacht war, und ihnen Ratschläge und Tipps gibt; wenn jemand nach frischgebackenen Müttern guckt, nachsieht, ob das Kind gut gedeiht; wenn man einer Frau bei der Pflege hilft und sie dabei unterstützt, die Signale des Babys zu verstehen, eine Sprache, die man oft in dieser Gesellschaft nicht mehr erlernt hat. Das alles nutzt den Frauen, ganz grundsätzlich. Ich möchte, dass es allen nutzt. Meine Hebammenkenntnisse sollen allen Frauen zugute kommen. Nicht den einen mehr und den anderen weniger. Frauen, die in schwierigen Umständen in eine Schwangerschaft gehen, haben wie alle anderen Schwangeren auch ein Anrecht auf eine umfassende Betreuung wie Vorsorgeuntersuchungen und Hebammenbesuche. Das Angebot ist da, sie können alles nutzen. Theoretisch. Bis zur 32. Schwangerschaftswoche alle vier und dann alle zwei Wochen hat die Frau beispielsweise ein Anrecht auf Vorsorge. Bis auf den Ultraschall kann die Hebamme alle Untersuchungen durchführen. Das wird zu selten genutzt. Leider hat sich in unserer Gesellschaft die Norm durchgesetzt, dass eine Schwangere primär zum Arzt geht. Die Gründe für diese Entwicklung sind komplex. Viele Möglichkeiten, die unser Gesundheitssystem bietet, bleiben ungenutzt, wenn die Berufsgruppen nicht zusammenarbeiten. Aber die Vermittlung über die Gynäkologen ist eine Katastrophe. Wenn eine Schwangere nur unregelmäßig in der Praxis erscheint, hat das doch meistens einen Grund. Die hat dann vielleicht zwei kleine Kinder zu Hause und kein Auto oder kann nur zu Zeiten, wenn die Praxen regulär geschlossen sind. Der Aufwand, zum Termin zu erscheinen, ist ein Riesenunterfangen. Die Frauenärzte kommen meistens nicht auf die Idee, denen zu sagen: »Wissen Sie was, die Vorsorgeuntersuchungen kann doch auch eine Hebamme bei Ihnen zu Hause machen, dann brauchen Sie nur zu den Ultraschalluntersuchungen hierherzukommen oder wenn was nicht in Ordnung ist.«

Es gibt diese Form von Vernetzung kaum. Ich arbeite seit 1994 in einer Kooperation von Hebammen- und gynäkologischer Praxis. Das bringt so viele Vorteile für die Schwangeren mit sich. Wir können da schon früh mit den gebündelten Kompetenzen Unterstützung geben, die Wege sind kurz. Bei der »Starthilfe für Eltern und Kinder« geht es vor allen Dingen darum, Angebote, die schon existieren, enger miteinander zu verknüpfen. Meine Erkenntnis ist, dass Frauen und junge Eltern vor allem deswegen Angebote nicht in Anspruch nehmen, weil sie sich durch den riesigen Informationsberg nicht durcharbeiten können oder wollen. Die Lösung ist eine Anlaufstelle in der Stadt, an der alle Informationen gebündelt werden und auch spezielle Probleme gelöst werden können.

Manchmal bildet schon allein ein Sprachproblem eine unüberwindbare Hürde: Da braucht man eine Hebamme, die türkisch, russisch oder serbokroatisch spricht. Eine andere Frau hat weder Auto noch Führerschein, möchte aber gern zum Babyschwimmen in ihrer Nähe. Noch eine hat ein behindertes Kind. Die möchte Kontakt zu Familien, die in einer ähnlichen Situation sind. Eine Grundannahme von »Starthilfe« ist, dass Hebammen in der Zeit von Schwangerschaft, Geburt und danach eine Schlüsselposition einnehmen. Wir sind von wenigen Ausnahmen abgesehen die Einzigen im Gesundheitssystem, die nach Hause kommen. Wir können in diesem sehr individuellen Umfeld der Frau agieren und ihre Wünsche und die jeweiligen Angebote zusammenbringen. Wir würden natürlich gern die Frauen schon in der Schwangerschaft der Hebammenhilfe zuführen, aber das klappt nicht immer. Wir hoffen, sie dann spätestens zum Zeitpunkt der Geburt im Krankenhaus zu erwischen. Man kann sich den Angebotswust in der Stadt wie ein Riesenkaufhaus mit ganz vielen verschiedenen Geschäften vorstellen, schlimmstenfalls auch noch in einem Land, dessen Sprache man nicht spricht. Man steht davor, ist total überfordert, aber mittendrin ist ein mehrsprachiger Informationsschalter – da kann man draufzusteuern und sich orientieren.

Mit vielen Frauen müssen wir Hebammen besonders behutsam umgehen, da sie sehr misstrauisch sind. Zum Glück haben viele von uns Praxen, in denen wir uns mit den Frauen auf neutralem Boden treffen können. Fühlen die sich wohl, können sie selbst entscheiden, ob sie uns bei sich im Wohnzimmer sitzen haben möchten oder nicht. Man darf aber eines nicht vergessen: »Starthilfe« ist ganz explizit und sehr gewollt ein Angebot für alle Frauen. Wir möchten uns nicht als Frühwarnsystem verstanden wissen, das beim Jugendamt Alarm schlägt. Wir sind keine Familienhebammen. Wir helfen auch bei privilegierten Wünschen weiter: Neulich rief eine Mutter an, die einen ganz speziellen, teuren Babyschwimmkurs mit vielen Extras suchte. Natürlich geben wir auch ihr Adressen und vermitteln Ansprechpartner. Jede Frau kann das Angebot von »Starthilfe« wahrnehmen. Nicht nur die, die man mehr in die Gesellschaft einbinden möchte. Das Informationsdefizit ist bei sozial benachteiligten und sozial privilegierten Frauen gleichermaßen vorhanden, nur auf anderen Ebenen. Die Bedürfnisse sind eben unterschiedlich. Eine Vernetzung aller Frauen wäre prima, wobei man auch nicht zu naiv denken darf. Immerhin: Die Akzeptanz eines Angebots ist viel größer, wenn eine Frau sieht, dass die gutsituierte Frau zwei Straßen weiter den gleichen Kurs angeboten bekommt wie sie, die gerade wieder einmal Hartz IV beantragt hat. Das ist eine der ganz großen Stärke von »Starthilfe«: Es gibt keine sozialen Vorurteile bei uns.

Wir haben eine Gruppe von 15 bis zwanzig Hebammen, die sehr gezielt auf bestimmte Thematiken hin fortgebildet worden sind. Da besteht auch keine Konkurrenz zu anderen Berufsgruppen. Ich mache zum Beispiel eindeutig keine Sozialarbeit. Wir haben einen sehr klaren Tätigkeitskatalog aufgestellt, damit es keine Missverständnisse und Überschneidungen mit anderen Berufsgruppen gibt und auch damit übersteigerte Erwartungen an unsere Hebammenarbeit vermieden werden. Wir bleiben ganz ursprünglich bei unserer Hebammenarbeit, die möchten wir einfach nur ausüben. Wir wollen Frauen in schwieriger Lage erreichen, mit den stinknormalen Regelangeboten, auf die sie Anspruch haben und die ihnen guttun. Wir wollen bei denen einfach vorkommen und unser Angebot endlich auch dort ausüben, wo Frauen oft allein dastehen. Das Netzwerk funktioniert: Die Mitarbeiterinnen im Frauenhaus oder in der Suchtberatungsstelle wählen für ihre Klientinnen unsere Nummer oder übernehmen es auch schon mal, einen ersten Termin zu vereinbaren – die sind dann Lotsen zu uns Hebammen. Und ein unschätzbarer Vorteil ist, dass die Frauen uns dadurch einen Vertrauensvorsprung geben. Denn das Misstrauen gegenüber Akteuren des Gesundheitswesens, die einem so nahekommen, die zu Hause nachschauen und kontrollieren, ist nicht unberechtigt groß. Und wenn dann jemand in einer Beratungsstelle zur Klientin sagt: »Du, die ist nett, die war auch bei mir, als ich schwanger war«, dann sind das ganz wichtige kleine Eintrittspforten, über die wir an die Frauen herankommen.

Besonders heikel ist die Arbeit mit HIV-positiven Frauen, die erleben viel Diskriminierung. Für die Mitarbeiterinnen der Aidsberatung ist es enorm wichtig zu wissen, dass wir drei Hebammen in unseren Reihen haben, die kompetent mit HIV-Positiven umgehen können. Wenn die angerufen werden, fallen sie am Telefon nicht in Ohnmacht und fragen dann: »Sagen Sie mal, wieso ist eine wie Sie bloß schwanger geworden?« Sondern die sagen: »Frau Müller, herzlichen Glückwunsch, dass Sie schwanger sind, wann ist denn der erwartete Geburtstermin Ihres Kindes?« Ähnlich läuft es bei den methadonsubstituierten Frauen ab. Für diese speziellen Herausforderungen haben sich unsere Hebammen bewusst entschieden. Es gibt für sie kostenlose Fortbildungen, die für diese Arbeit auch essenziell sind.

Aber im Prinzip steht über allem, dass jedwede Frau mit oder ohne schwere Probleme Hebammenhilfe bekommen soll. Der Zugangsweg ist die Hürde. Bin ich einmal in der Familie drin, tue ich fast überall das Gleiche. Ich gucke nach der Gesundheit von

Mutter und Kind. Mein Ziel ist, dass die Frau gut entbindet, dass sie vorbereitet ist und dass sie möglichst stillt, und wenn nicht, dass das Baby trotzdem gut ernährt und die Bindungsfähigkeit gefördert wird. Meine Tätigkeit darf man nicht mit der Arbeit einer Familienhebamme verwechseln: Die wird nicht mehr über das Gesundheitssystem und die Krankenkasse bezahlt, sondern beispielsweise vom Jugendamt. Das ist ein ganz anderes Berufsfeld.

Bei der HIV-positiven Frau brauche ich spezielle ergänzende Fachkenntnisse. Ich muss über die Richtlinien zur Betreuung Bescheid wissen. Ich muss wissen, dass die Frau nicht stillen sollte, und muss mich über die Übertragungswege informieren, um die Schwangere entsprechend beraten und auch selbst umsichtig arbeiten zu können. In dem Moment, wo ich vorbereitet bin und weiß, was ich da tue, ist mein Fokus aber wieder sehr einfach. Die Frauen sind meist medizinisch umfassend und gut im HIV-Schwerpunktzentrum und bei ihrem ortsansässigen Gynäkologen versorgt. Aber selten spricht man mit ihnen über die grundsätzlichen Fragen rund ums Kinderkriegen. Wir Hebammen versuchen, ein Stück Normalität in die Gesamtsituation zu bringen, die ja von speziellen Themen dominiert wird. Weg von den Themen Tod, Krankheit, Medikamenten hin zu Momenten, in denen es nur um Schwangerschaft geht und wir uns ausschließlich auf die Situation einer werdenden Mutter konzentrieren. Wenn das gelingt, hat meine Arbeit einen Sinn.

Im Auftrag der Hochschule Osnabrück arbeite ich zurzeit an einem Projekt, das herausfinden soll, was Schwangere in schwierigen Lebenssituationen in der Geburtsvorbereitung wirklich wollen.* Oft brauchen Frauen eine individuelle Unterstützung,

* Projektleitung Prof. Dr. zu Sayn-Wittgenstein, Hochschule Osnabrück, Verbund Hebammenforschung. AGIP/EFRE gefördertes Forschungsprojekt: »Erfassung des Bedarfs von sozial benachteiligten schwangeren Mädchen und Frauen, mit dem Ziel der Entwicklung eines Gesundheitsförderungskonzeptes« (Förderkennzeichen: F.A.- Nr. 2007.801) in Kooperation mit dem Deutschen Hebammenverband e.V. und der Stiftung »Eine Chance für Kinder«.

die auf ihre Gesamtsituation abgestimmt ist. Eine minderjährige Schwangere will nicht unbedingt mit Mitdreißigerinnen in einer Runde sitzen, die hat ganz andere Themen und auch ein anderes Verhältnis zu ihrem Körper und dem Schwangersein.

Es gibt viele Versuche, sozial Benachteiligte an Angebote in der Schwangerschaft heranzuführen. Die scheitern aber, es bleibt bei der Frage: »Wie schaffen wir es, dass die in unsere Kurse kommen?« Es wird aber selten überlegt, ob denen die Kurse überhaupt gefallen. »Ist unser Angebot überhaupt richtig für diese Frauen?« wäre die bessere Frage. Die Erfahrung zeigt, viele kommen einmal und dann nie wieder. Sie probieren den Kuchen, mögen ihn aber nicht. Doch nur wenige außer den Familienhebammen kommen auf den Gedanken, die Zutaten zu ändern. Es gibt viele Erfahrungsberichte, gerade auch von Familienhebammen, aber wenige systematische Studien zu dem Thema aus Sicht der betroffenen Frauen. Wir befragen Mütter in komplizierten Lebenslagen so wie Minderjährige, Alleinerziehende, Frauen mit niedrigem Bildungsniveau und geringem Einkommen. Eine Geburt ist für sie wie ein Naturereignis, das über sie hinwegrauscht. Die können deshalb mit dem Begriff »Geburtsvorbereitung« oft gar nichts anfangen. Diese Frauen denken in der Regel auch nur kurzfristig. Was jetzt ist, ist wichtig, morgen interessiert sie weniger. Darüber hinaus sind sie misstrauisch gegenüber Bildungsangeboten. Viele Kurse haben eine verschulte Struktur. Ein junge Frau, die gerade ihren Hauptschulabschluss nicht geschafft hat, braucht dann nicht noch Frontalunterricht zum Beckenboden. Das Wort »normal« zieht sich fast durch alle unsere Interviews: Die Frauen haben ein ganz starkes Bedürfnis danach, »normal« zu sein, was ja nichts anderes bedeutet, als akzeptiert zu werden in der Gesellschaft. Die Bestätigung dafür könnte man sich zum Beispiel im Geburtsvorbereitungskurs holen. Aber das birgt auch ein Risiko: Alle um die Frau herum sind schick zurechtgemacht, haben kaum Sorgen und Stress und freuen sich uneingeschränkt auf ihr Kind. Die Frau weiß aber nicht genau, wo sie günstig einen Kinderwagen herkriegen soll, und ihre Socken haben auch schon wieder Löcher.

Ich als langjährige Hebamme kenne auch das Gefühl, mich irgendwo nicht sicher zu bewegen, weil es sich anfühlt, als würde ich nicht in dem Wasser schwimmen, in dem ich normalerweise schwimme. Es gibt Umgebungen, da weiß ich sofort, wenn ich durch die Tür gehe: Meine Schuhe sind nicht geputzt und meine Jeans hat unten einen dreckigen Saum. Das habe ich vorher bei fünf Familien nicht gemerkt. Man spürt tief in sich, ob man irgendwo reinpasst oder nicht. Zum Glück bin ich zu selbstbewusst, um mich durch solche Gefühle tiefer gehend verunsichern zu lassen. Mir macht das nichts aus. Der Frau im Kurs schon. Die hält das einmal durch und kommt nie wieder.

Da bietet man besser Schwangerentreffs an. Dort gibt es Tee, Kaffee, Saft und Kekse, und wenn die gerade Lust haben, über die Geburt zu sprechen, wird über die Geburt gesprochen. Aber vielleicht wollen sie an dem Morgen lieber über den neuesten Vampirfilm quatschen oder sich zum Eisessen verabreden. Vielleicht gucken die sich dann auch mal zusammen eine Klinik an. Der Treff ist ein Angebot für alle Schwangeren, auch theoretisch für die Karrierefrau. Die hat aber an dem Tag des Schwangeren-Frühstücks mit Sicherheit einen wichtigen Termin, weil sie noch arbeitet und ihr Kaffee und das Frühstück zu Hause sind auch besser. Warum sollte sie dann dort hingehen? Die Zusammensetzung der Gruppe reguliert sich von selbst. Die sozial etablierte Frau dürfte kommen und die Frauen, die sich dort treffen, wissen das. Es ist kein Treff für Menschen außerhalb der Gesellschaft, es ist kein ausgrenzendes Angebot.

Ich habe in der Ausbildung gelernt, dass jede Frau ein Recht darauf hat, respektvoll behandelt zu werden. Gerade bei HIV-positiven Frauen merke ich so oft, dass sie nicht auf diesen Respekt zählen können. Dürfen *die* Kinder kriegen?, fragt die Gesellschaft. Aber wer entscheidet, wer schwanger werden darf und wer nicht?

Arbeitsministerin Ursula von der Leyen mit sieben Kindern wird bejubelt, aber die Hartz-IV-Empfängerin soll es doch bitte bei zweien belassen. Ich hoffe, dass die Menschen bald begreifen, was für einen Blödsinn sie da manchmal denken.

Ich glaube, dass die Hebammen wieder ein bisschen da angekommen sind, wo sie einmal waren. Es ist die freiberufliche Arbeit, die neu auferstanden ist. Vor dem Zweiten Weltkrieg hatten wir ganz viele außerklinische Aufgaben. Dann kam die Zeit, in der die Hebammen alle in die Kliniken gingen, als Hebamme schwer erkennbar und meist »Schwester« genannt. Geändert hat sich das Anfang der Achtzigerjahre durch die Frauenbewegung. Man muss ganz deutlich sagen, es waren nicht die Hebammen, sondern die Frauen, die gegen ausschließlich klinische, medizinisch programmierte, männlich dominierte Geburtshilfe protestiert haben. Das war die Zeit, als ich eine junge, frisch examinierte Hebamme war. Wir wurden Frontfrauen für wachsende Bedürfnisse nach Autonomie und Selbstbestimmung rund um die Geburt. Damals arbeiteten wir ganz oft mit sehr selbstbewussten, sehr reflektierten Frauen. Und wir hatten damit mehr als genug zu tun, weil alles brachlag. Es gab keine freiberuflichen Hebammen, ich hab Hausgeburten gemacht von Essen bis Düsseldorf, weil ich eine von sehr wenigen war. Natürlich ist die Situation jetzt ganz anders.

Anfang der Achtzigerjahre gab es in Wuppertal drei freiberufliche Hebammen, eine davon war ich. Heute gibt es rund hundert, die in unterschiedlichen Bereichen arbeiten, und das macht die Situation nicht immer einfach. Wir haben nicht wie die Ärzte eine Zulassungsbeschränkung. Eine Frauenärztin hier kann sich sicher sein, nicht plötzlich von sieben weiteren Gynäkologen umzingelt zu werden. Ich wäre sehr gern die zuständige Hebamme in meinem Stadtbezirk, bin es aber nicht, sondern behaupte mich auf dem freien Markt. Der Wert wird auch über Zusatzangebote bestimmt, von denen einige meiner Meinung nach nicht mehr viel mit dem Hebammenberuf, sondern viel mit Lifestyle und Wellness zu tun haben. Das ist nichts für mich, da arbeite ich schon lieber in meinen originären Kernkompetenzen.

Die Jungen positionieren sich heute ganz anders. Wir in unseren Anfängen mussten uns auf die traditionelle Hebammenarbeit beschränken. Exotische Auswüchse wären zeitlich überhaupt nicht drin gewesen. Wenn mich heute eine Kollegin anruft, die seit zwanzig Jahren im Beruf ist, und sagt: »Ute, meinst du, ich hab überhaupt eine Chance als freiberufliche Hebamme, obwohl ich keine Homöopathieausbildung gemacht und nicht Akupunktur gelernt habe?«, dann halte ich sofort eine Rede von einer halben Stunde. Es ist mittlerweile so weit, dass einige Kolleginnen denken, nach zwanzig Jahren Geburtshilfe den Müttern nicht mehr genug geben zu können. Da sollten wir uns fragen, worum es in diesem Beruf eigentlich geht und was die Grundbedürfnisse von werdenden Müttern sind – ganz unabhängig davon, ob sie wohlsituiert sind oder nicht.

Väter werden sie alle: Machos und Gluckenpapas

Ausbildung: 2000–2003 in Marburg an der Lahn. Werdegang: Seit 2003 freiberufliche Hebamme und angestellt im Krankenhaus Rotenburg.

Sieben Ferkel holte sie auf die Welt, da konnte Wiebke Brockmann kaum übers Gatter schauen. Ihr Vater, der Bauer, rief die Fünfjährige eines Tages in den Stall. Eine Sau hatte nach den ersten zwei Ferkeln einen Geburtsstillstand. Das nächste saß quer: »Ich kann's fühlen, aber ich komme nicht ran. Versuch du es mal mit deinem kleinen Arm, vielleicht kannst du es packen und rausziehen. Wenn du es nicht schaffst, muss die Sau leider zum Schlachter.« Das kleine Mädchen krempelte die Ärmel hoch, schmierte sich den Arm ein, damit es nicht so unangenehm für die Sau sein würde, und zog das steckengebliebene Ferkel heraus. Innerhalb von einer halben Stunde kamen die restlichen sechs hinterher. Sau und Ferkel wohlauf, Berufswahl festgelegt.

Wird der Bauch erst sichtbar, verändert sich auch das Verhalten der Spezies Mann. Mit Dingen, die sie sehen und anfassen können, kommen werdende Väter besser zurecht. Alle Männer spielen während der Schwangerschaft eine entscheidende Rolle, sie sind die wichtigste Bezugsperson der Frau. Und dabei sind sie so verschieden! Es gibt drei Väter-Typen. In der Kategorie A sammeln sich manchmal Erzeuger, die nicht genau wissen, worauf sie sich eigentlich einlassen. Ich habe da manchmal das Gefühl, man muss sie wirklich mit der Nase draufstoßen, dass sie Verantwortung zu tragen haben, und nicht nur für sich alleine, sondern auch für die Frau und für ihr Kind. Manchmal tritt ein Phänomen auf, von dem ich immer wieder höre: Ein Mann hat mit seiner Frau ein Kind bekommen, diese beiden trennen sich, weil er seinen Spaß auch weiterhin haben möchte und sich zu sehr eingeschränkt fühlt. Zwei, drei Jahre später kriegt er mit einer neuen Frau wieder ein Kind und das Ganze wiederholt sich. Diese Männer sind nicht zum Vatersein geboren. Vater werden können sie alle, aber Vater sein, daran scheitern manche. Diese Exemplare denken überhaupt nicht daran, irgendwelche Kompromisse einzugehen und von ihrer Freiheit auch nur ein bisschen aufzugeben. Das alte Leben soll weitergehen. Das berühmte bisschen Haushalt soll die Frau weitermachen wie bisher und das Kind zu erziehen kann so schwierig nicht sein. Er geht weiter arbeiten und verdient das Geld. Das ist am wichtigsten und ihm steht zu, sich nach einem anstrengenden Arbeitstag zu erholen und seine Freizeit zu genießen. Die Frau bleibt mit dem Kind zu Hause. So weit sein Plan. Da ist Beziehungsstress vorprogrammiert und das bedeutet für mich als Hebamme, neben der Wochenbettbetreuung auch den einen oder anderen Beziehungstipp zu geben.

Eine Windel pro Tag zu wechseln reicht als Väterleistung eben nicht. Es bedeutet, den Tisch abzuräumen, wenn die Frau kaum noch Kraft hat. Es bedeutet, das Fußballspielen mit den Kumpels abzusagen, weil ein Kind krank ist. Oder auf den Kneipenbesuch zu verzichten, wenn die Frau eine Brustentzündung hat und mit Fieber im Bett liegt. Ich kann in diesen Familien am besten helfen, wenn ich die werdenden Eltern schon während der Schwangerschaft kennenlerne. Dann gilt es, den Vater darauf vorzubereiten, dass sich das Leben mit der Geburt schlagartig verändern wird. Je mehr er schon vorher teilhat am wachsenden Bauch und der damit wachsenden Verantwortung, desto leichter ist die Umstellung. Grenzt man ihn aus, trifft ihn das Baby wie ein Schock und er geht auf Konfrontation. Er weiß nicht, welchen Einfluss Hormone haben können. Er kann sich nicht vorstellen, wie schmerzhaft manche Begleiterscheinungen in der Schwangerschaft sind. Niemand hat ihm gesagt, wie psychisch und auch physisch zehrend das Stillen sein kann. Es mangelt an Verständnis: Er kommt dann nach Hause von der Arbeit, das Kind brüllt und die Mutter ist am Ende mit den Nerven. Im Prinzip müsste der Mann sich verändern für die Vaterrolle, er muss auch in der Lage sein, die Wäsche zu bewältigen oder Nudeln zu kochen. Er hat mit Baby Früh-, Spät- und Nachtschicht, auch am Wochenende – ob es ihm passt oder nicht. Kategorie A passt es nicht.

Es ist schwierig, diese Männer vorher zu greifen, denn gerade sie haben keine Lust zum Geburtsvorbereitungskurs, kommen mit Überwindung vielleicht einmal mit. Leichter ist es, wenn ich die Frau schon in der Schwangerschaft betreue, bei ihr zu Hause Vorsorge mache oder Herztöne schreibe. Dann versuche ich, den Partner dabeizuhaben, und kann mir ein Bild machen. Stoße ich auf Typ A, für den Unterstützung ein Fremdwort ist, bemühe ich mich besonders, ihn einzubinden. Ich erkläre ihm, wie er helfen kann, und meine damit »muss«. Sein Nutzen ist eine stabilere Frau. Auch nach der Geburt kann ich manchmal vermitteln. Oft hilft es schon, den Vater zu fragen, wie es ihm geht, wie er die Geburt erlebt hat. Auch für einen Vater gibt es nach der Geburt Erlebnisse, die er vielleicht besprechen möchte – positive wie negative. Bis dahin waren die Männer Familienoberhaupt, Ernährer, sie trugen die Verantwortung. Dann kommen sie in eine Situation, in der sie nichts beeinflussen können, hilflos sind und vielleicht auch Dinge sehen, die sie nicht verkraften können.

Die Ängste der Männer sind oft ein Tabu, darüber kläre ich wiederum die Frauen auf. Ich finde es hilfreich, wenn die Frau mal drei Minuten im Bad verschwunden ist und ich kurz mit dem Mann unter vier Augen reden kann. Ein paar Blicke, ein Ausspruch – das spricht schon Bände. Neulich fragte ich beim Hausbesuch einen werdenden Vater nach seinem Befinden. Er platzte! Er sei am Ende, er habe die Nase so voll, nichts könne er seiner Frau recht machen. Sie würde seinen Humor ablehnen, seine Sprüche, seine Gesten. Sie sei ausnahmslos schlecht gelaunt. Er könne und dürfe ihr nicht helfen. Der Mann litt immens unter der Situation, traute sich auch nicht, mit Freunden darüber zu sprechen, aus Angst, als Versager zu gelten. Männer geben Schwächen ungern zu und möchten auch unter Freunden das Gesicht als gute Väter und Ehemänner wahren. Mit mir fand dieser Vater endlich ein Ventil für seinen Frust und dann sogar den Mut, vor seiner Frau über das Problem zu reden. Schließlich kamen wir gemeinsam darauf, dass sie offensichtlich arge Hormonprobleme hatte, dass sie den Endspurt zur Geburt wie einen Marathon empfand. Ich habe ihr ein paar homöopathische Mittel dagelassen. Er konnte das schwer ernst nehmen und ulkte über die kleinen weißen Kügelchen: »Wahrscheinlich liegt auf deinem Nachttisch ein Buch mit dem Titel *Besenfliegen leicht gemacht.*«

Vorgestern war ich dort wieder, zum ersten Hausbesuch nach der Geburt. Er gab mir einen kleinen Rest Streukügelchen zurück und war glücklich! Diese Wirkung habe er nicht für möglich gehalten! Der Frau war es viel besser gegangen und die letzte Zeit bis zur Entbindung war für das Paar wesentlich entspannter gewesen. Er ärgerte sich im Nachhinein sehr, nicht eher was gesagt zu haben. Aber das ist eben typisch für Männer in der Schwangerschaft: Das Reden über die eigenen Bedürfnisse rutscht in den

Hintergrund. Das ist aber auch ein gesellschaftliches Phänomen. Wer fragt schon einen werdenden Vater, wie es ihm geht? Man witzelt vielleicht, wenn er zwei Kilo zugenommen hat, ob er auch schwanger sei. Aber im Rampenlicht stehen die Frauen mit dem Kugelbauch. Klar haben sie die größte Last. Aber ihnen verzeiht man vieles, die Männer müssen es aber tolerieren. Männer untereinander werden sich während der Schwangerschaft über die bevorstehende Vaterschaft kaum austauschen. Später, wenn das Baby da ist, dann kommen die neuen Väter von heute gern und stolz ins Gespräch. Da hat sich zum Glück viel verändert und die modernen Papas tragen mit Spaß Nachwuchs im Umhängesack oder schieben ein besonders angesagtes Kinderwagenmodell vor sich her.

Für mich als Hebamme ist meine Arbeit wesentlich lustiger, wenn Väter der Kategorie B involviert sind. Die entspannen die Lage oft ungemein. Sie sind nicht so hormongesteuert. Natürlich haben die auch ihren Hormonhaushalt und stehen manchmal ganz schön neben sich. Aber grundsätzlich sehen sie die Schwangerschaft nüchterner als ihre Frauen. Kein Wunder, sie haben den körperlichen Stress der Schwangerschaft und Geburt nicht und sehen vieles einfach objektiver und gelassener. Aber sie haben manchmal auch so ihre ganz speziellen Denkansätze. Große Sorgen machte sich ein werdender Vater um seine ungeborene Tochter. Seine Frau war oft schlecht gelaunt und boykottierte in der Schwangerschaft einen Großteil der Hausarbeiten. Der Mann schüttete mir eines Tages sein Herz aus: Könnte die Tochter auf die ungute Bahn gelenkt werden? Würde seine Frau dem Kind gerade die Aversion gegen Hausarbeit durch die Nabelschnur vermitteln?

Manche Männer brauchen auch anatomische Nachhilfe: Immer wieder bringen sie die Beckenboden-Übungen in der Geburtsvorbereitung zum Grübeln. Ich lasse die Herren ja immer mitmachen, damit sie spüren können, welche Körperteile involviert sind. Immer wieder höre ich dann, dass Männer keinen Beckenboden hätten. Wie die sich das vorstellen, ist mir ein Rätsel. Männer sehen da nur einen Penis.

In der Kategorie B finden wir den normalen, modernen Vater mit einer gesunden Mischung aus Neugierde und Verantwortungsgefühl. Er ist interessiert, aber nicht unbegrenzt. Er möchte sich nicht morgens beim Frühstück über irgendwelchen Scheidenausfluss unterhalten. Überväter der Kategorie C würden sich wahrscheinlich über so einen Kommentar freuen und sagen: »Schatz, wie war denn dein Ausfluss so?« Aber dazu später. Typ B freut sich auf die Ultraschall-Untersuchung und möchte gern auch die Hebamme und die Gynäkologin kennenlernen. Er wird auch seine Frau bei der Klinikauswahl begleiten, besichtigt Kreißsaal, Babystube und Frühstücksraum. Und er wird über die Buchung eines Familienzimmers nachdenken. Immer mehr Väter bleiben mit ihren Frauen und Kindern gemeinsam im Zimmer, gehen für die Tage nach der Geburt mit ins Krankenhaus. Immer mehr Krankenhäuser machen das auch möglich – ein tolles Angebot, gerade beim ersten Kind. Fakten ohne Gesäusel, Spaß beim Geburtsvorbereitungskurs, Grundlagen bei der Waschmaschinenbedienung und Basiskenntnisse zum Nudelkochen. Typ B ist vorbereitet und traut sich auch mit Freuden in den Kreißsaal. Die wenigsten Männer kippen übrigens bei der Entbindung um. Die Väter, denen am häufigsten schlecht wird, sind Schlachter und Landwirte. Kühe, Hühner, Schweine werden nüchtern verarbeitet. Wenn es aber ans eigene Fleisch geht, kriegen die arge Probleme. Anstrengend ist auch medizinisches Fachpersonal: Wenn Ärzte ihre Kinder kriegen, muss man die vorm Kreißsaal meistens erst umziehen. Der Kittel muss weg, sonst fühlen die sich wie im Dienst und wollen ihrer Frau selber Spritzen geben.

Ein Vater der Kategorie B weiß sich auch zu beschäftigen, wenn er nicht aktiv helfen kann. Einer hatte zur zweiten Geburt einen Werkzeugkoffer mitgebracht. Während der ersten Geburt hatte er schon notdürftig die Tür repariert und am Tisch rumgeschraubt.

Bei der zweiten Geburt wollte er vorbereitet sein. Seine Frau wollte in den Wehen nicht angefasst werden und er wollte nicht tatenlos dabeisitzen. Als das Kind da war, wackelte nichts mehr und alle Scharniere im Kreißsaal waren geölt. Ein etwas anderes Equipment brachte ein werdender Vater für seine Frau mit: Sie litt am sogenannten Schwangeren-Juckreiz. Hormonell bedingt haben diese Frauen ein kaum auszuhaltendes Hautjucken am ganzen Körper. Sie hatten alles ausprobiert von Akupunktur, Massagen, Ölen bis zur Homöopathie, es half nur Scheuern. Ihr Mann packte zur Geburt eine ganze Tasche aus, mit Spülbürste hart, Spülbürste weich, Wattebäuschchen, Kochlöffel und Tupper-Topfschaber. Während der Wehen bearbeitete er seine Frau mit diesen Materialien stundenlang.

Wenn das Baby da ist, kümmert sich Typ B liebevoll und vorsichtig, unterstützt seine Frau. Kategorie B ist die größte Gruppe, das ist schön und macht mir meine Arbeit natürlich leichter! Diese Väter amüsieren auch die Neugeborenen, wenn sie sich unbeobachtet fühlen: machen Grimassen, singen Kinderlieder und geben lustige Geräusche von sich, wenn sie damit ihr Baby zum Lachen bringen. Sie beobachten das Kleine ausgiebig und studieren die Launen. Sie verfolgen genau die Entwicklung. Manche merken sich den Hochzeitstag nicht, dafür aber den Tag, an dem das Baby zum ersten Mal robbt. Diese Väter haben einfach Spaß am Kind und seiner Entwicklung, gehen auch Risiken ein und wagen Experimente. So probiert Kategorie B aus, wie man ein Baby badet. Kategorie A überlässt es der Mutter und Kategorie C badet allein, als Mutter darfst du höchstens ein Foto machen. Die Versorgung der Kinder macht B-Vätern wirklich Spaß, deshalb würden auch mehr gern in Elternzeit gehen, wenn das nicht oft mit den Arbeitgebern schwierig wäre. Wobei zwei Monate den meisten genug sind. Die wollen sich dann lieber wieder bei der Arbeit ausruhen gehen. Das wird noch ein paar Generationen dauern, bis es für Männer selbstverständlich sein wird, beruflichen

Erfolg hinter die Kindererziehung zu stellen. Es ist nach wie vor oft ungerecht: Für eine Hausfrau und Mutter endet der Tag einfach nicht nach acht Stunden. Loben tut sie aber kaum einer. Und sie wird nicht abends erzählen, wie erfolgreich sie Fenster geputzt, Windeln gewechselt und Wundpflaster verteilt hat.

Ein Vater der Kategorie C erklärt der Welt, er sei schwanger. Na gut, *wir* sind schwanger. Wir haben Blutungen, wir haben einen Ultraschalltermin. Wir wurden vaginal untersucht. Wir haben Schmerzen und wollen keine PDA. Natürlich macht C den Paarkurs mit, ob seine Frau dabei ist oder nicht. »Ich bin der Helmut, wir sind in der 32. Woche.« Da steht die Frau auch manchmal im Hintergrund. Das tolerieren sie schon einige Zeit. Die Frauen lassen die Männer dann machen, lassen sie den Kinderhype ausleben. Bloß manchmal reicht es dann auch. Dann machen sie Einzeltermine bei mir und sorgen dafür, dass der werdende Vater ganz weit weg ist. Dann besprechen sie mit mir ihre ganz speziellen, eigenen Sorgen, die sie dann doch nicht mit dem eigenen Mann teilen möchten. Ich als Hebamme bin neutral und objektiv, der C-Vater läuft immer Gefahr, sich auch in die Probleme seiner Frau zu sehr hineinzusteigern.

Aber das ist für die Frauen immer noch netter, als ihre Männer in den Geburtsvorbereitungskurs zwingen zu müssen. Das passiert häufiger, als man denkt. Neulich hatte ich einen entwaffnend ehrlichen Vater: Der kam zum Kurs, der über ein ganzes Wochenende stattfand, mit den Worten: »So, hallo, mein Name ist … und ich sage gleich von vornherein, ich bin nicht freiwillig hier!« Ich bin ganz gelassen geblieben, habe ihm aber klargemacht, dass ich nicht für ihn den Clown spielen würde. Er zuckte nur mit den Achseln, hielt sich die ersten Stunden sehr zurück. In der Mittagspause taute er dann langsam auf, nachdem er festgestellt hatte, wie locker und mit Spaß die anderen Väter bei der Sache waren. Am Nachmittag stellte er sogar eine Frage und am nächsten Tag gab er zu, vollkommen positiv überrascht zu sein. Es machte ihm geradezu Spaß! Das sind Momente, in denen ich denke, dass ich meinen Job anständig mache. Andere Väter kämpfen erfolgreich mit sich selbst gegen ihr Schamgefühl: Ein Kfz-Meister verließ jeden Mittwochabend seine Werkstatt zur gleichen Zeit. Seine Leute wussten, der Chef geht zur Geburtsvorbereitung. Sobald er seine Tasche nahm und sich verabschiedete, hörte er hinter seinem Rücken alle schnaufen. Er drehte sich um: Alles war still. Erneuter Versuch in den Feierabend: Hinter ihm hechelte die komplette Mannschaft unisono. Irgendwann stopfte er sich zum Abschied ein Kissen unter den Bauch. Das Eis war gebrochen, alle lachten gemeinsam. Es hat ihn aber wirklich erst mal Überwindung gekostet, den Kurs nicht zu schmeißen, gestand er mir später.

Der Vater der Kategorie C ist von Anfang an mit der vollen Ladung Selbstbewusstsein ausgestattet. Er ist immer und überall involviert, will alles wissen. Er möchte jeden Abend den Bauch seiner Frau mit Öl einreiben. Kategorie A würde gar nicht wissen, dass Öl gegen Schwangerschaftsstreifen hilft. Kategorie B macht es, wenn seine Frau ihn darum bittet. Kategorie C hat oft ein gefährliches Halbwissen, ist meist sehr verkopft und trotzdem fürsorglich. Er hat nach dem positiven Schwangerschaftstest den Kinderwagen besorgt – nachdem er zahllose Testfahrten durchgeführt hat. Er hat das Kinderzimmer farbig gestrichen und die Wickelkommode aufgebaut. Er hat sich kurz vor der Entbindung über alles informiert, was nach der Geburt kommt, und vergisst dabei auch seine Frau nicht. Er hat dann gelesen, wie schmerzhaft eine Brustentzündung ist, und hat schon kühlende Wickel besorgt, bevor die Frau Gelegenheit hat, ihre Hebamme anzurufen. Wenn beim C-Mann die Wehen einsetzen und er im Kreißsaal ankommt, ist er oft sehr aktiv. Ein Mann stand einmal allein vor der Kreißsaaltür und klingelte. Man kennt es eigentlich so, dass die Männer zu Hause noch ein paar Sachen packen und dann ins Krankenhaus nachkommen. Aber dieser war schneller als seine Frau. Sie saß noch im Auto auf dem Parkplatz. Er war rausgestürzt und mit der Tasche in den Kreißsaal gerannt: »Meine Frau kriegt ein Kind!« Dann erst stellte er fest, dass sie offensichtlich mit seinem Tempo nicht hatte mithalten können, und rannte wieder zurück zum Auto, um sie zu holen.

Manche vergessen auch jegliche Scham: Bei einer Wassergeburt dürfen Männer mit in die Badewanne, wenn sie möchten. Einer war besonders engagiert und stand plötzlich nackt vor mir! Er wollte seiner Frau so viel wie möglich gleichtun und sprang ins Wasser, so wie Gott ihn schuf. Jetzt verstand ich, warum manche Kolleginnen immer den vermeintlich überflüssigen Hinweis gaben, dass Männer eine Badehose zu tragen hätten!

Schwierig wird es für den Mann, wenn er an den Punkt kommt, an dem er die Führung abgeben muss, an dem er nicht mehr den Verlauf bestimmen kann und die Geburt ihren eigenen Weg geht. Er kann nur noch für die Frau da sein und Händchen halten. Aber das ist ganz genau das, was die Frauen brauchen und was ihnen guttut. Sie brauchen einen Bekannten an ihrer Seite. Frau und Mann können nach einer Geburt völlig unterschiedlich empfinden. Beide machen einen Reifungsprozess durch. Für die Männer jeder Kategorie ist es heftig, ihre Frau unter der Geburt zu erleben: Sie hat unglaubliche Schmerzen, ist doch euphorisch, kommt vollkommen aus sich heraus, stöhnt und schreit. Vielleicht hat den Männern auch keiner vorher erklärt, warum der Ort der Entbindung »Kreißsaal« heißt. Sonst würde ihnen schnell einiges klar werden. Das Wort hat nämlich nichts mit »kreisrund« zu tun. »Kreiß« stammt vom mittelhochdeutschen Wort »kreißen«. Es bedeutet schreien, stöhnen, speziell Wehen haben.

Diese Empfindungen kann sich ein Mann kaum vorstellen, selbst Frauen vergessen nach einer Geburt sehr schnell, welche Tortur sie durchgemacht haben. Der Mann steht passiv daneben und schaut zu. Vielleicht schaut er auch in einem ungünstigen Moment auf eine Geburtsverletzung. Manche geben sich dann auch noch die Schuld daran. Die Folge sind traumatische Bilder, die die Sexualität nach der Geburt verändern können. Der Mann schläft mit seiner Frau und hat vielleicht plötzlich wieder das Bild im Kopf, wie der Arzt ihre Geburtsverletzung versorgt. Mann und Frau müssen sich wieder aneinander herantasten.

Auch die Sorge um Kind und Frau wirkt fatal auf die Männerpsyche, wenn sie eine Saugglockenentbindung oder einen Notkaiserschnitt miterleben, wenn die Herztöne des Kindes abfallen oder die Frau extreme Blutungen hat. Die Väter sind vielleicht vorübergehend allein in solchen Situationen und müssen diese Minuten oder auch halbe Stunde irgendwie ausharren. Wenn die Geburtsstation überlastet ist, sitzen sie erst mal eine halbe Stunde allein da oder haben schon den Säugling auf dem Arm, während die Mutter nach einem Notkaiserschnitt noch zugenäht wird oder nach einer Vollnarkose erst einmal wieder wach werden muss. Im schlimmsten Fall hat keiner gleich Zeit, zum Vater zu gehen und zu sagen: »Hey, es wird schon, alles wird gut.«

Da ist dann die Hebamme gerade im Wochenbett sehr gefragt. Ich finde auch, dass in Deutschland der Druck auf Männer, mit in den Kreißsaal zu gehen, immens ist. Es ist gesellschaftlich schon fast verpönt, sich als werdender Vater zu weigern, bei der Geburt dabei zu sein. Ich merke das oft in den Geburtsvorbereitungskursen. Deswegen sage ich auch immer wieder, dass sie während der Entbindung auf jeden Fall darauf achten sollen, wo sie hinsehen. Gerade beim Kaiserschnitt sollten sie am Kopf ihrer Frau sitzen bleiben und nicht tollkühn über das Tuch gucken, sondern sich den Anblick einer Operation ersparen. Die Männer müssen nicht sehen, wie die Frau von innen ausschaut, und die müssen auch nicht sehen, wie so eine Frau nach der Geburt dort unten ausschaut.

Ich habe erlebt, dass eine schwierige Geburt gut ausging, das Kind war gesund auf der Welt. Sie strahlte, und er, fix und fertig, schmiss sich auf den Stuhl und sagte, das tue er seiner Frau nie wieder an. Es gibt auch Männer, die ihre Frau monatelang nicht mehr anzufassen wagen. Die Frauen verzweifeln dann und fragen sich: »Warum schläft der nicht mit mir? Findet er mich nicht mehr attraktiv? Liegt es daran, dass ich nur noch Teebeutel statt Busen habe? Oder einen hässlichen Bauch, übersät mit Schwangerschaftsstreifen?« Sie ist frustriert, er deprimiert – kein guter Start ins Familienleben. Also: Partner nur mit rein zur Geburt, wenn er wirklich will! Nicht, weil es ein gesellschaftliches Muss ist.

Nur selten verweigern übrigens die Gebärenden ihren Männern den Zutritt, wie jene Frau, die ich betreut habe. Als sie ihr drittes Kind erwarteten, war seine größte Angst, dass sie ihn wieder ausschließen würde: »Sie will einfach nicht, dass ich dabei bin, und ich möchte die Geburt erleben. Und ich weiß genau, sie ruft mich wieder knapp vor Schluss an und das hasse ich.« Die beiden sprachen dann doch noch einmal über dieses Thema, es hat ihn arg beschäftigt. Das Gespräch war hochemotional, vieles hatte sich auch wegen der ersten beiden Geburten aufgestaut. Aus ihr platzte es heraus: »Aber ich will nicht, dass du mich siehst, ich will nicht, dass du siehst, wie ich dort liege, stinke und schwitze.« Und er sagte: »Verdammt noch mal, du wirst Mutter. Du kriegst unser Kind, ich bin so stolz auf dich!« Was dort psychologisch innerhalb der Paarbeziehung passierte, war schon irre. Er hat sie dann letztendlich überzeugt: Beim dritten Kind durfte er mit hinein in den Kreißsaal. Er nahm ihr auch während der Wehen die Scham, und es wurde dann für beide ein ganz tolles Erlebnis, das sie noch enger zusammengeschweißt hat.

Lustig für mich zu beobachten ist es, wenn Väter der Kategorie C übereifrig sind. Manche würden am liebsten selbst stillen. »Ich wünschte, ich hätte Brüste, Wiebke«, sagte mir einer mal. Da kann ich dann nicht helfen. Vater C hüpft die ersten Tage zu Hause noch wie ein Känguru mit dem Kind auf dem Arm durch die Gegend. Er zeigt es überall vor und platzt vor Stolz. Er würde am liebsten öffentlich auf dem Marktplatz Windeln wechseln, das Bäuerchen für jeden hörbar ermöglichen und das Kind dauerhaft in den Armen wiegen. Aber irgendwann merkt auch er dann die Erschöpfung. Trotzdem unterstützt er die Frau, wo er kann. Zum Glück hat er viel vorbereitet. Die Tiefkühltruhe ist voll mit vorgekochten Gerichten und Fertigpizza. Er kümmert sich um frische Wäsche und bügelt eifrig. Trotzdem ist auch Typ C immer wieder erstaunt darüber, wie anstrengend das Leben als Hausfrau und Mutter sein kann.

Als Hebamme bin ich für die meisten Väter willkommenes Fachpersonal. Niemand bekommt in so kurzer Zeit so tiefe Einblicke in die Familie wie die Hebamme. Ich bin Teil einer Ausnahmesituation mit allen Beschwerden, Schwierigkeiten, Ängsten, Sorgen und Nöten: Stillprobleme, Schlafmangel, Schmerzen, Krankheit, psychische Probleme und Stress mit der Sexualität. Männer haben durchaus im ersten Lebensjahr nach der Geburt Depressionen aufgrund von Schwangerschaft, Geburt und Wochenbett. Als Hebamme muss man die Familie als Ganzes sehen. Väter werden oft vernachlässigt, weil sie nicht sichtbar ein Kind erwarten. Dabei zeigen mir klare Äußerungen vor der Geburt, wie verletzlich sie sind. Manche haben wirklich Panik: »Ich habe Angst, dass meine Frau sterben könnte bei der Geburt, ich dann verwitwet bin und mich um eine Halbwaise kümmern muss.«

Solch offene Momente hauen mich als Hebamme auch um. Ich bin froh, wenn solche Ängste ausgesprochen werden und ich beruhigen kann, zum Beispiel mit dem Hinweis, dass die Müttersterblichkeitsrate bei uns verschwindend gering ist. Eine schwangere Frau würde sagen: »Bevor mein Kind stirbt, sterbe ich natürlich lieber.« Das sieht ein Mann vollkommen anders. Für Männer ist oft die Paarbeziehung viel wichtiger als die Elternbeziehung. Das hat Krisen im ersten Jahr nach der Geburt zur Folge. Die Frau kümmert sich fast ausschließlich ums Kind, Männer fühlen sich vernachlässigt – oft zu Recht. Mit der Hebamme können sie darüber reden. Es gibt Fragen, die könnten ihnen die Kumpel nicht beantworten. Ich bin so eine Art Brücke zur Frau, ich kann einem

Mann erklären, was bei seiner Frau körperlich hormonell abläuft. Andererseits kann ich ihr auch deutlich machen, was er gerade durchmacht. Manche Frauen sind dann überrascht, haben seine Wünsche und Bedürfnisse nicht so klar vor Augen.

Mein Tipp für eine gute Partnerschaft: Nehmt euch auch nach der Geburt Zeit füreinander. Verabredet euch. Ein Abend in der Woche gehört euch. Diese Zweisamkeit kann man nicht nach acht Jahren nachholen. Man muss sie immer pflegen! Nehmt Omas oder Freunde in die Pflicht, leistet euch einen Babysitter und pumpt ein oder zwei Stillmahlzeiten ab. Die Hebamme berät und hilft bei Techniken zum Abpumpen. Für die Mutter ist es auch wichtig, attraktiv zu sein und wieder in Form zu kommen – für sich und den Partner. Natürlich geht die Frau in der Schwangerschaft aus dem Leim. Normalsterbliche wie wir haben keinen Personal Trainer wie Heidi Klum. Wir brauchen Zeit, um wieder in Form zu kommen. Aber ich finde es auch wichtig, dass man für den Partner wieder attraktiv wird. Beide sollten gemeinsame Zeit verbringen, sich zum Beispiel aufs Rad schwingen und mit ihrem Kind im Anhänger eine schöne Runde machen. Der Anspruch an sich selbst darf trotz allem nicht verloren gehen. Das macht die Mutter glücklich, den Vater, damit das Paar und somit die ganze Familie.

ANTJE JÄGER (49), ROTENBURG

Wann ist der richtige Zeitpunkt? Von Teeniemüttern und betagten Schwangeren

Ausbildung: 1980–1982 in Berlin-Neukölln. Werdegang: Seit 1982 sowohl freiberufliche Hebamme als auch in Kliniken tätig, seit 2007 auch Familienhebamme. 1. Vorsitzende des Mütterzentrums S.I.M.B.A.V., Leiterin der Teeniemüttergruppe.

Ein Jahr im Entbindungsheim 1979 zeigte Antje Jäger, dass ihr die Arbeit als Krankenschwester nicht reichen würde. Sie wollte nicht nur Momentaufnahmen von Patientinnen, sondern Frauen über einen längeren Zeitraum begleiten. Die Hebamme beobachtete die Veränderung in der Gesellschaft an der Art und Weise, wie Frauen mit ihren Schwangerschaften und ihren Babys im Laufe der Zeit umgingen. Als Antje Jägers eigene drei Kinder in die Pubertät und ins Teenageralter kamen, sah sie sehr junge Schwangere aus einer privaten Perspektive: Konnten 15-jährige werdende Mütter reif genug sein für eine solch riesige Verantwortung? Im ländlichen Raum reichte das Angebot für junge Eltern nicht. 2007 begann Antje Jäger sich für frischgebackene Mütter und Väter ehrenamtlich zu engagieren. Ihr Spezialgebiet wurden die Teeniemütter.

Es gibt keinen idealen Zeitpunkt, um Kinder zu kriegen. Für manche passt es immer, für manche nie. Aus körperlicher Sicht heißt es, am besten sei es, wenn eine Frau 24, 25 und dann ganz ausgewachsen ist. Manchmal sind Frauen mit 18 schon so weit, die machen aber dann keine berufliche Karriere mehr. Die Frage ist, ob man das auch immer muss, so wie es heute behauptet wird. Für manche Frauen ist der richtige Zeitpunkt erst mit dreißig oder 35. Es ist immer relativ: Wenn du Kinder haben willst, musst du Kompromisse eingehen, musst dich zurücknehmen, zumindest in der Zeit, wenn die Kinder ganz klein sind. Selbst mit der Unterstützung von Kinderfrau und Tagesmutter muss man sich in der beruflichen Laufbahn etwas zurücknehmen, wenn man eine gute Bindung zu den Kindern haben möchte und die gigantische Entwicklung der ersten Jahre mitbekommen will.

Ein Studium mit Kind ist sicherlich nicht die pure Freude. Die Frau wartet also meistens, bis der Abschluss geschafft ist. Dann schließen sich aber oft noch Praktika an, und dann will sie auch endlich Geld verdienen und arbeiten. Vielleicht ist die Frau noch Single, weil sie all die Jahre die Nase in Bücher gesteckt und sich auf Prüfungen vorbereitet hat. Der Mann muss gefunden werden, auch das dauert, ganz schnell ist die Frau Anfang dreißig. Eine andere mit Realschulabschluss, die mit 21 ihre Lehre abgeschlossen und einen netten Mann sowie ein paar Jahre Berufserfahrung hat, bei der kann mit Anfang zwanzig der perfekte Zeitpunkt sein. Früher konnte man Schwangere in drei Altersgruppen einteilen, je nach Ausbildung und sozialem Hintergrund. Das kann man heute nicht mehr so klar definieren. Ich hatte eine Zeit lang mit vielen Frauen über 35 zu tun, die sind weniger geworden, ab und zu betreue ich eine Frau über vierzig. Ich denke, eine sehr verbreitete Durchschnittsaltersgruppe wäre 27–34 beim ersten Kind. Die Zahlen bei Teenagerschwangerschaften sinken, aber immerhin bringen mehr als 5000 Minderjährige pro Jahr ein Kind zur Welt. Die meisten werden schwanger, weil sie nicht optimal verhütet haben oder nicht wussten, dass die Pille bei Durchfall und Antibiotika nicht wirkt. Dann gibt es Mädchen, die Probleme haben und glauben, diese durch eine eigene Mutterschaft kompensieren, die eigene Kindheit nachholen zu können. Wenn sie einsam sind, wollen sie manchmal ein Kind zum Kuscheln, etwas, das nur ihnen gehört. Einige haben bewusst nicht verhütet. Sie haben keine Zukunftsperspektive, keinen Schulabschluss, Angst, keinen Ausbildungsplatz zu bekommen; in der Familie kennen sich alle bestens mit Hartz IV aus. Die Mädchen sind dann der Meinung, dass sie mit Baby von zu Hause ausbrechen können, eine eigene Wohnung bekommen und alles besser wird. Sie denken, sie müssten nie wieder zur Schule und von allen Seiten würde finanzielle Unterstützung auf sie einströmen. Manche haben Rechtsverfahren am Hals, haben geklaut und denken, mit Kind müssten sie sich dafür nicht verantworten. Dieser Plan geht so natürlich nicht auf. Aber ich finde, manche Teenager reifen in Kürze ungemein, wenn sie zum ersten Mal wirklich Verantwortung tragen. Wenn ich sie in der Schwangerschaft kennenlerne und dann nach ein paar Jahren erlebe, dass sie wirklich einen Schulabschluss geschafft haben und sich anständig um ihr Kind kümmern, ist das schon beeindruckend.

Eine Teeniemutter, die ich vor ein paar Jahren traf, war auch meine bisher jüngste: Mirka[*], 14. Zu dieser Zeit wurde ich von Sozialarbeitern an einer Hauptschule um Unterstützung gebeten. Die hatten gerade eine minderjährige Schwangere in der zehnten Klasse und wollten gern ihren Aufklärungsunterricht optimieren, um weiteren Fällen vorzubeugen. Vielleicht könnte ich als Hebamme noch viel anschaulicher und glaubwürdiger sein, so dachten sie. Ich habe mir alle Mühe gegeben, der Klasse so viel wie möglich nahezubringen, ohne dabei spießig zu sein. Gegen Ende der Stunde

---

[*] *Der richtige Name ist der Autorin bekannt, er wurde für dieses Buch von der Hebamme geändert.*

wollten die Mädchen allein mit mir sein und schickten die Jungs Brötchen holen. Die jungen Damen drucksten herum und schoben dann eben Mirka nach vorn. Die Clique würde sich fragen, ob sie schwanger sei, denn ihr Bauch sei so dick geworden. Das Mädel war sehr schlank, in Klamotten fiel nichts auf. Wir haben dann zwei Schultische zusammengestellt, sie legte sich darauf und zog ihr T-Shirt hoch. Der Bauch war dick und fest und bewegte sich! Sichtbare Kindsbewegungen zeigten mir, Mirkas Schwangerschaft musste schon ziemlich weit fortgeschritten sein. Ich habe das Schweigen gebrochen. Sie muss sich doch sicher gewesen sein, ein Kind zu erwarten, fragte ich Mirka. Gedacht hätte sie es sich, war die etwas lahme Reaktion. Trotzdem hätte sie vor vier Wochen ihre Periode gehabt. Das kann durchaus passieren, wenn die Pille trotz Schwangerschaft weiter eingenommen wird. Sie wolle das Kind eigentlich nicht, sagte Mirka.

»So dick wie dein Bauch ist, ist es jetzt zu spät für ›will ich nicht‹«, entgegnete ich. Sie bekam Panik, schließlich musste sie ihren Eltern noch die Schwangerschaft beichten. Ich habe sie mit ihren zwei Freundinnen zu mir nach Hause mitgenommen und erst mal die Herztöne abgehört. Beim Oberarzt im Krankenhaus vereinbarte ich einen Privattermin zum Ultraschall. Am nächsten Abend gingen wir gemeinsam dorthin. Ich fühlte mich wie eine Ente mit ihrem Kükentrupp. Mirka hatte ihre beste Freundin mitgenommen, ihren Freund und dessen Kumpel. Wir betraten die Wochenstation, der Ultraschall-Raum lag am anderen Ende des Ganges. Keiner sprach ein Wort. Mirkas Freund ging mir ungefähr bis zur Schulter, sah aus wie frisch aus dem Ei gepellt, schweigsam. Mirka verlängerte immer mehr den Abstand zu mir, fasste nach ihrer Freundin, die tapste hinter uns her; die Jungs kamen unterwegs abhanden, bevor wir den Untersuchungsraum erreicht hatten. Beim Ultraschall zeigte sich ein gesundes, lebhaftes Baby, und Mirka bekam einen Mutterpass, der ihr die 24. Schwangerschaftswoche bescheinigte. Für einen Moment war sie selig, dann brach sie in Panik aus: die Eltern! Natürlich habe ich sie nach Hause begleitet. Ich werde das nie vergessen. Sie klingelte und verschwand mit den Worten »Mama, hier ist jemand« aufs Klo. Und dann stand ich da allein im Flur und offenbarte den werdenden Großeltern ihr Glück. Die Mutter ließ vor Schreck den Waschkorb fallen, alle heulten und lagen sich aber dann doch in den Armen. Die halbe Nacht haben wir gemeinsam Pläne geschmiedet. Beide Eltern haben zu ihr gestanden und sie unterstützt. In ihrem Zimmer wurde eine Babyecke mit Wickeltisch eingerichtet. Das Paar trennte sich bald nach der Geburt, der Kindsvater hat sich aber weiterhin sehr fürsorglich um das Baby gekümmert. Heute macht Mirka Abendschule, wohnt in einer eigenen Wohnung neben dem Haus der Eltern. Tagsüber kümmert sie sich um das Kind, abends übernimmt die Oma die Betreuung, während Mirka die Schulbank drückt.

Ich begleite die meisten Mädchen über einen längeren Zeitraum. Man muss früh Vertrauen aufbauen, ganz normale Hebamme sein und trotzdem genau hingucken. Ich sehe, ob die junge Schwangere zu Terminen pünktlich erscheint, ob sie sich an Absprachen hält oder kleine Aufgaben zuverlässig erledigt. Wenn ich das Gefühl habe, es funktioniert nicht, wende ich mich ans Jugendamt, damit eine Familienhelferin die junge Mutter unterstützt. Es darf kein Risiko für das Baby entstehen. Ich werde oft gefragt, ob ich ein so junges Mädchen mit Baby im Bauch ernst nehmen könne. Begegne ich ihnen zum ersten Mal, sehen sie aus wie ganz normale pubertierende Mädchen mit Bauchnabelpiercing und etwas zu viel Kajalstift um die Augen. Dann verändern sie sich so schnell, dass sie bald genauso schwanger sind wie eine Dreißigjährige. Hormonell bedingt haben sie sehr schnell eine erwachsene Ausstrahlung. Die 15-Jährigen haben genauso ihre Morgenübelkeit, wechseln von rosaroten Wolken zu Weinattacken. Sie haben ihre Wunschvorstellung, den Kindsvater zu heiraten und glücklich bis ans Lebensende zu leben. Das klappt fast nie. Mit den Jungs tue ich mich viel schwerer. Ich erschrecke meistens, wenn ich sie sehe. Teilweise noch gar nicht richtig in der Pubertät, kriegen sie oft die Zähne nicht auseinander. Die wilde Phase mit Ausgehen, Feiern und Abhängen haben sie noch vor sich und Kinderaufzucht steht eigentlich nicht auf ihrem Programm. Sie trennen sich in den meisten Fällen noch vor der Geburt von ihren Partnerinnen und wollen von Exfreundin und Baby nichts wissen.

Das Mädchen steht dann allein vor der neuen Situation. Da bin ich umso mehr gefragt. Sich um Teeniemütter zu kümmern, ist selten eine frustrierende Aufgabe. Wenn man diese Mädchen unterstützt, können die eine ganz intensive Bindung zu ihren Kindern aufbauen. Wenn das geschafft ist, werden sie das Baby nicht allein lassen, nicht aussetzen, sie werden nicht in die Disco gehen und das Kind im Wohnzimmer liegen lassen. Deswegen ist die Hilfe eine sehr dankbare Aufgabe, weil das Ergebnis so schön sein kann. Fast alle, die ich betreut habe, sind weiter zur Schule gegangen und haben verstanden, dass sie sich weiterbilden müssen. Ihnen wurde bewusst, dass sie als Mutter für Entwicklung, Gesundheit und Ernährung ihrer Kinder zuständig sind. Und sie haben begriffen, dass sie, je besser sie ihre Aufgabe meistern, desto schneller die ganzen Ämter loswerden, über die sie so oft stöhnen. Ich bin dann nicht selten Ersatzmama oder Parallelmutter. Ich bin für die Mädchen Hebamme mit Zusatzblick. Ich höre Herztöne und mache Vorsorge, schaue aber gleichzeitig, wie es mit einer Vaterschaftsanerkennung aussieht, ob sie ein Recht auf eine eigene Wohnung haben, und gehe mit ihnen zur Schul-Sozialarbeiterin, um den Schulabschluss zu planen. Wie lange kann das Mädchen noch zum Unterricht kommen, wann gilt der Mutterschutz, wie kann man organisieren, dass sie zu Hause auf dem Laufenden bleibt, was den Unterrichtsstoff angeht? Das sind die Fragen, um die ich mich kümmere.

Die Lehrer sind meistens sehr kooperativ, geben Hausaufgaben mit und sind jederzeit ansprechbar. In einer Großstadt ist das einfacher, da sitzen Vereine, die AWO und die Caritas. Hier auf dem Land gibt es wenig. Das nächste Mutter-Kind-Heim ist so weit entfernt, dass ein Mädchen, das dorthin geschickt wird, auf einen Schlag ihr ganzes soziales Umfeld verliert. Damit fehlt dann der letzte Halt.

Manchmal kümmern sich auf einmal die eigenen Mütter wieder. Nach jahrelangen innerfamiliären Streitereien nähern sich die Mütter den Töchtern unerwartet an. Plötzlich verwandelt sich der familiäre Albtraum in eine Luxusoma. Die unterstützt das Mädchen unter der Bedingung, dass sie die Schule fertig macht. Man wundert sich, was das Leben alles bereithält, das finde ich total spannend.

Gäbe es hier die Teeniemüttergruppe nicht, gäbe es keine Anlaufstelle für Gleichgesinnte. Die Mädchen wollen nicht nur Mütter sein, sondern auch ab und zu mal Jugendliche. Letzte Woche waren wir alle zusammen schwimmen, ein Mädchen traf zum ersten Mal die Gruppe, sie brachte ihr fast einjähriges Kind mit. Diese junge Frau war hinterher wie neugeboren unter den gleichaltrigen Müttern. Ich habe mich auf einen Liegestuhl gelegt, alle Kinderwagen um mich herum gestellt und auf die Babys aufgepasst. Die Mädels waren schwimmen. Die Neue musste nicht umständlich erklären, dass sie Mutter sei. Sie war in der Runde nichts Besonderes. Und das ist es, wonach sich alle so sehr sehnen: nach Normalität. So ein Nachmittag erfüllt mich dann sehr. Alle haben ihren Spaß gemeinsam, obwohl sie so verschieden sind. Die Mädchen tauschen sich aus, geben sich gegenseitig Tipps über Kind, Amt oder Ausbildung. Im Idealfall ziehen die sich gegenseitig mit beim Versuch, den Abschluss zu packen. Ich lerne als Hebamme von denen auch dazu. Jüngere Frauen halten beispielsweise körperlich weitaus mehr aus: Die können die Nacht zum Tage machen.

Von den Teeniemüttern höre ich fast nie Gejammer darüber, dass das Baby nachts so oft wach wird. Die empfinden das gar

nicht als so belastend, weil sie noch nicht diese extreme Tages-
struktur haben wie wir Älteren. Wir sind schon festgefahren im
Leben und wenn wir dann nachts vier Mal aufstehen müssen,
ist unser Tag im Eimer. Anstatt unser Leben dem neuen Zustand
anzupassen, pressen wir alles rein, was geht. Das ist aber bei den
Jungen nicht der Fall. Unsereins könnte nicht nachts aufstehen
und am Tag in die Schule gehen. Was die leisten müssen, ist schon
gigantisch. Eine 17-Jährige aus meiner Gruppe lernt bis zum Nachmittag in der Berufsschule, holt den Kleinen von der Tagesmutter
ab, kümmert sich um ihn und macht abends, wenn das Kind im
Bett ist, Hausaufgaben und büffelt für Prüfungen. Junge Frauen
machen viel mehr aus dem Bauch heraus, ältere Schwangere sind
verkopfter. Beides hat Vor- und Nachteile.

Leichter mit ihrer Schwangerschaft haben es Frauen, die sieben
Jahre versucht haben, schwanger zu werden, und denen es mit
38 endlich gelingt. Schwieriger ist es hingegen für Frauen, die
gedacht haben, sie werden nicht mehr schwanger, sind es dann
eines Tages aber doch. Innerlich waren sie schon auf Karriere pur
programmiert. Die muss ich auch sehr behutsam betreuen. Diese
Frauen brauchen viel Input, viel Fachwissen, viele Erklärungen.
Und sie müssen sich von jetzt auf gleich darauf einstellen, dass
sie nicht mehr alles in der Hand haben, sondern mancher Situation ausgeliefert sind. Termine macht das Baby, der Zustand des
Körpers gibt den Takt vor. Viele Fragen müssen geklärt werden:
Wann geht sie zurück in den Beruf, nach acht Wochen oder nach
einem Jahr? Kann und will sie stillen? Passt das zusammen mit der
Karriere, die sie eigentlich nicht mehr nachholen kann? Das sind
völlig andere Ängste und Probleme als die einer mehr als zwanzig
Jahre jüngeren werdenden Mutter. Für mich als Hebamme ist der
Wechsel zwischen der gepiercten 15-Jährigen und der »toughen«
Bankmanagerin sehr reizvoll. Bei den Älteren profitiere ich davon,
dass ich selber drei Kinder habe und dann aus meiner Erfahrung
erzählen kann. Wenn die Babys geboren sind, kann ein Problem

bei den Älteren entstehen, das Kinderpsychiater »Bindungsstörung in der Oberschicht« nennen. Sobald die Mutter mit ihrem Kind zu Hause ist, beginnt ein Terminmarathon. Alles, was teuer ist und gut scheint, steht auf der Agenda. Ein Förderungsturm baut sich auf, alles muss zwanghaft getan werden für die Zukunft des Babys. Was dabei auf der Strecke bleibt, sind Zeit und Ruhe nur zwischen Mutter und Kind. Es hat dramatische Folgen, wenn das Kind seine Eltern nur über Leistung erreichen kann.

Da fühle ich mich manchmal einer ganz einfachen, allein-erziehenden Mutter ohne Job und viel Luxus näher: Die sitzt einfach da und hält ihr Baby auf dem Arm, im Idealfall liest sie vor oder singt Lieder. Wir haben doch alle schon beobachtet, wie ein Baby für eine raschelnde Papiertüte jedes sündhaft teure Spielzeug liegen lässt. Bewusste Liebe, das klingt sentimental, ist aber so einfach und so wirksam. Unsere Gesellschaft kriegt immer weniger Kinder, die Belastung ist groß, zu wenig Kinderbetreuung, zu wenig Unterstützung, zu wenig Ermunterung. Karrierefrauen überlegen länger, bis sie sich entscheiden, schwanger zu werden. Dann aber kann eine Vierzigjährige wunderbar ihr Kind kriegen und stillen. Das Leben hat sich einfach verändert. Früher warst du mit vierzig schon scheintot, heute sind die Frauen hervorragend ernährt und treiben Sport, sind topfit. Deswegen hat das Alter der Frau für mich keine solch große Bedeutung mehr. Ich bin viel eher erschrocken darüber, wie viele OPs manche 25-Jährige schon hinter sich haben. Es zählt die Sozialisation: Viele junge Frauen sind übergewichtig, falsch ernährt, können nicht mehr kochen. Daraus resultieren hoher Blutdruck und Diabetes – fatal für Schwangere.

Ich habe gerade eine Kamerunerin betreut. In Afrika gibt es die Altersfrage nicht. Schwanger oder nicht schwanger, Mutter oder nicht, darüber hinaus zählt nichts in dem Moment. Die sind einfach stolz, Mama zu sein. Hier in Deutschland wirst du ab dem dritten Kind schräg angesehen, als hätte man nichts Besseres zu tun gehabt. Das finde ich traurig. Kinder werden oft mit Geld verbunden, prompt folgt also dann in der dritten Schwangerschaft die Frage, wie man das denn bitte schön finanzieren wolle. Das Jammern auf höchstem Niveau nervt mich oft. Ich persönlich profitiere sehr von meinem Beruf, ich merke immer wieder, wie gut es mir eigentlich geht. Ich habe drei gesunde Kinder und die haben sich toll entwickelt. Ich bin sehr glücklich. Jedes Kind ist eine Bereicherung im Leben, wann auch immer es kommt!

JUDITH JERON (27), WIESBADEN

16 von 1600 Bewerberinnen wurden genommen – Ich bin eine von ihnen

Ausbildung: Seit August 2008 diplomierte Soziologin. Seit Oktober 2008 in der Hebammenausbildung in Wiesbaden, Bundesdelegierte des Bundesrates werdender Hebammen.

Als Therapeutenkind wuchs Judith Jeron mit vielen Theorien und Erkenntnissen zum Thema frühkindliche Bindung auf – Prägung Nummer eins. Als ihre Mutter mit ihrem Bruder schwanger wurde, war sie elf Jahre alt. In der Nacht, als er geboren wurde, erlebte sie ihre Mutter in den Wehen wippend auf einem Gymnastikball im Wohnzimmer. Das Mädchen war tief beeindruckt und zugleich ängstlich, die Mutter in dieser schmerzhaften Situation zu sehen. Trotzdem ging sie wieder ins Bett und schaffte es einzuschlafen. Lange danach hatte sie ein schlechtes Gewissen, der Mutter in jenen Stunden nicht beigestanden zu haben. Heute erklärt sie sich ihren Berufswunsch unter anderem mit diesem Erlebnis.

Meine Mutter ist Kinder- und Jugendpsychotherapeutin von Beruf. Wie sie mit Kindern umgeht oder einfach immer wieder auf Kinder zugeht, beeindruckt mich bis heute. Es gibt wenig Fesselnderes, als Kinder zu beobachten, während sie im Sand spielen, matschen und Neues ausprobieren. Die Faszination für diese kleinen Individuen hat sich auf mich übertragen. Immer wieder staune ich, wie ernsthaft man mit Kindern sprechen kann, was für unglaubliche Fantasien sie entwickeln und wie vielschichtig sie sind. Von und mit Kindern zu lernen erlebe ich als unglaublich bereichernd. Der Blick wird aufs Wesentliche gelenkt. Ich habe von meinen Eltern gelernt, wie wichtig gerade die ersten Wochen und Monate im Leben eines Kindes sind, wie stark das Baby dann geprägt wird. Die Mütter haben einen enormen Einfluss auf die Richtung, die ihr Kind einschlagen wird. Geht es den Müttern in der Schwangerschaft, unter der Geburt und im Wochenbett gut, überträgt sich das aufs Kind. Das möchte ich mit meinem Beruf unterstützen können. Jetzt stecke ich mitten in der Ausbildung, ich habe noch zehn Monate vor mir, dann bin ich hoffentlich examinierte Hebamme.

Die Ausbildung ist zweigeteilt. Die Klinik ist mein Ausbildungsgeber, daran angegliedert sind Kinderkrankenpflegeschule und Hebammenschule. Wir sind 16 junge Frauen, die abwechselnd zur Schule gehen und in der Klinik mitarbeiten. Praxis und Theorie lernen wir im Verhältnis 2:1. Neben den Schulblöcken werden wir auf verschiedenen Gebieten eingesetzt und rotieren zwischen Kreißsaal, Wochenstation, OP, Kinderstation und Gynäkologie. Einmal während der Ausbildung sind wir auch in einem Externat bei einer freiberuflichen Hebamme. Das ist für uns besonders interessant, da viele Geburtshelferinnen sich bald nach der Ausbildung selbstständig machen möchten und lieber im Geburtshaus oder als Hausgeburtshebamme arbeiten wollen als im Krankenhaus.

Bestimmte Berufsbilder haben einen bestimmten Ruf, das einer Hebamme ist mit positiven Adjektiven besetzt. Ich vermute, wenn ich in irgendeiner Stadt eine Wohnung suche und in der Zeitung eine Annonce aufgebe, »Junge Hebamme sucht«, dann bekomme ich ausreichend Angebote. Viele Leute lächeln, wenn ich erzähle, was ich einmal von Beruf sein werde, und sagen mir, wie wunderbar sie sich diese Arbeit vorstellen. Ich nicke zustimmend und spreche dann ein großes »Aber ...« aus. Mir ist in meiner Ausbildung schnell bewusst geworden, dass dieser Beruf wahnsinnig anstrengend ist, körperlich wie psychisch. Ich denke, dass sich das in der Ausbildung noch potenziert, weil eben alles so neu für uns ist. Dazu kommt, dass wir einen Großteil der Zeit in großen Krankenhäusern verbringen und dadurch viel Pathologie erleben. Einerseits ist das zum Lernen toll, auf der anderen Seite fehlt mir mittlerweile das Gefühl für und das Bild von einer gesunden normalen schwangeren Frau, die nicht mit irgendwelchen besonderen Risiken oder einer drohenden Früh- oder Fehlgeburt bei uns in der Klinik aufgenommen wird. Es fehlen oft Geduld und Zeit, das ist aber auch einem großen Krankenhausapparat geschuldet, wo es oft schnell gehen muss, immer die Angst vor Klagen im Nacken.

Eine Hebamme oder ein Gynäkologe können belangt werden, wenn sie bestimmte Schritte nicht rechtzeitig eingeleitet haben. Es ist bestimmt aber noch nie ein Arzt in Deutschland verklagt worden, weil er sich zu früh für einen Kaiserschnitt entschieden hat. Wenn das Damoklesschwert über einem schwebt, verlegt man die Patientin lieber rasch in den OP oder gibt schneller ein Schmerzmittel. Ich habe so oft erlebt, dass Frauen zur Geburtseinleitung zu uns in die Klinik kommen, weil man per Ultraschall geschätzt hat, das Kind sei zu groß. Aber das sind eben nur Schätzungen und im Nachhinein stellt sich dann nicht selten heraus, dass das Kind 800 g leichter ist als vermutet. Wegen solcher Ungenauigkeiten wird interveniert. Ich habe Probleme damit, die Frauen zu sehen, die nach Wehenmitteln tagelang Schmerzen haben und auch psychische Probleme bekommen. Irgendwann können die Frauen nicht mehr, dann kriegen sie Schmerzlinderung, irgendwann können auch die Kinder nicht mehr und dann fahren wir am Ende zum Kaiserschnitt in den OP. Mir war vor der Ausbildung nicht klar, dass es solche gravierenden Einschnitte zuhauf gibt. Wobei ich immer noch hoffe, dass dies nicht die Norm, sondern eine Ausnahmezeit ist, die ich hier erlebe. Ich bin jetzt gerade an einem Punkt angekommen, an dem ich sehr stark verunsichert bin und momentan nicht weiß oder spüre, wie ich einmal arbeiten möchte.

Manches ist bestimmt unrealistisch, aber ich wünsche mir einfach während meiner Ausbildung Mutmacherfrauen, die an ihren Körper glauben, selbstbewusst auftreten und nicht von unserem System kleingemacht werden. Ich hoffe sehr, dass ich diesen Schwangeren begegnen werde, wenn ich mein Externat bei einer freien Hebamme mache, das habe ich noch vor mir. Wir werden momentan sicher sehr gut als Klinikhebammen ausgebildet, lernen alle notwendigen Abläufe und sind gut darin, Risiken rechtzeitig zu erkennen und mit ihnen umzugehen. Aber ich bezweifle ganz stark, dass ich einmal eine umfassende Schwangerenvorsorge anbieten kann oder gut genug bin, um Wöchnerinnen zu Hause eine ausreichende Nachsorge zu bieten. Jetzt liegt für uns alle der Schwerpunkt in der Klinikarbeit. Alles andere muss ich dann in weiteren Kursen und Weiterbildungen lernen. Ich war noch bei keiner Frau zu Hause, ich habe keine Wöchnerin länger als drei Tage betreut, weil die danach die Klinik verlassen und heimgehen. Eine Hebamme kommt aber mindestens zehn Tage nach der Geburt nach Hause und ist dann acht Wochen abrufbar für die Frauen. Momentan könnte ich dabei ganz schlecht beraten. Ich habe nur die ersten Tage gelernt, das macht mir ein ganz mulmiges Gefühl.

Dadurch, dass wir so oft mit Risikoschwangeren zu tun haben, kann ich mir zurzeit nicht vorstellen, eine Geburt zu erleben oder auch zu leiten, bei der nicht konstant ein CTG geschrieben wird. Ich habe so oft erlebt, wie wichtig das ist, dass wir im richtigen

Zeitpunkt gesehen haben, oh Gott, die Herztöne gehen runter, wir handeln jetzt. Und mir kommt es manchmal fast fahrlässig vor, wenn nicht alles pausenlos überwacht wird. Eine Stimme ganz tief in mir hält dagegen und sagt mir, dass ich zu selten bei normalen Geburten anwesend bin und dass alles eigentlich natürlicher und selbstbestimmter zugehen muss.

Als Hebammenschülerin bin ich in der Klinik eine billige Arbeitskraft. Für die Klinik ist es ein Ausfall, wenn ich woanders ein Praktikum mache. Deshalb ist das leider nur einmal während der Ausbildung möglich. Es ist für mich so wichtig, diese andere Facette meiner Arbeit kennenzulernen.

Viele werdende Hebammen teilen meine Sinnkrise und stellen sich und die Ausbildung immer wieder infrage. Ein heikles Thema dabei ist, wie wir von Ausbilderinnen und erfahrenen Hebammen behandelt werden. Es gibt sehr liebevolle Hebammen, die einem ganz viel erklären, die einen auf Fehler hinweisen, die einen beim Namen nennen, regelmäßig Feedback geben, die auch für Kleinigkeiten loben. Es gibt aber sicher in jedem Krankenhaus auch die Hebammen, vor denen man viel Angst hat und von denen man bis zum Schluss nicht mit Namen angesprochen wird. »Die Schülerin kann ja noch …«, heißt es, wenn man direkt daneben sitzt. Es gibt Häuser, da herrscht eine Art Zwei-Klassen-Gesellschaft: Die Schülerinnen dürfen sich nicht überall aufhalten, manchmal nicht mit ins Hebammenzimmer und wenn, dann ganz bestimmt nicht aufs Sofa. Oft wurde uns von jungen Assistenzärzten gleich zu Anfang das Du angeboten, wir haben uns gut verstanden, es herrschte ein freundschaftlicher Umgangston vor. Das war unseren Ausbilderinnen zu lasch, es brachte bestimmte Hierarchiestrukturen durcheinander.

Für mich bringt ein ganz normaler Arbeitstag schon genug Druck mit sich. Ich muss lernen, mit einer wahnsinnigen Verantwortung umzugehen und ständig unter Spannung zu sein. Es klingelt im Kreißsaal und du weißt nicht, ob eine Frau mit einer

Lappalie kommt oder eine, bei der gerade die Wehen eingesetzt haben. Oder kommt da vielleicht eine Frau mit Blutungen, die ein totes Kind in ihrem Bauch hat?

Schon an der Pforte zum Kreißsaal müssen wir das erste Mal Entscheidungen treffen: Welcher ist der größere Notfall, welche Frau schicken wir guten Gewissens wieder nach Hause? Dann müssen wir auch zwischen den Frauen hin und her springen; wenn viel Betrieb ist, betreuen wir fünf oder sechs Frauen gleichzeitig. Manchmal hat man während einer Schicht mit zwanzig Frauen zu tun gehabt und viele Schicksale hautnah miterlebt. Die Hebammen stehen im Kreißsaal oft so unter Druck, dass sie diesen nur kompensieren können, indem sie ihn zum Teil auch an die Schülerinnen weitergeben.

Manche wollen uns bewusst machen, wie verantwortungsvoll unsere Arbeit ist. Aber das muss uns niemand verdeutlichen, das merken wir schon von selbst. Ich denke so oft, dass ich es eigentlich nur falsch machen kann. Bis heute habe ich meiner Meinung nach ein schlechtes Gespür dafür, was genau von mir erwartet wird. Was muss ich melden, was soll oder darf ich wann selbst machen, wann soll ich was eigenständig entscheiden und wann danach berichten? Ich möchte doch alles richtig machen, denn im Hinterkopf ist immer, dass wir auch beweisen möchten, dass es richtig war, uns einen Ausbildungsplatz zu geben. Von 1600 Bewerberinnen haben sie 16 genommen und ich bin eine von ihnen. Es war die richtige Wahl, das möchte ich bestätigen können. Ein Wahnsinnserfolgsdruck, den ich bundesweit mit anderen Hebammenschülerinnen teile, das höre ich von allen Seiten.

Dazu kommt noch, dass wir uns selbst darum kümmern müssen, möglichst viel beteiligt zu werden. An einem typischen Arbeitstag komme ich morgens zum Kreißsaal. Die Hebammen machen ihre Übergabe und wir Schülerinnen sitzen in der anderen Ecke und hören zu. Dann teilen sich die Hebammen die Patientinnen auf und wir müssen bitten, mit der einen oder anderen mitgehen zu dürfen. Selten kommt das Angebot an uns. Das hat den Effekt, dass ich mich als lästiges Anhängsel fühle und dankbar sein muss für einen Teil der Ausbildung, der mir eigentlich zusteht. Dieses Problem besprechen wir regelmäßig in der Schule und mit der Kreißsaalleitung, die Situation ändert sich nur temporär, die festgefahrenen Strukturen bleiben. Außerdem gibt es natürlich bei einer Gruppe Hebammen und einer Gruppe Schülerinnen auch die typischen Zickenkriege, das macht den Arbeitsalltag nicht einfacher. Mittlerweile bin ich zum Glück so weit, dass ich eigenständig Geburten betreue. Ich habe schon 16 Kinder auf die Welt begleitet und das bringt einen enorm vorwärts und motiviert sehr. Es gibt dreißig Hebammen im Kreißsaal und manchmal arbeiten wir jeden Tag mit einer anderen zusammen. Jede hat ihre persönlichen Vorstellungen oder Richtlinien. Das ist oft Vorteil und Nachteil zugleich. Manchmal bin ich von der einen für etwas gelobt worden, wofür die andere mich gerügt hat. Aber ich lerne so verschiedene Arten der Geburtshilfe kennen und kann dann für mich persönlich entscheiden, was mir liegt.

Meine erste Geburt war ungemein emotional. Zum ersten Mal hatte ich meine Hand auf dem Kopf des Babys und war sehr erstaunt, welcher Druck dahinter steht. Es fühlt sich ein bisschen so an wie ein Sektkorken, der aus der Flasche heraus möchte. Wenn wir Hebammen vom Dammschutz reden, dann geht es oft gar nicht darum, den Damm zu schützen oder zu raffen, sondern wirklich erst einmal darum, eine Kopfbremse zu machen, den Kopf beim Austreten so zu stoppen wie eben einen Sektkorken. Ganz am Ende der Geburt ist es besser, wenn man den Druck ein bisschen moderiert. Nachdem die Hebamme meine Hand auf den Kopf gedrückt und mich so eingebunden hat, war ich erst einmal total euphorisiert, schwebte auf Wolke sieben.

Mein schönstes Geburtserlebnis bisher hatte ich dann einige Geburten später. Ich hatte drei Schichten hintereinander mit einer erfahrenen Hebamme gemeinsam Dienst gehabt und ich konnte jeweils gleich am nächsten Tag umsetzen, was sie mir 24 Stunden vorher beigebracht hatte. Bei ihr traute ich mich dann auch, etwas auszuprobieren. Ich war kurze Zeit zuvor auf einem großen Treffen der Bundeshebammenschülerinnen gewesen. Wir hatten als Referentin eine freiberufliche Hebamme eingeladen, die so ergreifend über ihre Arbeit gesprochen hatte, dass wir mit Tränen in den Augen gebannt zugehört hatten. Sie sprach von dem magischen Moment, an dem wir teilhaben können, wenn die Mutter ihr Kind das erste Mal selbst aufnimmt. Aus ihrem reichen Erfahrungsschatz berichtete sie, dass, wenn die Frauen nicht mehr können, kraftlos und schmerzgepeinigt kurz vorm Aufgeben sind, sie diese Frauen dann tasten lässt und sagt: »Hier, guck mal, das ist dein Kind, du hast es gleich geschafft.« Und wenn die Frauen dann das Köpfchen ihres Kindes spüren, bekommen sie einen Kräfteschub. Es geht ein Lächeln über ihr Gesicht, sie spüren, wie tief es schon gerutscht ist, und geben noch einmal alles! Das ist die Kraft der Mutter-Kind-Beziehung, die einfach stärker als alles andere ist.

In meiner Schicht nun traute ich mich, genau das nachzuahmen, und eine Frau, die am Ende ihrer Kräfte war, noch einmal zu motivieren. Das hätte ich mich bei anderen Ausbilderinnen niemals getraut. Das war neu, ich habe das bei uns im Kreißsaal noch nie beobachtet. Es funktionierte! Die werdende Mutter war unendlich gerührt, als sie so ihr Kind das erste Mal berührt hat, dass sie so nah an ihrem Kind war. Danach konnte sie noch einmal Gas geben und schaffte auch den Endspurt mit mir zusammen. Ich war fast so glücklich wie sie.

Bei einer neuen Frau stelle ich mich immer als Hebammenschülerin vor und sage dann, ich sei für die kleinen Wünsche zuständig. Oft verbringe ich viel mehr Zeit mit der Frau, weil wir eben vieles noch nicht machen dürfen, wofür dann die Ausgebildeten zwischen den Kreißsälen hin und her rennen müssen. Am Anfang kam es oft vor, dass wir lange bei den Frauen geblieben sind, mit den Frauen geatmet haben und dadurch ein sehr persönliches Verhältnis aufbauen konnten, ohne sie zu untersuchen oder medizinische Entscheidungen für sie treffen zu müssen. Ich blieb bei den Frauen und war somit eine wichtige Bezugsperson. Dass sie erst einmal »nur« von einer Schülerin betreut wurden, war denen oft nicht so wichtig. Sie waren einfach nur dankbar, dass überhaupt jemand bei ihnen saß. In großen Kliniken herrscht oft Personalmangel. Es ist für die Hebammen sehr unbefriedigend, sich selbst gleichzeitig um fünf Frauen kümmern zu müssen und dabei zu sehen, wie die Schülerin in aller Ruhe sich auf eine Frau einstellen kann. Es ist ein schwieriges System, in dem es uns Schülerinnen ganz am Anfang der Ausbildung, wo wir extrem unsicher sind, am schlechtesten geht: Das erste Jahr ist kaum zu ertragen, das zweite aushaltbar und im dritten Jahr erst kann man eigenständig arbeiten und wird auch zunehmend gleichberechtigter wahrgenommen. Der Anfang ist traumatisch und prägt für den Rest. Ich wusste nichts in den ersten Monaten und war jeden Tag mit so vielen Arbeitssituationen konfrontiert. Die Frau blutet, es gibt viele mögliche Gründe dafür. Welchen Grund habe ich vor mir und wie gehe ich damit um? Darf ich ihre Position verändern, darf sie auf Toilette gehen, was antworte ich einer panischen Frau? Ich fühlte mich oft so unmenschlich, so nutzlos und wenn man sich zusätzlich dazu noch als Last fühlt, erschwert das das Lernen sehr.

Wir hören uns oft an, dass wir uns nicht so anstellen sollten. Unsere Ausbilderinnen verweisen auf ihre eigene Ausbildung, damals sei es noch schlimmer gewesen. Es heißt, wir würden nur fordern und wären nicht bereit zu geben. Den Vorwurf finde ich schlimm, denn ich teile mit meinen Mitschülerinnen stets den Willen, das Beste zu geben und das zu tun, was man von uns erwartet. Ich kann auch gar nicht mehr genau sagen, wann ich meine erste Geburt eigenverantwortlich geleitet habe. Es gab da schleichende Übergänge. Meistens war es so, dass ich beim Kopf geholfen habe und die Hebamme den Rest des Babys geholt hat. Ich habe mich wirklich ganz selten allein gelassen oder überfordert gefühlt, in jeder Situation stand jemand hinter mir. Ab und zu muss ich ins kalte Wasser geschubst werden und brauche auch kleine Vertrauensbeweise. Eine Hebamme sagte mir nach einiger Zeit, wenn ich sicher sei mit meiner Untersuchung, dann würde sie nicht noch einmal nachuntersuchen. Für die Frau sei das nicht angenehm und man müsse sie doch nicht mehr als nötig belasten. Da hatte ich auf einmal Verantwortung auf meinen Schultern, gepaart mit Zweifeln und der Angst, fatale Fehleinschätzungen abzugeben. Ich werde nie vergessen, wie zum ersten Mal eine Frau aufgrund meiner Untersuchung wieder nach Hause geschickt wurde. Und auch, wenn ich mir dabei ganz sicher war: Dieses Gefühl, das erste Mal so etwas allein entschieden zu haben, ist schon überwältigend.

Wenn es Frust gibt, kommen die meisten abends nach Hause, schmeißen die Tasche in die Ecke und heulen. Bei mir kommen diese Phasen morgens. Wenn ich mich zwingen muss, meinen Arbeitstag zu beginnen. Wenn ich mir meine Freunde vorstelle, die viel selbstbestimmter leben und arbeiten dürfen, und ich das Gefühl nicht loswerde, wie ich es früher in der Schule schon hatte, diese Angst, mit einer Wissenslücke erwischt zu werden.

Ich bin mit 27 älter als die meisten meiner Mitschülerinnen, das liegt an meinem abgeschlossenen Studium. Ich nehme mir komischerweise viel mehr zu Herzen als die Jüngeren. Ich wirke im Job und als Bundesdelegierte sehr selbstbewusst, klar und dominant, ich fühle mich aber oft nicht so. Durch meine toughe Ausstrahlung kriege ich vielleicht mehr ab. Ich vertrete die Rechte der Schülerinnen und bin auch noch eine der Studierten, auf die wird oft geschimpft. Meiner Meinung nach ist es ein unumgänglicher Schritt, die Hebammenausbildung zum Studienfach zu erheben: Ich halte viel von wissenschaftlichen Fundamenten in einer Ausbildung und glaube, unser Berufsstand erhielte dann weitere Anerkennung und Sicherung. Außerdem könnten wir unsere Interessen besser vertreten und wissenschaftlich belegen. Natürlich fußt der Beruf primär auf Erfahrung sowie einer tiefen Empathie und Menschenkenntnis; ohne diese Eigenschaften braucht man ihn nicht zu ergreifen. Trotzdem finde ich es total wichtig, dass wir selbstbewusster und selbstständiger werden in Bezug auf wissenschaftliche Erkenntnisse oder Veröffentlichungen. Es gibt Fälle, da verteilen Dozenten Arbeitsblätter, als deren Quelle das »Internet« angegeben ist. Das kann nicht wahr sein. Ich denke, manches kann man verbessern. Deshalb bin ich auch vor einem halben Jahr Bundesdelegierte des Bundesrates werdender Hebammen geworden. Gleich nach Amtsantritt durfte ich auf eine Konferenz der Lehrerinnen fahren. Dort konnte ich vorsprechen und die Wünsche und Probleme der Schülerinnen äußern. Das war nicht immer selbstverständlich, das haben sich Schülerinnen vor uns mit langjähriger Hartnäckigkeit erkämpft.

Ich hatte drei Themen im Gepäck: Angstdruck, Kreißsaaleinsatz und das Bewertungssystem, nach dem unsere Leistungen regelmäßig begutachtet werden. In meiner Rede ging es erst einmal darum, wie unterschiedlich die Ausbildung an den verschiedenen Schulen läuft und wie wichtig es für uns Schülerinnen ist, sich zu treffen und auszutauschen. Überall gibt es andere Schwerpunkte und Projekte. Es macht Spaß, sich gegenseitig Mut zu machen, sich gegenseitig zu bestärken oder voneinander abzugucken. Dann habe ich versucht zu beschreiben, wie angstbehaftet die Ausbildung ist und dass fast jede Schülerin regelmäßig auf dem Klo landet und sich die Augen ausheult und sich klein, dumm und unfähig fühlt. Die Angst, vorgeführt zu werden oder zu versagen, hört nie auf. Viele Schülerinnen berichten, dass sie nach solchen Erlebnissen noch schlechter arbeiten – ein Teufelskreis. Man weiß mittlerweile aus den verschiedenen bildungspolitischen oder pädagogischen Theorien, dass man in Angst besonders schlecht lernt.

Dann ging es um das Externat, das wir gern verlängert sähen, und das Bewertungssystem im Kreißsaal und auf der Station. Nach verschiedenen Tagen oder Einsätzen, je nach Klinik, bekommen wir eine Rückmeldung. Dabei handelt es sich meistens um einen Bogen, den die Hebammen mit Kreuzchen ausfüllen, das Feld für individuelle Kommentare wird kaum genutzt. Ich habe deutlich gemacht, dass bei der Bewertung dringend Handlungsbedarf besteht. Die Hebammen-Lehrerinnen wollten gern mehr darüber erfahren. Daraufhin schlug ich zwei Fliegen mit einer Klappe: Wir müssen während der Ausbildung sowieso eine wissenschaftliche Arbeit schreiben. Erfahrung mit Erhebungen hatte ich vom Studium. Das alles zusammen ergab ein Projekt, zu dem ich eine große Online-Befragung durchgeführt habe: einen Fragebogen mit 140 Fragen, 16 Seiten und viel Raum für persönliche Anmerkungen und freie Kommentare. Es ging um die Bewertungsrichtlinien in der Ausbildung, um Feedback, Umgang und Kritik. Wir suchten neben Eindrücken und Bedürfnissen auch nach konkreten Verbesserungsvorschlägen.

Ich habe diesen Fragebogen über unseren Verteiler verschickt; es war klar, zum Ausfüllen brauchte man mindestens zwanzig Minuten. Innerhalb kürzester Zeit hatte ich mehr als 400 Rückläufe! Ich war erfreut, was für eine repräsentative Stichprobe ich dadurch erhalten würde. Es war Wahnsinn, die Kommentare zu lesen, weil die jungen Frauen darin so sehr ihr Herz ausschütteten. Ich war oft den Tränen nahe, so rührend war das zu lesen. Ich hatte auf einmal das Gefühl, ich müsste überhaupt nichts mehr schreiben, sondern einfach nur die Kommentare aneinanderreihen.

Durch alle Berichte zog sich der Kummer über das Verhältnis von Kritik und Lob 1000:1. Sich als Last zu fühlen, wenn man auf einer Bewertung besteht, die von der Schule so vorgegeben wird! Viele Hebammen, so wurde geschrieben, machten ihre Kreuze in der Mitte, ohne darüber nachzudenken, wen sie eigentlich vor sich hatten. Schülerinnen fühlten sich nicht wahrgenommen, der Raum für freie Kommentare würde, wenn er vorhanden war, nur selten genutzt. Manche schrieb mir, man müsse froh sein, wenn ein Bewertungsbogen frei von Beleidigungen sei. Gerechterweise muss ich erwähnen, dass viele Schülerinnen mit dem System auch zufrieden waren, aber insgesamt wünschten sie sich einen viel kürzeren Fragebogen, der aber viel genauer auf die individuellen Frauen eingeht. Manchmal verlangen die Fragebogen den Betreuerinnen bis zu fünfzig oder sogar siebzig Kreuzchen ab. Ich kann gut verstehen, dass eine Hebamme, die wahnsinnig viel zu tun hat, die überarbeitet ist oder Überstunden macht und dann noch so einen Bogen ausfüllen soll, eine Schülerin, mit der sie vielleicht einmal gearbeitet hat, nicht ausreichend beurteilen kann. Vorschläge zur Verbesserung wären persönliche Gespräche oder schriftliche individuelle Kommentare.

Das beste Konzept kann nicht funktionieren und folglich Kritik nicht angenommen werden, wenn sich Schülerinnen in ihrem Einsatz als Mensch nicht respektiert fühlen und Angst haben. Ich möchte, dass wir ein neues Bewertungssystem finden, das motiviert und keine Angst sät. Auch das Umfeld muss passen, denn selbst wenn ich einen Bewertungsbogen habe, der konstruktiv kritisiert und auch mal lobt, taugt er nichts, wenn drum herum eine Angstwolke schwebt. Mal ganz simpel: Wenn ich einmal höre, dass ich irgendwas richtig oder gut gemacht habe, dann zehre ich die nächsten zwei Wochen davon.

Das Ergebnis der Umfrage haben wir gerade erst veröffentlicht. Ich erliege nicht der Illusion, dass ich den Bewertungsbogen oder die Welt dadurch verändern werde. Was ich schon geschafft habe, ist, durch den Fragebogen 400 Mädels zum Denken angeregt zu haben. Man kann auch viel bewirken, indem man die richtigen Fragen stellt. Das Feedback war Wahnsinn, ich habe manches Mal geheult, weil so viel Lob und auch Dankbarkeit ankamen: »Endlich fragt uns mal jemand, wie es uns geht. Ihr habt an alles gedacht.« Manche schrieben: »Darüber habe ich noch nie nachgedacht, aber toll, dass ihr mir die Frage stellt.« Mehr will ich gar nicht. Wenn einige dann vielleicht noch eine Diskussion in der Schule initiieren, wäre das doch optimal.

Der Artikel ist in unserer Verbandszeitschrift *Hebammenforum* erschienen. Auch andere Magazine haben Interesse angemeldet, das ist für uns natürlich besonders schön. Das Projekt ist jetzt abgeschlossen und mir bleiben meine Zukunftsängste. Ich bin hin und her gerissen zwischen einer sicheren Anstellung in der Klinik und einer Freiberuflichkeit, die ich bis jetzt noch nicht kennengelernt habe, von der ich mir aber so viel verspreche, obwohl ich nicht weiß, wie ich mich durch sie finanzieren soll.

Im Moment ist es so, dass ich mich auf jeden Fall selbst haftpflichtversichern müsste, wenn ich nicht angestellt wäre. Diese Haftpflichtprämien sind im Verhältnis zur Vergütung aber nicht tragbar. Es gibt einen Trend zur außerklinischen Geburtshilfe, doch dazu fühle ich mich gerade überhaupt nicht befähigt. Das ist natürlich auch meinem aktuellen Wissensstand geschuldet, aber ich habe unendlich viel Respekt und muss noch so viel lernen, um mich irgendwann sicher fühlen zu können. Ich bin immer noch total dankbar, dass ich mit Netz und doppeltem Boden arbeite und eine Hebamme auf mich aufpasst. Ich habe so viel Respekt davor, was eine Hebamme machen darf und können muss. Ich mache mir Gedanken, wie ich das jemals routiniert stemmen soll. Wenn man mich jetzt, nach zwei Dritteln meiner Ausbildung, fragen würde, ob ich mir vorstellen könnte, auf einer einsamen Insel die Geburten zu betreuen, würde ich erst zögern. Wahrscheinlich kriegt man mehr hin, als man sich zutraut. Wahrscheinlich würde ich daran wachsen und alles packen, aber die Vorstellung macht mir jetzt noch unglaublichen Bammel.

ANKE POLZER (41), STELLE

Wenn eine Welt zusammenbricht: Schicksal Fehlgeburt

Ausbildung: 1991–1994 in Hamburg. Werdegang: Seit 1995 freiberufliche Hebamme, Schwerpunkt Hausgeburten und Betreuung nach Fehlgeburten.

Anke Polzer lernte sehr früh, Verantwortung zu übernehmen. Sie half ihren Eltern bereits als kleines Mädchen, sich um den älteren, behinderten Bruder zu kümmern. Man konnte sich so sehr auf sie verlassen, dass sie schon als Neunjährige Babysitterdienste übernahm. Zu der Zeit auf dem Land wurde das locker gesehen. Anke Polzer übernachtete bei anderen Familien und schlief im Zimmer neben dem Baby. Am nächsten Morgen half sie beim Füttern und Wickeln. Wenn in den Familien mehr Nachwuchs kam, erlebte sie die Schwangerschaften hautnah mit, war dann besonders vom Stillen fasziniert. Diese Einflüsse führten zu einem glasklaren Berufswunsch.

Wir wissen über Fehlgeburten noch nicht lange ausreichend Bescheid. Erst in den letzten sechzig Jahren haben wir den Zyklus der Frau richtig bestimmen gelernt. Vorher wussten Frauen erst einmal nicht, dass sie schwanger sind, erst mit zehn oder mehr Wochen wurde das langsam deutlich. Ihnen war nicht klar, wann der Eisprung stattfindet, ab wann eigentlich das Leben beginnt.

Noch bis in die Siebzigerjahre wusste man nichts von frühen Fehlgeburten, unter denen heute so viele Frauen leiden, wenn sie in der achten Woche das Baby verlieren. Den Frauen war nicht bewusst, dass sie schwanger gewesen waren. Ein Zyklus konnte mal länger, mal kürzer sein. Die Blutung kam manchmal nicht nach fünf, manchmal nicht nach zehn Wochen, aber darüber hat sich keine den Kopf zerbrochen. Nach drei Monaten vielleicht haben sie dann doch länger nachgedacht und ihnen ist aufgefallen, dass sie schon länger keine Menstruation mehr hatten. Ultraschall gab es bereits, also gingen die Frauen direkt zum Arzt. Wenn der die Schwangerschaft dann bestätigte, waren die Frauen oft schon in der 16., 17. Woche. Nach wie vor gehen mindestens fünfzig Prozent der Schwangerschaften ab. Nur heute fällt es viel mehr auf, da die Frauen früh von ihrem Zustand wissen. Die Hälfte der Schwangerschaften – das ist eine enorm hohe Zahl, die auch so hoch bleiben wird, weil die Natur einfach gnadenlos ist. Die Befruchtung passiert ja gleich im Eileiter, dann kommt die Zellteilung. Das Baby braucht von Anfang an Nahrung und Sauerstoff auf dem Weg in die Gebärmutter. Und wenn da irgendein Fehler ist, das Kind einen Sauerstoffmangel hat, die Zellen also einen Defekt aufweisen, dann kommen sie ein bisschen verzögert an. Der Körper verweigert daraufhin und signalisiert, dass es nicht geklappt hat. Er stößt den Neuzugang ab. Die Frauen denken, dass sie eine zusätzliche Regelblutung haben.

Es ist ganz simpel: Nicht jede Eizelle und Samenzelle sind kompatibel. Wenn schon beim Zusammentreffen irgendwo ein Defekt ist, merkt das die Natur. Vielleicht gibt es auch etwas später einen

Stillstand, die Leber beispielsweise entwickelt einen Fehler, dann zieht die Natur auch später in der elften Woche die Notbremse. Das trifft die Frauen dann besonders hart. Chromosomenschäden wie das Down-Syndrom ordnet die Natur nicht als Fehler ein. Kinder, die lebensfähig sind, dürfen weiterwachsen.

Die meisten Frauen erzählen erst von ihrer Schwangerschaft, wenn sie die zwölfte Woche geschafft haben. Erleiden sie vorher eine Fehlgeburt, ist das fast immer ein Schock. Es ist kein Trost, wenn ich die Frauen darauf hinweise, dass sie erst in der fünften Woche gewesen seien. Manche spüren eine Leere, manche fühlen sich als Versagerinnen. Andere suchen verzweifelt bei sich die Schuld, überlegen, ob sie in den Tagen, als sie noch nicht von der Schwangerschaft wussten, Alkohol getrunken oder ein zu starkes Medikament genommen haben. Es wird ganz häufig jeder einzelne Tag durchleuchtet, um der Ursache auf die Spur zu kommen. Meine Aufgabe ist es, ihnen deutlich zu machen, dass sie keine Schuld daran haben, dass das Baby nicht weiter gewachsen, dass es abgegangen ist. Wenn die Frauen schon ganz früh zu mir kommen, kann ich sofort aufarbeiten. Viele Frauen wissen gar nicht, dass sie nach einer Fehlgeburt Anspruch auf eine Betreuung durch eine Hebamme haben, schon in den ersten zwölf Wochen.

Trauer hat unterschiedlich lange Zeiten, das darf man nie vergessen. Nicht alle trauern gleich lange. Man kann einer Frau nicht verbieten, nach drei Monaten immer noch traurig zu sein. Manche gehen nach zwei Wochen wieder zur Arbeit und keiner merkt ihnen etwas an, weil sie sich auch wirklich mit der Situation abgefunden haben. Andere trauern nach anderthalb Jahren noch ganz heftig, müssen bei jedem Kind, das in dem Moment ein knappes Jahr alt ist, weinen, weil sie sich vorstellen, ihres wäre jetzt auch so groß. Das Umfeld hat auch viel Einfluss auf die Psyche der Frau. Leider nehmen die meisten Menschen eine Schwangerschaft in den ersten Wochen noch nicht richtig ernst. Offiziell gilt der Embryo dann noch nicht als Baby. Es gibt gesetzliche Vorgaben mit Gewichten und Zeiten, was eine Fehlgeburt und was eine Frühgeburt ist. Wenn das Kind in einer sehr fortgeschrittenen Schwangerschaft tot geboren werden muss, können die Eltern entscheiden, was sie mit ihm machen. Sie können ihr Kind beerdigen, sie können auch dem Krankenhaus die Entsorgung überlassen. In der 18. Woche zum Beispiel wird es schon schwieriger, wenn die Eltern beerdigen möchten, dann muss man diese Möglichkeit erst bei einem Bestatter durchsetzen. Das alles gehört zur Trauerarbeit.

Frauen bekommen von mir immer sofort den Mutterpass, nicht erst nach der zwölften Woche. Ich betreue auch Frauen, die während der ganzen Schwangerschaft keine Ultraschall-Untersuchung machen lassen. Auch nicht, um zu sehen, ob das Kind sich zeitgerecht entwickelt. Das kann nur der Arzt auf dem Ultraschall kontrollieren – für die meisten Frauen ist das unverzichtbar. Wir Hebammen haben unsere Hände und unsere Erfahrungen. Viele Anzeichen sprechen am Anfang doch schon für eine Schwangerschaft: Der Körper verändert sich, die Brüste werden empfindlicher, die Morgenübelkeit kommt auf, es gibt die Lust auf Süßes, obwohl man sonst nie Schokolade braucht. Wenn sich diese Anzeichen verändern, auf einmal ausbleiben, dann sind das Signale in den ersten Wochen, dass das Kind vielleicht nicht mehr weitergewachsen ist. Dann schicke ich die Frauen selbstverständlich zum Gynäkologen. Wenn der dann feststellt, dass das Herz nicht mehr schlägt, werden die Frauen fast immer sofort zur Ausschabung ins Krankenhaus geschickt. Das muss aber gar nicht immer sein – und das wissen die wenigsten! Wenn noch keine Blutung eingesetzt hat und wenn das Baby keine Anzeichen macht zu kommen, muss man dem Körper helfen, es auszustoßen. Beginnt die Fehlgeburt mit einer Blutung, kann man die Natur auch erst einmal machen lassen und warten, bis der Körper sich trennt.

Das ist ein natürlicher Prozess, den eine Frau wesentlich leichter verdauen kann als eine Ausschabung. Es ist wichtig, dass keine Rückstände im Körper der Frau zurückbleiben, ich als Hebamme muss genau kontrollieren, ob alles herausgekommen ist. Es ist schwer nachvollziehbar, aber ich empfehle, wenn die Blutungen beginnen, auf der Toilette ein Sieb unterzuhalten. So kann man sich sicher sein, dass man keine Ausschabung hinterher braucht. Ganz wichtig: Nicht jede Blutung ist Folge einer Fehlgeburt! Es gibt zahlreiche andere Gründe, die man beim Arzt abklären kann. Wenn eine Frau mit der schlimmen Nachricht vom Arzt kommt und mich anruft, bin ich zunächst sehr berührt. Dann überlege ich, wie ich ihr helfen kann und ob wir gemeinsam um eine Ausschabung herumkommen. Alle Frauen, die sich für die Alternative entschieden haben, sind damit sehr zufrieden gewesen. Nur selten kommt auch dann noch eine Ausschabung zur Sicherheit. Es gibt für uns Hebammen viele Möglichkeiten, dem Körper zu helfen, sich von der Schwangerschaft zu verabschieden, da ist die Natur auch wieder ganz schnell. Die Seele braucht Zeit, die Natur schaltet sofort um und ermöglicht beim nächsten Zyklus gleich wieder einen Eisprung.

Ich wünschte mir bei der Betreuung der Frauen eine noch bessere Zusammenarbeit mit den Ärzten. Oft habe ich das Gefühl, dass wir weniger als Hilfe denn als Konkurrenz gesehen werden. Wir sehen uns als Ergänzung. Der Arzt ist Geburtshelfer und Spezialist der Gynäkologie, dazu gehören nicht nur die Schwangerschaften, sondern Gebärmutter, die Brust und viele andere Bereiche. Wir Hebammen sind Fachfrauen für Schwangerschaft, Geburt und die Zeit danach. Die Schwangerschaft beginnt nun mal nicht, wie manche Gynäkologen das den Frauen weismachen wollen, für uns Hebammen erst ab der dreißigsten Woche. Die Schwangerschaft beginnt mit dem Ausbleiben der Menstruation. In Holland ist es ganz normal, dass die Frauen nach dem ersten Test direkt zur Hebamme marschieren. Hier gehen die Frauen in den ersten Monaten ausschließlich zum Arzt. In meinem Arbeitsumfeld arbeite ich mit ganz tollen Frauenärzten zusammen. Wir teilen uns auch mal die Vorsorge. Aber die wenigsten Frauen wissen, dass sie bereits in den ersten zwölf Wochen Anspruch auf eine Hebamme haben. Und wenn die Schwangerschaft die achte Woche nicht überdauert, wo sollen die Frauen hin zum Trauern? Bei Selbsthilfegruppen wie den »Verwaisten Eltern« sind sie gut aufgehoben, doch werden dort viele verschiedene Eltern betreut. Wir Hebammen sind Spezialistinnen für diese Situationen, wir können zuhören, beraten und stützen. Unsere Hilfe gilt der Frau und ihrer Familie. Eine Fehlgeburt ist nämlich in der Folge eine Belastung für Mutter und Vater. Frauen sind meistens emotional viel betroffener als die Männer. Sie haben auch häufiger den immensen Kinderwunsch. Ich selber habe eine Freundin, die nach vielen Fehlgeburten In-vitro-Fertilisation, also künstliche Befruchtung, probiert hat. Sie ist einen langen, steinigen Weg über viele Jahre gegangen, mit wiederholten Fehlgeburten bis zur 22. Woche. Das zehrt an der Seele. Der Mann hat das mitgemacht, aber für ihn war es nicht so lebenswichtig wie für sie. Als sie nach zwölf Jahren des Kampfes endlich mit dem Kind schwanger war, das sie dann auch geboren hat, verließ sie ihr Mann für eine andere Frau.

Andere Paare wachsen durch diese ständigen Enttäuschungen noch mehr zusammen. Ich habe eine Familie mit dem ersten gesunden Kind betreut. Die Frau hatte dann eine Fehlgeburt, wollte es aber gleich wieder probieren. Auch der Versuch endete mit einer Fehlgeburt. Sie haben mich angerufen und wir saßen zusammen, der Partner war unendlich traurig. Er war ihr so nahe und erzählte von Eindrücken, die sie gar nicht so wahrgenommen hatte. Sie sei kurz vor der zweiten Fehlgeburt so weinerlich und anhänglich gewesen. Er hatte an dem Tag das starke Gefühl gehabt, sie nicht allein lassen zu dürfen. Er konnte sich nur schwer überwinden, von ihr wegzugehen. An dem Tag ist es dann passiert und er war nicht da. Jetzt machte er sich heftige Vorwürfe, dass er es hätte verhindern können, wenn er bei ihr geblieben wäre. Männer können sehr empfindsam sein und auch sehr stark trauern. In solchen

Momenten kann ich nur zuhören und sie darin bestärken, auf ihr Gefühl zu vertrauen.

»Wenn du das nächste Mal das überzeugende Gefühl hast, zu Hause bleiben zu müssen, dann mach es einfach«, sagte ich dem Mann. »Wenn an dem Tag dann alles gut läuft, nimm es als deinen Gewinn.« Es ist in Ordnung zu denken, er hätte etwas Schlimmes verhindern können. Woher wissen wir denn, ob nicht wirklich sein Einfluss auf die Konstitution seiner Frau so groß ist, dass sie in seinem Beisein ruhiger, ihr Körper stärker gewesen wäre an dem Tag? Alles über Natur und Psyche wissen wir auch nicht.

Die Hebamme muss auch auffangen, wenn das Verständnis im Freundeskreis nicht reicht. Wenn die Schwangerschaft nur knapp die magische zwölfte Woche verfehlt, ist das Mitleid bei Freunden sehr groß. So kurz vor dem Ziel, so tragisch. Die Frauen, die es nur bis zur sechsten Woche geschafft haben, hören, dass es eben nicht habe sein sollen. Die Betroffenheit und der Zuspruch sind viel geringer. Viele Frauen bleiben dann an dem Punkt mit ihrer Trauer stehen. Es findet keine Verarbeitung statt, weil sie den Schmerz mit niemandem besprechen können, der in angemessenem Ausmaß Verständnis hätte.

Wenn Geschwisterkinder da sind, müssen die unbedingt mit einbezogen werden. Bei gläubigen Familien ist es einfacher, weil die Kinder dann gern an Engel glauben und an den Himmel. Die wissen ja, dass ihre Mutter im Krankenhaus war, dass das Baby geboren wurde, aber nicht mit nach Hause kommen konnte, weil es gestorben ist. Wenn es eine sehr frühe Fehlgeburt ist, beziehen die Eltern die Geschwisterkinder mit ein. Es klingt ganz eklig, aber viele zeigen ihren Kindern dann, was auf der Toilette rauskommt und im Sieb bleibt. Zugegeben ist das schwer nachvollziehbar, aber es wird oft so gemacht. Was der Körper ausgestoßen hat, wird meist in Watte gepackt und betrachtet. Es handelt sich um eine richtige Fruchthöhle, in der man Kopf, Rücken, Arme und Beine sieht. Alles ist okay, wenn es dabei hilft, das traurige Ereignis zu verarbeiten. Und für die Geschwister ist es nicht traumatisch, ganz im Gegenteil. Die Eltern machen das auch nur, wenn sie sich sicher sein können, dass diese gemeinsame Erfahrung die Geschwister stärkt. Den Müttern wird immer empfohlen, sich die Kinder anzusehen. Die Frauen haben grundsätzlich eine viel schlimmere Vorstellung von dem, was da real herausgekommen ist.

Im Krankenhaus werden die Kinder oft abgedeckt, nur das Gesicht ist zu sehen. Die meisten Eltern nehmen dann irgendwann das Tuch weg und gucken sich das ganze Kind an. Das ist so gut und wichtig für die weitere Verarbeitung, damit kein Horrorszenario im Kopf entsteht, das für viele Jahre bleibt. Wenn Eltern und Geschwister gemeinsam das Baby verabschieden, entstehen daraus auch feste Rituale. Ich kenne eine Familie, die in den Wald gefahren ist und einen Baum für das Baby gesucht hat. Das ist nicht erlaubt, und nach der 18. Woche macht man das nicht. Aber nach der sechsten oder siebten Woche schon. Ob der Embryo in der Toilette verschwindet oder im Wald, das weiß doch kein Mensch. Häufig entscheiden sich Paare für einen Ort, an dem sie öfter vorbeikommen, wo sie regelmäßig spazieren gehen. Die brauchen diese Stelle, diese Erinnerung. Kein Mensch ist ohne Glauben, denke ich. Jeder glaubt an irgendetwas und wenn ich nur an mich selbst glaube. Jeder kann seinen Halt irgendwo mit irgendetwas finden. Wer will dafür Regeln aufstellen?

Wenn ich als Hebamme die Frauen betreue, dann gelingt es oft, dass sie ohne seelische Traumata nach vorn gehen können und sich trauen, sich optimistisch auf die nächste Schwangerschaft einzulassen. Man kann natürlich nicht A durch B ersetzen. Die Frauen dürfen sich an die schmerzvolle Erfahrung erinnern. Aber sie sollen die Möglichkeit haben, sich dann auf das Baby, das sie auf die Welt bringen, hundertprozentig zu konzentrieren.

Manchmal verändert sich auch alles mit einem neuen Mann. Bei einer Mittdreißigerin machte ich neulich Anamnese. Sie berichtete mir von zahlreichen Fehlgeburten in der Vergangenheit.

Jetzt war sie hochschwanger – von einem neuen Partner, die Schwangerschaft verlief bestens. Es mag komisch klingen, aber manchmal klappt es zwischen zwei Menschen auch nicht, Mann und Frau sind dann einfach nicht kompatibel, so scheint es.

JENS UNGER (43), DRESDEN

Hebammerich oder Entbindungspfleger? Ein Mann im Frauenberuf

Deutschlands einzige männliche Hebamme neben 18.000 weiblichen. Ausbildung: 1990–1993 in Dresden. Werdegang: Seit 1996 Entbindungspfleger in der gemeinsamen Hebammenpraxis mit seiner Frau, seit 1996 Lehrer an der Medizinischen Berufsfachschule der Bavaria-Klinik Kreischa.

»Männer haben in diesem Beruf nichts zu suchen!« Die Leiterin der Hebammenausbildung wollte nicht, dass Jens Unger Entbindungspfleger wurde. Warum er letztendlich doch genommen wurde, weiß er bis heute nicht. Während der Ausbildung wurde er jedoch gerecht behandelt, weder bevorzugt noch benachteiligt. Viele seiner Kolleginnen sehen ihn heute mehr als kritisch, die Vorbehalte gegen den Mann im Frauenberuf bleiben. Mangelndes Einfühlungsvermögen aufgrund seines Geschlechtes ist nur eines der vielen Vorurteile, die sich hartnäckig halten. Jens Unger ist gern unbequem, spricht offen über Grenzen der Hebammenfertigkeiten und sieht technisches Equipment in seinem Beruf als Unterstützung und nicht als Schande für die Berufsehre.

Entbindungspfleger ist nie mein Traumberuf gewesen. Angefangen habe ich als Hilfspfleger in der Frauenklinik. Im Kreißsaal habe ich alle Arbeiten gemacht, die man als Ungelernter machen kann: Instrumente putzen, Handschuhe waschen, Geräte und Instrumente sterilisieren. Die Geburtenrate stieg und ich bekam immer häufiger Aufgaben, die anspruchsvoller waren. Fanden mehrere Geburten gleichzeitig statt, ließ man mich öfter bei den Frauen, um sie zu überwachen. Daran habe ich großen Gefallen gefunden, allerdings hat mich schon gewurmt, dass ich nicht mehr tun konnte, als nur kurz aufzupassen. Ich bin immer an meine Grenzen gestoßen, im größten Trubel musste ich meine Arbeit abbrechen, weil der nächste Schritt in einen Bereich fiel, den nur eine gelernte Hebamme machen konnte. Ich habe zum Beispiel am Ende die gesamte Kreißsaal-Aufnahme gemacht, bei der Frau die Anamnese abgefragt, das CTG angelegt, den Bauch gemessen und untersucht, wie das Baby im Bauch liegt. Das waren alles keine sehr intimen Handgriffe, für die Patientinnen war das vollkommen in Ordnung. Aber Untersuchungen durfte ich mit meiner Ausbildung nicht machen, wie zum Beispiel das CTG auszuwerten, bei dem Herztöne und Wehen aufgeschrieben werden. Das waren alles Fachbereichsarbeiten.

Diese Grenze wollte ich nicht länger einhalten müssen und so gab es nur die Möglichkeit, etwas ganz anderes oder eine Ausbildung zur Hebamme zu machen. In der Hebammenklasse war ich dann der einzige Mann. Ich habe eigentlich versucht, aus dem Status nichts Besonderes zu machen, ich wollte nur lernen und meine Arbeit tun. Manchmal gab es Gespräche, bei denen man an die Außenseiterrolle erinnert wurde. Die Hebammenschülerinnen in meiner Klasse hatten sich damit irgendwie arrangiert. Wirklich gut fand es nicht jede. Manche betonten, sich nicht von einem Mann untersuchen lassen zu wollen. Eine Mitschülerin hatte gar nichts gegen mich, im Gegenteil: Mittlerweile sind wir verheiratet. In der Ausbildung hatten wir kaum miteinander zu tun. Die Klasse war oft unterteilt in verschiedene Arbeitsgruppen, die dann auch in unterschiedlichen Kliniken ihre praktischen Erfahrungen sammelten. Wanda und ich waren grundsätzlich in unterschiedlichen Einrichtungen. Wenn wir in der Klasse gemeinsam unterrichtet wurden, saßen wir an den am weitesten voneinander entfernten Tischen. Näher kamen wir uns dann eher auf dem Nachhauseweg.

Ich hatte damals einen ganz alten Lada, der uns regelmäßig mit letzter Kraft nach Hause trug. Es war nicht Liebe auf den ersten Blick, ganz im Gegenteil. Geheiratet haben wir nach der Ausbildung. Es ist eher langsam gewachsen, was auch gut ist, denn sonst wären wir nicht schon seit zwanzig Jahren ein Paar. Meine Frau unterstützt mich natürlich auch in meiner Arbeit, wir führen unsere Praxis beide mit großem Engagement. Man kann immer versuchen, Argumente in die eine und in die andere Richtung zu sammeln. Gegen einen Entbindungspfleger sind eher die Hebammen, nicht die schwangeren Frauen. Es wird doch niemand gezwungen, sich von mir begleiten zu lassen. Es geht um individuelle Bedürfnisse. Manche Hebammen befürchten, dass im ungünstigen Fall eine Frau mit drei Männern im Kreißsaal wäre: der Arzt, der Ehemann und dann der Entbindungspfleger, die arme Frau!

Ich sehe dabei das Problem nicht. Lasst es doch bitte die Frauen selbst entscheiden. Ich selbst wollte gern nach der Ausbildung weiter im Kreißsaal arbeiten, wendebedingt hatten wir in Dresden dann einen ziemlichen Geburtenknick und ich hatte nach dem Examen nur die Möglichkeit, nach Wien oder Magdeburg zu gehen. Meine Frau war die Einzige in unserem Lehrgang, die in Dresden Arbeit im Kreißsaal bekommen hat. Deswegen entschieden wir, beide hier zu bleiben. Seit 1995 arbeite ich freiberuflich und bin ausgelastet. Das spricht doch zumindest dafür, dass nicht alle Frauen einen Entbindungspfleger ablehnen. Mich ärgert immer dieses Pauschalisieren: Ein paar sind dagegen und vertreten die Meinung aller. Das ist nicht gerecht. Noch schlimmer ist es, wenn man mir mangelndes Einfühlungsvermögen anhängt, nur weil ich keine Kinder zur Welt gebracht habe. Man muss nicht selbst Knochenbrüche hinter sich haben, um jemanden mit gebrochenem Arm behandeln zu können. Für mich sind diese Argumente sehr an den Haaren herbeigezogen. Ich mache momentan gar keine aktive Geburtshilfe, sondern arbeite in Geburtsvorbereitungskursen, führe Schwangerenberatung durch und betreue Frauen nach der Geburt. Außerdem betreue ich Schwangere und Wöchnerinnen mit schweren Problemen in der Klinik: Beatmungspatientinnen, Frauen mit neurologischen Erkrankungen, Reha-Patientinnen nach Verkehrsunfällen und querschnittsgelähmte Frauen.

Das ist ein Spezialgebiet von mir geworden. Ich habe hier in der Klinik gelernt, dass die Geburt bei den meisten querschnittsgelähmten Frauen wunderbar funktioniert. Es kommt immer auf die Lähmungshöhe an, aber die Wehentätigkeit ist von der Wirbelsäule völlig unabhängig. Die Nervenimpulse werden nicht von der Wirbelsäule gesendet, die Wehe entsteht autonom im Uterus selbst. Ich arbeite viel mit Lasertherapie auf dem Gebiet der Wundheilungsstörung und mache Ultraschall. Meine Frau ist Spezialistin für Stillberatung, Akupunktur und Yoga. Wir ergänzen uns ganz wunderbar, das ist sehr schön. Ein bisschen für die Geburtshilfe leben tun wir schon. Da brauchen wir auch eine Portion Idealismus, besonders wenn ich sehe, wie viele Kolleginnen einfach das Handtuch werfen, auch ausgebrannt sind in der Klinik, durch die hohen Anforderungen bei einer Bezahlung, die man ernsthaft hinterfragen muss. Ich denke auch, dass wir die augenblickliche Situation mit den gestiegenen Haftpflichtprämien überdauern werden. Ich habe, wie meine Frau auch, an mich den Anspruch, unsere ursprüngliche Vorstellung von Geburtshilfe den Frauen nahezubringen und viel Hokuspokus rauszunehmen, zu Gunsten von mehr Natürlichkeit – zurück zum Ursprung sozusagen. Weg von esoterischem Kram, ich möchte mich mit den Frauen lieber auf das Wesentliche besinnen und ihnen realistische Wege aufzeigen, damit sie selbst frei entscheiden können, wie sie ihre Kinder zur Welt bringen möchten und sie hinterher versorgen wollen. Es gibt einfach nicht den richtigen Weg für alle, es gibt nur den richtigen Weg für die eine Frau oder die eine Familie. Und ich muss mich hüten, meine Anschauungen in die Familie hineinzutragen.

Auch als Mann kann ich viel Einfühlungsvermögen haben. Wenn die Frau eine Wehe hat und Schmerzen, muss ich da wissen, wie sehr weh das tut, oder muss ich wissen, wie ihr in dieser Situation geholfen wird? Welche Position sie einnehmen soll, ob ein kalter Waschlappen gut ist auf der Stirn oder einfach eine bestimmte Form der Atmung? Ob sie sich vielleicht auf die Seite legen oder sich lieber auf den Gebärhocker setzen soll, ob sie stehen oder laufen soll? Ich muss es doch nicht erlebt haben, ich muss wissen, was zu tun ist, und ich muss herausfinden, was für die Frau gut ist. Und das kann bei Frau Müller völlig anders sein als bei Frau Meier oder Frau Schulze. Selbst wenn ich Wehen erlebt hätte, hätte ich sie ja nur für mich persönlich gespürt. Die gleiche Wehe kann sich für eine andere Frau völlig anders anfühlen. Wenn ich eine Frau wäre und hätte ich mein Kind per Kaiserschnitt entbunden, dürfte ich dann keine Frau unter einer Spontangeburt betreuen? Es gab mal Aufregung, als der erste Krankenpfleger in Deutschland ausgebildet wurde, jetzt spricht kein Mensch mehr drüber.

Manche Frauen kommen ganz gezielt zu mir in die Praxis. Manche wählen mich genauso bewusst wie ihren männlichen Gynäkologen. Viele sagen, sie möchten gern zu mir kommen, weil wir zu viert sind. Wir betreiben eine sehr familienorientierte Betreuung. Wir sind nicht nur Hebamme und Entbindungspfleger, sondern wir sind auch verheiratet und haben Kinder, einen 14-jährigen Jungen und ein vierjähriges Mädchen. Unsere Familie betreut die andere Familie, das halte ich für eine wunderschöne Sichtweise. Familien, Paare verändern sich heutzutage, die Väter nehmen eine immer stärkere Rolle ein. Es ist noch nicht umfassend diskutiert, welche Sorgen Männer haben. Natürlich hat die Frau ganz unbestritten erstens die Wehen und zweitens die Geburt, aber die Männer haben auch bestimmte Gedanken, Gefühle, besondere Ängste und Nöte, um die wir uns immer intensiver kümmern. Eine Familie sehe ich als Einheit, in der Männer Aufgaben übernehmen müssen, um die Frau im Wochenbett zu entlasten, damit sie genug Zeit und Ruhe hat und sich ganz entspannt um das Kind kümmern kann. Falls notwendig, erkläre ich den Männern, dass sie sich nicht beschweren können, wenn das Essen nicht auf dem Tisch steht, sondern lieber selbst kochen sollten. In unserer Praxis haben wir schon viele gute Gespräche geführt und merken auch, wie viel sich in der Gesellschaft und in den Familien verändert. Vieles ist eine Generationenfrage, vieles wird einfach sichtbar moderner und jünger. Meine Frau und ich geben abwechselnd Kurse, Geburten machen wir hier in der Praxis nicht. Falls es unerwartet dazu kommen würde, wären wir selbstverständlich gewappnet, aber gezielt planen wir sie nicht. Ich denke, eine Geburt in der Klinik kann sehr schön sein, das liegt auch an vielen meiner Kolleginnen, die die Entbindung in der Klinik bestmöglich gestalten.

Bei den Geburten meiner Kinder war ich einfach als Ehemann dabei. Die Hebamme war eine gute Freundin, es waren tolle Erlebnisse und es war richtig für mich, dass ich nicht Geburtshelfer war, sondern der werdende Vater. Die emotionale Bindung ist eine völlig andere. Dabei muss man nicht noch beweisen, dass man auch in dieser Situation ein guter Geburtshelfer ist, jemand Neutrales ist viel besser.

Wenn ich Frauen entbunden habe, war mein Handwerk das gleiche wie das der Kolleginnen. Vielleicht bin ich in manchen Situationen ein bisschen rationaler, weniger gefühlsbetont, manchen Frauen ist das sogar lieber. Ich wünsche mir ganz persönlich ein bisschen mehr Normalität und Freiheit, um ohne ständige Beobachtung in Ruhe meinem Beruf nachgehen zu können. Es gibt immer für alles Pro und Kontra, aber diejenigen, die gegen den Mann in der Geburtshilfe wettern, versuchen eigentlich nur, die eigenen Maßstäbe als die einzig richtigen darzustellen. Wenn eine Hebamme sagt, sie möchte nicht, dass ein Mann in den Kreißsaal kommt, ist das in Ordnung. Wenn sie von »wir« spricht, wird es schwierig. Spricht sie von »wir Hebammen« oder »wir Frauen«?

Ich bin einmal einer Einladung in die Universitätsklinik Zürich gefolgt. Dort gab es eine fantastische Fortbildung: »Männer in gynäkologisch/urologischen Berufen«. Dort hörte ich von einer Studie, nach der 25 Prozent der Patientinnen gegen einen Mann in der Geburtshilfe und Gynäkologie sind. 25 Prozent sind dafür und fünfzig Prozent ist das völlig egal, Hauptsache, sie bekommen eine gute und effiziente Pflege. Das deckt sich mit dem, was ich erlebt habe. Wir haben sehr viele Familien, die wir betreuen, und es sind jedes Jahr mehr geworden. Ich hoffe, dass meine Kritikerinnen ihre Vorbehalte mir gegenüber bald ablegen und dass Männer die gleichen Chancen auf einen Ausbildungsplatz an einer Hebammenschule haben wie Frauen. Man muss mich ja nicht gern haben, aber es wäre schön, wenn meine Arbeit respektiert werden könnte.

Die Bezeichnung »Entbindungspfleger« trifft den Beruf nicht so ganz, ich sage einfach: Ich bin Geburtshelfer. Die Frauen, die ich betreue, sprechen von mir auch als von ihrer Hebamme. Neulich kam ich zum Hausbesuch und die Mutter war noch am Telefon. Sie legte auf mit den Worten: »Du, ich muss Schluss machen, mein Hebammerich ist da.«

DOROTHEA KLUGE (50), SCHWARMSTEDT

Entbindung im Wohnzimmer: Freud und Leid der Hausgeburt

Ausbildung: 1983–1986 in Eastbourne und Hastings, England.
Werdegang: 1988–1993 Klinik Celle, seit 1993 freiberufliche
Hausgeburtshebamme, auch im Geburtshaus Celle.

Dorothea Kluges Lebensplanung Teil eins stand früh fest: Dem Abitur sollte die Krankenschwesterausbildung in England folgen, die 19-Jährige wollte ins Ausland. Den allgemeinen Aufnahmetest schaffte sie locker, aber die Englischkenntnisse reichten nicht. Dorothea Kluge handelte einen Deal aus: Wenn man ihr einen Ausbildungsplatz garantierte, würde sie als Au-pair-Mädchen in England vorab die nötigen Sprachkenntnisse erwerben. Beide Seiten hielten sich an die Abmachung. Nach einem halben Jahr Kinderbetreuung in England fing sie dort mit der Ausbildung an, erst zur Krankenschwester, dann zur Hebamme, so wie im Königreich üblich. Der nächste Deal wartete in Deutschland: In einer Klinik suchte man händeringend eine Hebamme. Dorothea stellte zur Bedingung, erst für eine Weltreise freigestellt zu werden, danach könne sie anfangen.

Frauen möchten zu Hause ihr Kind bekommen, weil sie alles selbst bestimmen möchten: Sie wollen nicht in der Klinik am CTG oder Wehenschreiber hängen, sondern lieber in ihrer vertrauten Umgebung bleiben, vertraute Menschen um sich herum haben und vor allem eine vertraute Hebamme, die während der ganzen Entbindung bei ihnen bleibt, egal, wie lange sie dauert. Im Idealfall kennen die Frau und ich uns so gut, dass wir über unsere Macken und ihre Vorlieben perfekt im Bilde sind. Sie sagt mir vorher, dass sie in bestimmten Situationen niemanden außer mir sehen möchte, dass die Fenster im Entbindungszimmer geschlossen sein müssen, aber die Jalousien oben. Sie instruiert mich über private Abläufe, sagt mir, wann ihr Mann in der Regel seinen Kaffee trinkt, wo der Tee steht, den sie gern trinkt, und wo die Kekse für die anderen Kinder.

Manche Frauen möchten auch ihr Haustier in der Nähe wissen. Eine Familie hatte extra den Hund entwurmt und der durfte sofort als das Baby auf der Welt war, das ganze Kind ablecken. Der Hund war quasi das erste Kind des Paares und sollte sich nicht zurückgesetzt fühlen und den Neuankömmling gleich ins Rudel aufnehmen. Andere Familien möchten, dass das Geschwisterkind sofort zum Baby darf oder sogar bei der Geburt dabei ist. Wenn andere kleine Kinder im Haus sind, schreien die Mütter in den Wehen selten, sie nehmen sich absolut zurück. Es ist in dem Fall auch immer eine erwachsene Person in der Nähe, die jederzeit mit dem Kind die Wohnung verlassen kann, wenn wir doch ins Krankenhaus müssen oder die Mutter es nicht mehr um sich haben möchte. Vor fünf Jahren hatte ich eine sehr beeindruckende Geburt, die beiden Töchter, vier und sechs, waren die ganze Zeit dabei. Sie saßen neben ihrer Mutter, die unglaublich ruhig war, und haben von der Seite zugeguckt, wie ihr Brüderchen »geschlüpft« ist. In den Tagen darauf haben sie immer »Ich bin die Super-Hebamme« gespielt. Wie sie darauf kamen, weiß ich nicht, ich pflege mich nicht so zu nennen.

Ich erinnere mich noch an meine erste Hausgeburt vor fast zwanzig Jahren. Die war in einer winzigen Studentenbutze mit zwei Zimmern. Eines davon war das Schlafzimmer, dort legte ich eine Plastikplane aus, eine dicke Malerfolie und ein paar Unterlagen, die Fruchtwasser und Blut aufsaugen sollten. Den Teppich hatten wir gut abgedeckt, dachten wir. Es ist aber doch einiges danebengegangen, der Vater wollte sich in den darauffolgenden Tagen darum kümmern. Er hatte mit dem Baby dann aber wichtigere Dinge zu tun, und so blieb es bei dem Fleck, den das Paar irgendwann einfach ausgeschnitten hat. Das Loch im Teppich erinnerte die beiden und auch mich bei den Wochenbett-Besuchen an ein gelungenes Geburtserlebnis.

Wie diese Studentin kriegen viele Frauen ihre Kinder im Vierfüßlerstand, irgendwo gestützt, aufgelehnt auf Bett, Partner, Ball, Kommode, irgendwas, woran sie sich festhalten können. Ich halte das für eine der besten Gebärpositionen und lustigerweise wählen die meisten Frauen, die ich zu Hause bei der Geburt betreue, ohne mein Zureden diese Stellung. In meinem Hebammenkoffer habe ich viel dabei, benötige aber nur ganz wenig davon: unter anderem Handschuhe, Abnabelungsbesteck, Klemmen und Sauerstoff für den Notfall, wenn das Kind nicht richtig Luft holen kann. Die Flasche habe ich in all den Jahren zwei Mal gebraucht. Die wenigsten Frauen, die sich für eine Hausgeburt entscheiden, haben Angst, dass dabei etwas passieren könnte. Katastrophal wäre, wenn das Baby während oder kurz nach der Geburt stirbt oder schwer behindert ist. Mütter können schwerstkrank werden oder sogar sterben. Das sind aber alles ganz schlimme Fälle, die genauso in der Klinik passieren können. Wichtig ist überall, dass im Notfall zügig gehandelt wird. Dass man bei einer Hausgeburt schnell ein Notfallteam dahat oder ganz kurzfristig ins Krankenhaus kommt. Dort müssten sie auch den OP vorbereiten, wenn ich mit der Frau schon vor Ort wäre. Ich rufe von unterwegs an, der OP ist dann bereit, wenn wir in der Klinik ankommen.

Ich nehme für Hausgeburten auch nur Frauen an, die keinerlei Belastungen erkennen lassen. Tabu sind zum Beispiel Asthmatikerinnen, Diabetikerinnen, Bewegungsbeeinträchtigte. Oder Frauen, bei denen es in der Schwangerschaft Auffälligkeiten gibt, das Kind viel zu klein ist, es eine Tendenz zu einer Frühgeburt gibt oder die Mutter einen zu hohen Blutdruck hat. Ich möchte, dass es Mutter und Kind und der Familie insgesamt hinterher gut geht, ich will mir nicht auf die Schulter klopfen und sagen: »Super haben wir das gemacht, toll, dass ich damit auch zurechtgekommen bin.«

Für die Frauen ist die Geburt daheim ein stärkendes Erlebnis. Die wissen hinterher, wie viel Kraft sie haben, und sind froh, dass sie nicht an der Krankenhaustür ihre Verantwortung abgegeben haben. Und wenn ich Frauen in der Schwangerschaft betreue, die sich eine Hausgeburt nicht zutrauen, dann versuche ich, sie aber trotzdem gestärkt ins Krankenhaus zu schicken. Ich sage ihnen, sieh zu, dass du dich nicht unterbuttern lässt, dass du deinen eigenen Kopf hast und machen kannst, was du willst, sofern es medizinisch tragbar ist. Wenn du nicht liegen willst, sondern stehen oder sitzen, lass dich nicht umstimmen. Wenn du meinst, dass dir dein Rosenquarz hilft jetzt hier in der linken Hand, dann muss das wohl sein, dann nimm ihn auch in die linke Hand.

Hebammen, die Hausgeburten begleiten, sind keine besonders mutigen Hebammen. Wir haben eine gewisse Form von Idealismus, wir wollen Frauen ermöglichen, ihren ganz eigenen Weg zu gehen. Für mich bedeutet das 24 Stunden Rufbereitschaft, das schränkt das Privatleben total ein. Ich begleite im Schnitt rund zwanzig Geburten im Jahr. Wenn ich meinen Urlaub plane oder einen Kongress in Australien, dann muss ich mir das sehr gut überlegen – möglichst sieben bis neun Monate vorher. Ewig freihalten muss ich meinen Terminplan nicht, ein paar Wochen rund um den Stichtag reichen. Wenn das Baby sehr viel früher käme, würde die Frau sowieso in die Klinik müssen, Frühgeburten betreuen wir nicht zu Hause.

Wann ich ins Haus gerufen werde, ist abhängig davon, ob die Frau sehr ängstlich ist oder ob sie sagt, sie wartet, bis die Wehen sehr schmerzhaft werden. In der Regel rufen mich Erstgebärende, wenn die Wehen alle fünf, sechs Minuten kommen. Zweit-, Dritt-, Viertgebärende vergleichen mit der ersten Geburt und rufen dann häufig zu spät an und ich komme gerade bei denen durch die Tür und nehme das Kind nach den letzten zwei Wehen in Empfang. Ich bin schon einige Male zu spät gekommen, was aber heißt, dass es den Kindern gut geht. In einem der letzten Februare wurde ich gerufen und machte mich auf den Weg, fünfzig Kilometer in dichtem Schneetreiben auf vereisten Straßen mitten in der Nacht. Ich konnte durch die Windschutzscheibe kaum etwas erkennen. Auf der Hälfte des Weges haben sie mich angerufen, die Fruchtblase sei gerade gesprungen.

Ich habe ihnen gesagt, was sie vorbereiten sollen. Sie waren erfahren, das erste Kind hatte die Frau auch mit mir zu Hause entbunden. Fünf bis zehn Minuten später war das Kind da und ich noch immer auf der Landstraße. Ich habe versucht, sie zu beruhigen, und ihnen gesagt, sie sollen versuchen zu entspannen und das Kind auf den Bauch legen und wärmen. Falls die Plazenta auch schon kommt, bat ich sie, sollten sie die in ein Handtuch oder in eine Plastiktüte packen. Ich war dann eine halbe Stunde später in der Wohnung. Natürlich war diese Geburt aufregend für die Leute, aber ihnen war klar, dass sie sich auch zu spät ins Auto gesetzt hätten, um in die Klinik zu fahren. Dann hätten sie das Kind im Auto im Schneesturm gekriegt. So war es eben wie geplant zu Hause passiert. Als ich kam, lag das Kind bei der Mutter schön warm auf dem Brustkorb und hat schon Milch aus der Brust gesaugt. Die Nabelschnur hat nicht mehr pulsiert, also haben wir sie gemeinschaftlich durchtrennt, die Plazenta kam vollständig und ich habe noch eine kleine Dammverletzung genäht, das war alles. Hausgeburten haben so viel Ruhe, Frieden und so viel Natürlichkeit an sich, sie sind immer wieder ein Geschenk.

Das nachhaltigste Erlebnis, das ich je hatte, war eine der sechs Geburten, die ich mit meiner Schwägerin gemacht habe. Beim ersten Kind hatte ich noch im Krankenhaus in Celle gearbeitet, deshalb wollte sie dort mit mir zusammen ihr Kind bekommen. Das zweite war eigentlich auch für eine Klinikgeburt geplant, aber dann kam ein Kurzurlaub dazwischen. Meine Schwägerin war davon ausgegangen, dass das zweite wie das erste Kind auch zehn Tage nach dem errechneten Stichtag zur Welt kommen würde. Es war Sommer 1991 und die Mutter meiner Schwägerin Nina begleitete auf einer Insel in Holland ein Jugendlager. Mein Bruder und auch meine Schwägerin waren jahrelang als Betreuer dabei gewesen, nur diesmal wegen der bevorstehenden Geburt eben nicht. Nina und mein Bruder baten mich, sie zu einem Überraschungsbesuch auf die Insel zu begleiten. Heute würde ich das nicht mehr machen, aber damals sah ich kein Risiko und ließ mich von meiner Schwägerin beeinflussen, die sich ziemlich sicher war, dass das Baby noch eine Weile auf sich warten lassen würde. Im Notfall sei ich ja auch dabei. Ohne mich hätten sie diese Fahrt nicht gemacht. Bei einer Mordshitze kachelten wir mit einem Bulli Richtung Norden. Natürlich hatte ich meine Geburtsausrüstung eingepackt und ihnen gesagt, sie sollen Babysachen einpacken für den Fall der Fälle.

Die erste Nacht hatten wir gut überstanden. Die beiden schliefen mit ihrer ersten Tochter im Bulli, ich war in einem Kuhstall, der schön kühl war, gut untergebracht. Am nächsten Tag erwischte ich meine Schwägerin mit ihrer ersten Tochter auf einem großen Trampolin, beide hopsend. Ich habe sie sofort runtergeschickt, wissend, was diese Vibrationen und Bewegungen auslösen können. Abends beim Essen wurde Nina immer stiller und gestand mir dann, erste Wehen zu haben. Sie schien noch nicht daran zu glauben, dass das Kind jetzt kommen würde, also gingen sie und ihr Mann erst mal schlafen. Allerdings warnten wir ihre Mutter vor, sich bereit zu halten, falls es doch losginge. Nachts um halb vier weckte mich Nina mit stärkeren Wehen. Also ging es doch los. Wir fassten einen Plan. Im Zeltlager unter all den Kindern und Jugendlichen konnten wir schlecht eine Geburtsstation eröffnen. Wir mussten den Ort wechseln, sobald die Wehen stärker wurden, das war klar. Wir baten Ninas Mutter, sich um das ältere Kind zu kümmern, und fuhren los. Unser Ziel waren eigentlich die Malteser, deren Räumlichkeiten wir nutzen wollten. Mein Bruder, der 13 Jahre lang immer wieder als Betreuer Zeit auf der Insel verbracht hatte, musste jetzt feststellen, dass die Malteser offensichtlich umgezogen waren, wir fanden sie jedenfalls nicht. Per Funk erreichten wir noch einen Landarzt auf der Insel, der uns die Hölle heiß machte und uns beschwor, die nächste Fähre zu nehmen. Die ging aber erst Stunden später morgens um acht Uhr. Wir sind an den Deich gefahren, rechts und links gab es nur noch Radwege. Es war so idyllisch in dieser heißen Sommernacht: Schafe und Ziegen weideten, Möwen kreisten über uns, wir hörten das Meer rauschen und später erlebten wir einen wunderschönen Sonnenaufgang. Auf dem Weg zum Deich mussten wir immer wieder anhalten, damit ich mit meiner Schwägerin die immer stärker werdenden Wehen veratmen konnte.

Wir hatten im Bus eine Schaumstoffmatratze, das war unser Basislager. Ich habe immer wieder Ninas Blutdruck gemessen, der war ziemlich niedrig. Kaffee konnten wir nicht kochen, also nahmen wir warme Cola, die den Kreislauf immerhin wieder in Gang brachte. Und dann lief alles wie im Bilderbuch: Ein paar Mal im Vierfüßlerstand abgestützt gedrückt und dann kam um acht Uhr morgens Anne auf die Welt. Gegen halb zehn fuhren wir wieder zurück ins Jugendlager, alle heulten vor Erleichterung. Handys hatten wir 1991 nicht und am Deich stand keine Telefonzelle. Die Familie hatte einfach auf uns warten müssen, darauf hoffend, dass alles gut verlaufen würde. Es war eine unfassbar riskante Geschichte. Uns kennzeichnete ein gesundes Gottvertrauen, gepaart mit einer gewissen Naivität. So etwas möchte ich nicht noch einmal erleben, denn heute weiß ich, das hätte auch wirklich ins Auge gehen können. Wir hatten uns vorher nicht erkundigt, welche Möglichkeiten wir in einem Notfall gehabt hätten. Ich war zu der Zeit noch in der Klinik angestellt. Hätte ich damals schon Hausgeburten geleitet, wäre mir das nicht passiert. Da hätte ich mich viel besser abgesichert. Illegal war mein Verhalten jedenfalls nicht, denn es handelte sich ja um einen Notfall.

Am nächsten Tag haben wir Annes Geburt vor Ort angemeldet. Die Dame auf dem Amt hat uns freudig gratuliert und sofort die Geburtsurkunde ausgehändigt. Wir haben natürlich nicht gesagt, dass das Kind am Deich geboren worden ist, sondern von einer Entbindung auf dem Hof erzählt. Später am Tag tauchte dann noch der Landarzt auf und hielt uns eine berechtigte Standpauke. Aber er hatte ein gutes Herz, das Telefonat mit meinem Bruder hatte ihm keine Ruhe gelassen und er war alle Campingplätze in der Nacht nach einer schreienden, in den Wehen liegenden Frau abgefahren. Auch er war erleichtert, dass wir ein gesundes Baby bei uns hatten. Waage und Zentimetermaß gab es nicht, wir wussten nicht, wie viel dieses Kind wiegt, das haben wir alles erst nach der Rückfahrt am Abend zu Hause gemessen. Es war ein so überwältigendes Wochenende, das uns insgesamt total gestärkt und uns drei immens zusammengeschweißt hat. Die nächsten vier Kinder habe ich mit Nina zu Hause bekommen, jeweils in wechselnden Örtlichkeiten: Zwei im Schlafzimmer, das nächste im Wohnzimmer und dann baute die Familie um; das letzte Kind hatte also auch sein eigenes Entbindungszimmer. Diese Familie braucht die Abwechslung unter der Geburt.

2007 reiste ich wieder auf die Insel. Der 16. Geburtstag meiner Nichte fiel abermals auf einen Sonntag und sie wollte am Geburtsort mit der ganzen Familie feiern. Es war ein wunderschöner Tag und natürlich sind wir mit Anne zum Deich gefahren.

Geburtshilfe im Sudan

Ausbildung: 1989–1992 Berlin-Neukölln. Werdegang: Seit 1992 freiberufliche Hebamme, seit 2006 mit eigener Praxis in Schöneberg.

»Wenn man unbedingt etwas möchte, dann geht alles. Es gibt immer Wege, die zum Ziel führen. Die muss man finden!« Das ist Corry Finnés Motto und diese Hartnäckigkeit brauchte sie auch, um Hebamme zu werden. Als sie über einen Berufswunsch nachdachte, war das in einer Zeit, als spontane und natürliche Geburten eher unüblich waren. Sie wurden oft eingeleitet, Frauen bekamen einen Termin mitgeteilt, an dem sie ihr Kind zu bekommen hatten. Um die Gefühle der Schwangeren kümmerte sich kaum jemand. Als Hebamme könnte sie an diesem Zustand vielleicht etwas ändern, dachte sie bei sich. Die gelernte Arzthelferin wollte sich weiterbilden. Für die Hebammen-Ausbildung musste sie sich lange bewerben. Es hagelte Absagen von allen Hebammenschulen im Bundesgebiet. Damals kamen rund 1500 Bewerberinnen auf einen Ausbildungsplatz. Sie schickte jedes Jahr neue Bewerbungen, immer wieder. Nach sieben Jahren kam die Zusage.

Ich habe eine gut gehende Praxis und helfe unter anderem Frauen, ihr Kind zu Hause zur Welt zu bringen. Nach 19 Jahren freiberuflicher Hebammentätigkeit wollte ich über den Tellerrand schauen. Ich war schon immer viel gereist, Low-Budget-Urlaube waren mir, die ich anspruchslos sein konnte, am liebsten. Andere Frauen sollten von meinem Wissen profitieren, Frauen, die nicht das Glück haben, in unserer Wohlstandsgesellschaft ihre Kinder zu bekommen. Mit einer Entwicklungshilfeorganisation wollte ich in den Sudan, das größte Land Afrikas, gehen. Es war mir klar, dass diese Reise kein Abenteuerurlaub werden würde. Nach einer intensiven Vorbereitungszeit, in der auch getestet wurde, wie belastbar meine Psyche ist, sollte es losgehen. Unter primitivsten Bedingungen würde ich ein halbes Jahr lang im Team jeden Tag mit den gleichen Leuten arbeiten, die Freizeit verbringen und zusammenwohnen. Diese Leute würde ich mir nicht aussuchen können. Man wird Teams zugewiesen. Kurz vor Abflug begann die Intensivvorbereitung: Wie geht man mit Gruppendynamik, Stress und Hierarchien um?

Es stand fest, länger als ein halbes Jahr konnte ich nicht von zu Hause wegbleiben. Ich hatte für diese Zeit eine Vertretung für meine Berliner Praxis organisiert und mir auch Geld zurückgelegt, um diese Pause in meiner Freiberuflichkeit finanziell zu überbrücken. Man bekommt von der Entwicklungshilfeorganisation ein bisschen Geld, um seine Wohnung während des Einsatzes halten zu können, aber das ist alles. Der Rest ist Ehrenamt.

Der Ort Abyei liegt auf der Grenze zwischen Nord- und Südsudan – ein brodelnder Kessel voller Krieg, Armut, Gewalt und Elend. Zu dieser Zeit gab es dort ein ehemaliges Militärkrankenhaus, aber kaum ausgebildetes medizinisches Personal. Ohne Hilfe von außen hätte es in der Stadt keinerlei medizinische Versorgung gegeben. Ich war Supervisorin eines Teams aus örtlichen Hilfskräften und ausgebildeten Frauen aus Khartoum: sechs Geburtshelferinnen, drei Putzfrauen, die in ihren Dörfern nebenbei auch Kinder zur Welt brachten, eine Übersetzerin und Personal im Sterilisationsraum. Gelebt haben wir in kleinen, einfachen Hütten. Da Abyei politisch zum Norden, aber geografisch zum Süden gehört, schwelten Hassgefühle und Probleme überall. Nicht nur zwischen Muslimen und Christen: Auch zwei Soldaten innerhalb ihrer Armee zogen bei dem kleinsten Konflikt schnell mal die Waffe. Diese Gewaltbereitschaft hat mich schockiert, daran konnte ich mich bis zum Schluss nur schwer gewöhnen. Grundsätzlich ist ein Menschenleben dort nicht so viel wert wie bei uns. Die Menschen haben von klein auf gelernt zu kämpfen und plötzlich kommt ein Friedensabkommen. Das klingt schön, aber für die Soldaten bedeutet es, dass sie nichts mehr zu tun haben. Nur wer kämpft, verdient Geld.

Die Zivilbevölkerung in Abyei war unendlich freundlich. Ich habe mich unter diesen Menschen sehr wohlgefühlt und sogar begonnen, Arabisch zu lernen. Kleine Auszeiten im Alltag wurden zum Anker zwischen all dem Leid. Irgendwann kannten mich viele Dorfbewohner. Wenn ich zum Teestand am Dorfplatz kam, haben die sich gefreut. Wir saßen gemeinsam da und tranken Tee. Irgendwann trug ich auch keine Hosen mehr, sondern ein langes luftiges Kleid, das ich mir dort auf dem Markt gekauft hatte. Ich habe mich sehr schnell an das einfache Leben gewöhnt: Jeden Tag Kartoffeln, Maniok, Linsen- oder Hirsebrei mit Tomaten und Auberginen zu essen, das hat mir wirklich gefallen.

Die Geburtsabteilung im Krankenhaus ließ sich mit monatlich circa fünfzig Geburten gut organisieren. Die Frauen vor Ort, die *traditional birth attendants* (traditionelle Geburtenbegleiterinnen), hatten eindeutig mehr Erfahrung in der Leitung schwieriger Geburten, und ich brachte mehr Fachwissen mit. Wir ergänzten uns sehr gut. Meine Aufgabe war es, das Geburtshilfeteam so zu unterstützen, dass sie nach dem halben Jahr absolut selbstständig arbeiten konnten. Da fehlte noch einiges an Grundlagen: Ich musste den Mitarbeiterinnen erst einmal vermitteln, dass sie pünktlich und jeden Tag zur Arbeit erscheinen müssen. Selbstverständlich war das nicht. Meine erste Amtshandlung war es zu putzen. Dort war es üblich, dass es eine schmutzige Plastikmatratze gab, auf der eine Frau nach der anderen ihr Kind bekam. Hygiene gehörte nicht dazu. Die Notwendigkeit dafür wurde nicht gesehen, obwohl die Gebärenden natürlich Infektionen bekommen und weitergeben können. Hygiene ist Sicherheit – das mussten meine Mitarbeiterinnen erst lernen: Nach der Geburt wird grundsätzlich geschrubbt. Gründlich. Eine weitere Maßnahme war es, das Sterilisieren der Instrumente zu ermöglichen, und zwar mit den einfachsten Hilfsmitteln. Viel schwerer noch war es, den Leuten zu erklären, wie wichtig dieser Vorgang ist. Wenn man die Menschen vor Ort zwingt, etwas zu tun, was sie nicht einsehen, kann man die Idee gleich vergessen. Die Lösung bestand aus einer Gasflasche und einem einfachen großen Topf, in dem alle Geräte ausgekocht wurden. Dabei lernten die Mitarbeiterinnen noch, dass man frisch sterilisierte Bestecke nur mit sauberen Handschuhen anfasst.

Die Hebammenarbeit war eine große Herausforderung für mich. Mir war klar, dass ich als neu hinzugekommene Kawaija (die Weiße) nicht einfach alles infrage stellen konnte. Ich musste mich auf einiges einstellen, vieles schlucken und Wege finden, mit der so anderen Kultur und Tradition umzugehen. Im Schnitt bekommt jede Frau im Sudan acht Kinder, davon überleben etwa fünf. Häufig haben die Frauen Fehlgeburten. Nach meiner ersten Totgeburt habe ich nicht wie die anderen Hebammen das Kind einfach weggelegt, sondern habe es der Mutter gezeigt, damit sie sich verabschieden kann. Die Frau hat mich entgeistert angeschaut, sie verstand nicht, was ich von ihr wollte.

Herztöne werden unter der Geburt nicht kontrolliert, es hätte ja doch keine Konsequenzen, so wurde es mir erklärt. Das Kind überlebt oder nicht. Und das Leben geht dann weiter, so oder so. Ich habe aber auch von den Afrikanerinnen einiges gelernt: Beckenendlagengeburten habe ich in Deutschland gar nicht richtig gelernt, nur am Phantom. Beim Baby kommt dann das dickste Ende, der Kopf, als Letztes. Bei dieser Stellung kann das Kind durch Sauerstoffmangel bei der Geburt geschädigt werden. Man muss ganz bestimmte Handgriffe beherrschen, um bei der Entbindung zu helfen. In Deutschland wird in diesem Fall eher ein Kaiserschnitt gemacht. In Entwicklungsländern gibt es diese Möglichkeit auf dem Dorf nicht. Man muss mit dem arbeiten, was vorrätig ist: mit Händen, Wissen und Erfahrung. Nicht jedes Wissen, das ich aus Deutschland mitbrachte, stieß auf Zuspruch: mein Verständnis einer natürlichen Geburtsposition zum Beispiel. In Abyei mussten die Frauen während der ganzen Geburt auf dem Rücken liegen und die Beine im Beinhalter lassen. Und ich kam mit meinem ganzen Trainingsmaterial über die Vorteile der aufrechten Geburtshilfe daher. Von Hebammen und Gebärenden gab es darauf nur eine Antwort: »Sie laufen doch nicht drei Tagesmärsche ins Hospital zur sicheren Geburt, um dann wie im Dorf im Hocken oder auf allen vieren zu entbinden!« Das Gelächter war groß. Trotzdem habe ich über dem Entbindungsbett ein Seil anbringen lassen und manchmal wurde es auch benutzt.

Die Plazenta wird den Frauen nach der Geburt immer mitgegeben. Sie wird mit der mütterlichen Seite nach unten vergraben, die Nabelschnur ragt gerade nach oben bis unter die Erdoberfläche. Nach der Geburt werden im Geburtsraum oft parfümierte Hölzchen verbrannt und den Frauen das Aschepulver auf der Brust verrieben.

Viele Frauen, die zum Gebären kamen, waren in einem ganz schlechten Zustand und lagen bereits seit Tagen in den Wehen. Das Kind kam nicht heraus, lag quer im Becken, hatte sich verkeilt, die Gebärende war kaum ansprechbar. Sie wurde auf einem Fahrrad oder einem Karren durch die Hitze zu uns geschleppt. Oft war klar, dass das Kind schon tot war. Trotzdem musste es irgendwie heraus, damit wenigstens die Frau überleben konnte. Ich hatte stets eine Übersetzerin an meiner Seite, in solchen Situationen reichen Hände und Füße einfach nicht.

Ich habe immer wieder mit angefasst und musste mich ge-
legentlich auch zurücknehmen: Mein Team sollte arbeiten und
selbstständig werden, ich war die Ausbilderin. Oft war das nicht
leicht: Die Kultur dort verbietet zum Beispiel den Frauen unter der
Geburt jegliche Art von Geräusch. Einmal habe ich beobachtet,
dass eine Hebamme einer Gebärenden ins Gesicht schlug, weil die
leise gestöhnt hatte. Natürlich habe ich hinterher sofort eine Besprechung angesetzt. Dabei habe ich versucht, ihnen verständlich
zu machen, dass das Leben der Frauen doch hart genug sei und sie
doch wenigstens bei uns die Chance haben sollten, sich einmal fallen zu lassen. Für uns ist es kaum vorstellbar, ohne einen Laut die
Geburt durchzustehen. Keine Ahnung, wie afrikanische Frauen
das schaffen. Sie haben so viel Selbstdisziplin! In einem bürger-
kriegsgeschädigten Land, in dem ein Teil der Familie erschossen
oder verhungert ist, verkümmern vielleicht auch Gefühlsäußerun-
gen. Dass die Wehen Schmerzen verursachen, sieht man nur am
Schweiß auf der Stirn. Wenn das Baby geboren ist, ruhen sich die
Frauen noch ein paar Stunden im Vorraum aus und werden dann
von Verwandten meist mit dem Eselskarren nach Hause gebracht.

Acht Prozent der Frauen in Abyei stammen aus dem Volk der
Misseriya und die meisten von ihnen sind beschnitten. Mir wurde
deutlich gesagt, dass ich mich in diese Tradition nicht einzumischen
hätte: Ich war bei diesem Thema nur die Weiße ohne Verständnis.
Tatsächlich habe ich erreicht, dass wir uns auf einen grenzwer-
tigen Kompromiss einigen konnten: den Scheideneingang nach
der Geburt nicht wieder komplett zuzunähen bis auf eine winzige
Öffnung, sondern den unteren Teil der Vagina offen zu lassen, um
Infektionen und Schmerzen zu vermeiden. Mein Vorschlag wurde
akzeptiert, aber da ich nicht bei allen Geburten dabei war, kann
ich nicht sagen, ob er immer umgesetzt wurde. Es hat mich sehr
berührt, als eine meiner Mitarbeiterinnen sich uns anderen bei
einer Besprechung zu diesem Thema anvertraute: Sie selbst sei beschnitten, aber würde dies ihren Töchtern nicht antun. Ein erster

Schritt. Man könnte doch auch ein anderes Ritual einführen, es muss doch nicht so grausam sein! Die Tortur für die Frauen nicht verhindern zu können, aber wenigstens zu erleichtern – das war einer von etlichen Kompromissen, bei dem beide Seiten heftig über ihren eigenen Schatten springen mussten. Ich war während meiner Arbeit aber selten frustriert, denn ich habe Akzeptanz gelernt. Es war meine Pflicht, andere Kulturen und Sitten anzunehmen. Ich war ja zu Gast dort. Ich musste dulden, wie die es machen. Es war mein Ziel, so vielen Müttern und Kindern wie möglich zu helfen, die Mütter- und Kindersterblichkeitsrate zu senken. Einfache medizinische Hilfe zu geben, nicht deren Traditionen infrage zu stellen, wenn sie nicht lebensgefährlich waren.

Auf den Dörfern wird die Nabelschnur oft mit einer Glasscherbe durchtrennt. Wir haben dann ein Aufklärungstreffen organisiert und an die Dorfgeburtshelferinnen Päckchen verteilt. Darin waren zwei Paar sterile Handschuhe, ein Stück Seife zum Händewaschen, ein sauberes Baumwolltuch und eine sterile Rasierklinge. Eine einfache Hilfe, aber sie verhindert, dass Kinder wegen unsteriler Abnabelung an Tetanus sterben.

Eines der schlimmsten Probleme in Afrika im Bereich Frauengesundheit ist ein bei uns sehr unbekanntes Leiden: Von Scheidenfisteln sind meistens Mädchen betroffen, die bereits sehr jung schwanger werden, oft schon mit 13 oder 14 Jahren. In vielen Entwicklungsländern ist das nicht unüblich. Weil ihr Körper noch nicht ausgewachsen und das Becken zu schmal ist, um das Baby durchzulassen, kommt es bei der Geburt zu Komplikationen. Es gibt für sie keine Hilfe, die junge Mutter liegt tagelang unter schrecklichen Schmerzen in den Wehen. Am Ende kommt ihr Kind meistens tot zur Welt, und das Mädchen hat schlimme innere Verletzungen erlitten. Während der langen Wehen hat der Kopf des Babys ununterbrochen auf das Gewebe im Unterleib gedrückt. Dadurch wird die Blutzufuhr unterbrochen und Teile des Gewebes sterben ab. So entstehen Löcher zwischen Scheide,

Blase und Darm – die sogenannten Scheidenfisteln. Die jungen Frauen können ihre Ausscheidungen nicht mehr kontrollieren und werden wegen der Geruchsbelästigung fast immer von ihren Familien verstoßen.

Je länger ich in Abyei war, desto konfliktreicher wurde die politische Situation dort. Auch wir Hebammen hatten im Krankenhaus Schusswundenverletzte zu versorgen, selbst unsere Mitarbeiter wurden manchmal bedroht. Wir trauten uns zeitweise kaum noch auf die Straße. Wer uns begegnete, sah in uns einen Feind: Egal ob man nun einem nordsudanesischen Soldaten mit Schusswunde oder einer vergewaltigten südsudanesischen Frau half, man hatte immer die Gegenseite unterstützt. In diesen Wochen kam ich an meine Grenzen: Morgens behandelten wir ein vergewaltigtes Kind und am Nachmittag einen Soldaten mit einer Schnittverletzung durch einen Axthieb im Rücken, weil der Vater des Kindes sich gerächt hatte. Neutralität war manchmal schwierig. So etwas mitzuerleben ist nicht üblich, wenn man als Hebamme Entwicklungshilfe macht. Bei uns kam einfach viel zusammen. Auch das Ende der Mission trat sehr plötzlich ein: Im Mai, am Ende meines Aufenthalts, brach in Abyei der Bürgerkrieg wieder aus. Das ausländische Team musste alles zurücklassen und von den UN-Soldaten evakuiert werden. Wir wurden mit Hubschraubern ausgeflogen und sahen aus der Luft, wie Abyei anfing zu brennen. Unsere Patienten und Kollegen waren noch dort.

Ich konnte nicht Abschied nehmen, wurde einfach rausgerissen aus dieser Parallelwelt, die ich trotz allen Elends liebgewonnen hatte. Das war hart. Wieder zurück in Deutschland, konnte ich mich trotz der Erfahrungen auch auf die gut ausgebildete, wohlhabende Berliner Schwangere wieder einstellen, die ohne Entbehrungen und mit vielen Privilegien ihr Kind bekommen darf. Ein Kontrastprogramm. Ich bin so froh, dass wir hier in einem Land leben, in dem man nicht an Kleinigkeiten wie einer Entzündung stirbt. Ich habe gelernt, Menschen so zu lassen, wie sie sind. Ich versuche, niemandem meine Meinung aufzudrücken – das hat mich Afrika gelehrt. In dem Moment, als ich meine Arbeit in meiner Praxis in Berlin wiederaufgenommen hatte, ging ich in mein altes Leben. Eine Tür auf, die andere zu.

Der Ort Abyei ist mittlerweile wieder aufgebaut, die Menschen führen ihr Leben weiter, sie leben ganz bewusst in der Gegenwart. Das habe ich auch gelernt dort. Nicht immer der Vergangenheit hinterhertrauern oder auf die Zukunft hoffen. Heute ist es schön, weil der Regen kommt, heute gibt es frisches Gemüse auf dem Markt – so ticken die Gedanken in Afrika. Reichtum macht kein Glück, das ist für mich zu einer Lebenserkenntnis geworden. Es reicht ganz wenig. Wenn die Leute um einen herum auch nicht mehr haben, kann man mit dem Wenigen leben. Eine einfache kleine Hütte ist genug. Man findet eine Feder auf dem Weg, sammelt sie auf und freut sich, dass man etwas Schönes, Buntes an der Wand hängen hat. Das ist schon eine Erfahrung, die jedem Menschen guttun würde. Man geht dabei aber Risiken ein und muss stark sein. Es gibt auch Helfer, die aufgeben, weil sie überfordert sind. In fünf Monaten plane ich wieder einen Einsatz. Ich weiß noch nicht, wohin es geht. Ich hoffe, es wird ein Aufbauprojekt sein, das bleibt und bei dem ich mich am Ende bei meinen Kolleginnen verabschieden und bedanken kann.

Bei Drucklegung hatte Corry Finné bereits einen neuen Einsatz begonnen. Mit der gleichen Entwicklungshilfeorganisation arbeitet sie diesmal in Kenia.

JOHANNA WEGENER (40)[*]

Noch alte Schule oder lieber Hochschulstudium? Die Hebammen-Ausbildung

Ausbildung: 1990–1993. Werdegang: Seit 2007 Schulleiterin an einer Hebammenschule.

Vier Kassetten »Holländisch für Anfänger« waren Johanna Wegeners Zukunftsgrundlage. Klinikgeburten in der Uni hatte sie erlebt, nun wollte sie mehr wissen über Hausgeburten und die Arbeit freiberuflicher Hebammen, die in anderen Ländern erste Ansprechpartnerin und nicht zweite Adresse für Schwangere sind. Sie entschied sich, ein vierwöchiges Externat in Elst/Utrecht zu absolvieren. Dort bekamen zu der Zeit rund dreißig Prozent der Frauen ihre Kinder zu Hause, während in Deutschland gerade die ersten Geburtshäuser aufmachten. Während ihrer Zeit in Holland erlebte Johanna Wegener einen innigen Kontakt zwischen Schwangeren und Hebammen, eine natürliche Geburtshilfe, auch bei schwierigen Entbindungen, und kam zu der Erkenntnis: Die Ausbildung in Deutschland reichte ihr nicht. Mehr Vielfalt und einen offeneren Blick erhoffte sie sich nach sieben Jahren Arbeit von einem berufsbegleitenden Pflegepädagogikstudium mit einem Praxissemester an einer Hebammenschule in England.

---

[*] *Name von der Hebamme geändert.*

Intuition ist keine Gabe, die man automatisch besitzt. Menschen bringen eher andere Talente von sich aus mit, das merke ich bei den Schülerinnenauswahlgesprächen. Die Kandidatinnen haben Spürsinn, Aufmerksamkeit, Neugier und Interesse daran, sich auf die intensive Beziehungsarbeit, die der Beruf mit sich bringt, einzulassen. Intuition wächst, Ereignisse werden zu Erfahrungen. Das geht nur, wenn ich genau reflektieren kann, was gerade passiert. Viele Hebammen sind schon so fremdbestimmt, dass sie eigene Untersuchungen gar nicht mehr durchführen, wenn im Mutterpass zum Beispiel eine Steißlage oder andere Besonderheiten vermerkt sind. Sie vertrauen nicht mehr auf das Handwerk und verweisen eher auf die Klinik. Eine meiner Freundinnen ist Gynäkologin. Als sie schwanger wurde, kam sie immer wieder zu mir, nachdem sie ihrerseits zum Frauenarzt gegangen war. Der Ultraschall verunsicherte sie mehr, als dass er ihr Gewissheit gab: hier ein Maß zu klein, dann einmal zu viel oder zu wenig Fruchtwasser. Sie brauchte neben der medizinisch-technischen Erklärung noch etwas anderes, um im wahrsten Sinne des Wortes guter Hoffnung sein zu können.

Ich merke an solchen Beispielen, dass trotz aller medizinischen Fortschritte das geburtshilfliche Handwerk und ein gutes Gespür nicht verloren gehen dürfen. Für mich lag der Reiz immer darin, die klassische Geburtshilfe zu erhalten. Das kann ich am besten, indem ich die Ausbildung mitgestalte. Deshalb engagiere ich mich für eine Reform der Ausbildung. Das Familienbild verändert sich: Frauen arbeiten, kriegen weniger Kinder, leben nicht mehr so unbeschwert in Großfamilien. Jedes Kind ist eine Riesenentscheidung. Kaiserschnitte werden immer beliebter, die Angst vor Spontangeburten oder Hausgeburten wächst, unser Handwerk ist bei vielen nicht mehr so gefragt wie die medizinisch-technische Ausrüstung.

Trotzdem haben wir in der Hebammenschule immer noch 800 Bewerberinnen auf 15 Plätze. Der Beruf übt weiterhin eine große

Anziehungskraft aus. So hautnah dabei sein zu können, wenn eine Familie entsteht, reizt die Bewerberinnen sehr. Außerdem können sie sich nach ihrer Ausbildung ihr Spezialgebiet aussuchen, ob Klinik, ob Hausgeburt, und sie können Beruf und eigene Familie meistens gut miteinander kombinieren. Die jüngsten Bewerberinnen sind 17, aber wir haben auch 35- und 37-Jährige. In unserer Schule werden die Kandidatinnen nach einem Punkteschema vorsortiert. Bonuspunkte gibt es zum Beispiel für besonders gute Zeugnisse oder Praktika, denn daran können wir erkennen, dass sie schon einen guten Einblick in den Beruf gewonnen haben. Wenn sie sich danach bei uns bewerben, wissen wir, dass sie es ernst meinen. Was aber auch zählt, ist Lebenserfahrung. Manche, die sich bewerben, sind schon älter. Die haben erst eine andere Ausbildung gemacht oder bewerben sich zum dritten oder vierten Mal, weil es eben zu wenig Plätze für alle Interessenten gibt. Wenn diese Frauen die Wartezeit sinnvoll nutzen, dann spricht das ebenfalls für sie.

Von den 800 Bewerberinnen haben wir in diesem Jahr 150 angeschrieben und eingeladen. Rund neunzig kamen zu Gruppengesprächen. In der Aufwärmrunde stellen wir uns alle vor, denn auch wir möchten, dass die Kandidatinnen sich ein Bild von uns machen können. Nach der ersten halben Stunde sind meistens alle ganz entspannt und wir führen ein sehr offenes Gespräch. Natürlich fragen wir bestimmte Sachen ab, aber es interessiert uns sehr, welche Anschauungen und vielleicht auch Anregungen die Anwärterinnen mitbringen. Es gibt so unterschiedliche Erwartungen an den Beruf, manche haben völlig falsche Vorstellungen, das merken wir dann. Mir ist wichtig zu sehen, wie sehr die Bewerberinnen sich mit sich selbst auseinandergesetzt haben, was sie vom Leben erwarten und wie wach sie in der Runde den anderen gegenüber sind. Dabei zeigt sich ihre Reife. Ich möchte auch nicht, dass sie mir nach dem Mund reden, gewisser Mut und ein bisschen Eigensinn können mich auch beeindrucken. Eine Begeisterung für den Beruf kann man nur schwer spielen und damit punktet eine Kandidatin mehr, als wenn eine kommt, die vielleicht nur den Konflikt mit ihrer eigenen Mutter aufarbeiten möchte.

Manchmal bringen unsere Erstgespräche eine Kandidatin dazu, ihre Bewerbung zurückzuziehen, nachdem wir über schwer verdauliche Bereiche der Ausbildung gesprochen haben, wie zum Beispiel über Schwangerschaftsabbrüche. Wer aufgrund seiner Wertehaltung damit nicht zurechtkommt, muss seinen Berufswunsch überdenken. Eine andere Kandidatin mochte keinen Schichtdienst und war sich sicher, nach der Ausbildung als Freiberuflerin völlig selbstbestimmt arbeiten zu können. Das ist natürlich Unsinn, denn Kinder kommen, wenn sie kommen, und richten sich nicht nach dem Terminplan der Hebamme.

Ich merke an der Art, wie Kandidatinnen von Erlebnissen berichten, ob sie gut mit Extremsituationen klarkommen oder nicht. Neulich erzählte mir eine 19-Jährige, dass sie in einem Praktikum eine Totgeburt miterlebt habe. Sie erzählte, wie es ihr gegangen sei, wie sie dann mit der fassungslosen Mutter getrauert habe und auch hinterher noch mit dem Geburtshelferteam in Kontakt geblieben sei, die wie sie solche Erlebnisse nicht einfach kommentarlos abhaken konnten. Bei ihr habe ich gespürt, wie reflektiert sie mit der Situation umgegangen ist. Sie hat gemerkt, dass es wichtig war, dass sie, der Arzt und die Hebamme hinterher im Gespräch blieben, weil sie sonst Angst vor ähnlichen Situationen gehabt hätten. Das wäre natürlich fatal. Aus meiner Sicht ist es ganz wichtig, dass man Lust hat, andere Menschen auf einem unsicheren Weg zu begleiten. Dabei muss man selbst diese Unsicherheit mit aushalten und sich auf sie einlassen können in dem Vertrauen, dass es mehrere gute Wege gibt und man einen davon finden kann. Hebammen müssen viel Verständnis dafür mitbringen, wie unterschiedlich Menschen sein können, gerade unter der Geburt. Sie müssen sich schnell auf wechselnde Situationen einstellen können. Wer vom Typ her eher phlegmatisch ist, hat in diesem Beruf nichts verloren. Es müssen Menschen sein, die Freude am Leben haben, die sich mitfreuen, aber auch mitweinen können. Es gibt Schattenseiten, denen ich mich stellen muss, die ich nicht verdrängen kann. Die bestimmen aber nicht das ganze Leben, sondern gehören einfach dazu.

Ich schaue mir die jungen Frauen im Vorstellungsgespräch an: Sitze ich einem offenen, freundlichen oder einem verschlossenen oder gar abweisenden Menschen gegenüber? Glaube ich, dass diese Kandidatin es schaffen wird, Frauen unabhängig von ihrem kulturellen und sozialen Hintergrund zu betreuen? Kann sie in bestimmten Momenten vehement für etwas eintreten und sich durchsetzen, sich gleichzeitig aber auch zurücknehmen? Lässt sie sich von vermeintlichen Zwängen der Krankenhausroutinen dominieren oder lässt sie sich auf eine sachorientierte Diskussion ein, zum Beispiel um der Frau mehr Zeit zu geben, damit sie sich, ohne sich gehetzt zu fühlen, für den nächsten Schritt entscheiden kann? Wenn eine Frau unter der Geburt an ihre Grenzen kommt und am liebsten aussteigen möchte, kann sie ihr sagen »jetzt guck mich mal an, du wirst es schaffen, aber du tust jetzt, was ich dir sage«? Eine Hebamme muss klar sein und mutig, aber auch gleichzeitig spüren, wann sie sich zurückhalten muss, damit sie nicht stört. Denn letztendlich kriegt die Frau das Kind und nicht sie, die Hebamme. Als Beispiel: Vielleicht bin ich in einer bestimmten Geburtssituation überzeugt, dass es besser für den Prozess wäre, wenn die Frau sich hinlegen würde. Ich muss aber aufhören, Vorschläge zu machen, wenn ich merke, dass sie ganz in sich ist wie in Trance und ganz konzentriert ihr Ding macht. Dann darf ich sie dabei nicht stören und muss mich auf ihren Weg einlassen und sie dabei begleiten. Alles andere würde die Frau verunsichern, sie bekäme dann das Gefühl, etwas falsch zu machen.

Es gibt immer wieder Konfliktsituationen, sei es aus persönlichen Gründen oder wegen Kompetenzgerangel. Unsere Schülerinnen müssen lernen, dass man die Frau nicht zum Konfliktgegenstand macht und nicht vor ihr oder über sie streitet. Ich habe einmal an der Uniklinik eine Situation erlebt, in der eine Frau zum Ultraschall überwiesen wurde, weil sie einen dramatischen Befund hatte, wonach das Kind wahrscheinlich nicht lebensfähig sein würde. Der Arzt bestätigte das nach seiner Untersuchung und veranlasste sofort, die Geburt einzuleiten, uns allen war klar: Das bedeutet den Schwangerschaftsabbruch. Die Frau hatte das geahnt, trotzdem merkte ich, wie sie innerlich überrollt wurde und erst einmal Zeit brauchte, um die Diagnose verdauen zu können. Ich wusste, es macht medizinisch keinen Unterschied, ob sie mit der Einleitung noch einen Tag warten würde oder nicht. Die Frau war wie gelähmt. Ich sagte, das könne man ja noch später entscheiden, und sah zu, dass ich sie aus dem Raum herausbrachte.

Hinterher ging ich zurück zum Arzt, wohl wissend, dass ich ihn verärgert hatte. Aber ich bin einfach überzeugt davon, dass die Sachebene eine gute Diskussionsgrundlage ist. Es ging nicht darum, ihm zu widersprechen, sondern für meine Überzeugungen einzutreten. Das kostet Kraft, war es aber wert. Ich musste als Anwältin der Frau antreten und durfte mich nicht auf Kompetenzgerangel einlassen – ich musste mit Argumenten überzeugen. Wenn ich das meinen Schülerinnen beibringen kann, habe ich viel geschafft in der Ausbildung. Ich habe zu oft erlebt, dass Hebammen und Ärzte einen berufsständischen Krieg führen. Ich möchte immer wieder deutlich machen, um was es eigentlich geht, nämlich um das Wohl der Schwangeren!

Die Ausbildungsordnung wird gerade überarbeitet, unsere ist noch von 1984. Inhaltlich sind viele wichtige Grundlagen der Hebammentätigkeit abgedeckt: Geburtshilfe, Pädiatrie, Krankheitslehre etc. Aber die Themen sind sehr klinikorientiert. Es dürfte mehr Informationen geben zur Freiberuflichkeit, da helfen betriebswirtschaftliche Kenntnisse. Außerdem müssen Ethik und Pränataldiagnostik auf den Lehrplan. Gesetze haben sich geändert, die Gesellschaft hat sich verändert. Wir schöpfen bereits alle möglichen Spielräume in unserem Curriculum aus, aber werden unsere Ausbildung noch weiter aktualisieren. Ich bin überzeugt davon, dass ein praxisorientiertes Hochschulstudium, wie in England, der Schweiz und Österreich üblich, gut für den Beruf wäre. In Deutschland scheuen sich viele vor den Kosten. Ich höre das immer wieder in den Ministerien, dort sieht man uns in der großen Gruppe der Pflegeberufe, man ignoriert unseren eigenständigen Verantwortungsbereich und hat Angst vor zu vielen Akademikern, die sich dann zu fein für manche Arbeiten sein könnten. Aber es geht doch zunächst um die Qualifikation. Intuition ist verarbeitetes Wissen. Dafür brauchen wir ein wissenschaftliches Fundament. Außerdem glaube ich, dass ein praxisorientiertes Studium einen größeren Überblick vermittelt. Im Moment verkommen manchmal die Auszubildenden zu günstigen Arbeitskräften, sie laufen dann mehr mit, als dass sie angeleitet werden. Wenn eine Hebammenschülerin mit Studentenstatus kommt, muss sie festgelegte Praxismodule durchlaufen – so ist es im Ausland. Die Frauen werden nicht bezahlt und stehen in keinem Stellenplan. Sie kommen temporär ins Krankenhaus, um ganz bestimmte Dinge zu lernen. Dann gehen sie wieder an die Hochschule.

Wir leben mehr und mehr in einer Wissensgesellschaft, heute sind viele Frauen viel belesener und dadurch auch oft verunsicherter. Salopp gesagt, kommt das Kind aber immer noch aus dem Leib und nicht aus dem Kopf. Man muss mit dieser neuen Generation von Schwangeren aber umgehen und sich auch mal auf eine medizinische Diskussion einlassen können. Wenn man sich gut artikulieren kann und mit besonderen Fragen souverän umgeht, dann macht das die Arbeit viel leichter. Außerdem müssen wir ein neues Wesen in der Ausbildung berücksichtigen, nämlich den werdenden Vater. Die jungen Männer fordern viel mehr Verantwortung und wollen ganz anders integriert werden in die Zeit von Schwangerschaft, Geburt und Wochenbett. Auch damit müssen die jungen Hebammen umgehen und deshalb müssen sie es vorher bei uns lernen. In der Ausbildungsrichtlinie von 1984 ist darüber noch nichts zu finden, wir arbeiten daran.

In der Schule hier haben wir ein lockeres, offenes Verhältnis miteinander, wir sitzen oft am runden Tisch mit den Schülerinnen, um Probleme zu besprechen. Wir haben eine sehr komplexe Ausbildung, die viele Möglichkeiten bietet. Der Umgangston in der praktischen Ausbildung ist manchmal recht streng und oft schwer zu verdauen, wenn es hektisch wird. Hebammenschülerinnen stoßen dabei an ihre Grenzen. Wenn es eine Frühgeburt gibt und alles schnell gehen muss, die Schülerin irgendwo anrufen oder etwas tun muss und sich plötzlich alles nur noch dreht, dann kann es sein, dass die Ausbilderin die Augen rollt oder stöhnt, weil sie in dem Moment gestresst ist, das nicht an der Schwangeren auslassen will und die Schülerin zum Ventil wird, die dann natürlich denkt, sie habe alles falsch gemacht. Da treten schon viele Emotionen hervor in diesen Extremsituationen, zu denen es natürlich immer wieder kommt. Deswegen haben wir ein Auffangnetz, damit die Schülerinnen lernen, dass nicht jede stressige und hektische Situation mit barschen, knappen Anweisungen bedeutet, dass sie versagt haben. Wir ermutigen sie immer wieder, sich gleich an eine Vertrauensschülerin oder an uns Lehrerinnen zu wenden. Sie dürfen nicht wochenlang ein Problem aussitzen. Das prägt in einer Weise, die absolut schädlich ist für unseren Beruf.

Trotz aller Belastungen brechen die Wenigsten ihre Ausbildung ab. Wir machen in den Auswahlgesprächen sehr klar, welche Belastungen in der Ausbildung auf die Hebammenschülerinnen warten. Die frisch examinierten Hebammen verlassen unsere Schule vielleicht zu achtzig Prozent fertig. Der Rest kommt durch Erfahrung, Praxis und Weiterbildungen. Eine meiner Aufgaben als Lehrerin ist es, den jungen Frauen einzuschärfen, dass sie aufmerksam bleiben und ein Gespür dafür haben müssen, wenn sich Situationen und Strukturen verändern oder der Beruf sich entwickelt. Sie müssen auch dafür gewappnet sein, dass sie hin und wieder Zweifel an den eigenen Fähigkeiten haben werden. Das ist normal, das haben wir alle, man muss nur damit umgehen können. Wenn wir das nicht vergessen, werden wir auch nie hilflos sein. Wir müssen selbst in unangenehmen und unklaren Situationen durchhalten und dürfen uns nicht beirren lassen.

Eine meiner Lieblingsabsolventinnen war eine Hebammenschülerin, die an jedem Ausbildungsort unterschiedliches Feedback bekommen hatte. Die einen sagten ihr, sie sei absolut ungeeignet für den Beruf, andere gaben ihr mit, dass sie außergewöhnlich sensibel und sehr begabt sei. Stärker verunsichern kann man jemanden eigentlich nicht. Für mich war das als Ausbilderin eine Herausforderung: Ich sah den schmalen Grat. Die Schülerin konnte alles hinschmeißen oder in einer Art Selbstbestätigung jede weitere Kritik und Anregung ablehnen. Ich habe sie immer wieder zu Gesprächen bewegen können. Wir haben gemeinsam versucht, herauszufinden, was sie braucht, um sich weiterzuentwickeln und zu lernen, wie sie unterscheiden kann zwischen dem, was sie lernen muss und will, aber auch dem, was sie vielleicht bewusst nicht lernen sollte. Die Schülerin führte dann Tagebuch, hat sich selbst hinterfragt, hat mehr annehmen können, es aber gleichzeitig geschafft, sich nicht komplett von den Urteilen anderer abhängig zu machen. Unterm Strich bleibt: Sie hat das beste Examen ihres Jahrgangs gemacht, wobei sie unter anderem von Leuten geprüft wurde, die sie äußerst kritisch sahen. Ich habe großen Respekt vor ihr, sie hat zusätzlich zur Berufsausbildung viele Strategien entwickelt, um kompetent ihre eigene Spur zu finden. Für mich ist so ein Fall einfach nur großartig. Er zeigt, dass nicht nur die Schülerinnen sich ständig hinterfragen müssen. Ich als Lehrerin muss das auch können, sonst wäre ich keine gute Ausbilderin!

NADJA WEBER (32), SÜDDEUTSCHLAND

Heavy-Metal-Musik
und Stöckelschuhe:
Mütter und Väter im Kreißsaal

Ausbildung: 2000–2003 in Marburg an der Lahn. Werdegang: 2003–2010 Kreißsaalhebamme. Seit 2007 freiberufliche Hebamme in eigener Praxis.

Sie war von klein auf ein Bauch-Fan. Als ihre Mutter mit ihrem kleinen Bruder schwanger war, besuchte Nadja Weber die erste Grundschulklasse. Während ihre Freundinnen in Kinderbüchern über Prinzessinnen, Feen und Elfen schmökerten, studierte sie Sachbücher wie »Ein Kind entsteht«. Zu Hause balancierte sie Gläser auf dem Bauch ihrer Mutter. Die Bilder vom kleinen Wesen im Bauch ließen sie nicht mehr los. Sie wollte dabei sein, wenn diese Geschöpfe ihren Einstand in der Welt hatten. Der Berufswunsch Hebamme stand im Alter von acht Jahren fest.

Die meisten kommen viel zu früh in den Kreißsaal. Ich habe immer wieder Frauen in der Aufnahme, die sich gleich nach den ersten Wehen ins Auto gesetzt haben. Oft haben die Männer gedrängelt, die sich zu Hause nicht mehr wohlfühlen und sichergehen möchten, dass das Baby nicht daheim oder unterwegs zur Welt kommt. Ich sage den Frauen, die ich betreue, dass sie auf sich hören sollen. Sie liegen meistens richtig, wenn sie das Gefühl haben, dass sie wirklich ins Krankenhaus müssen.

Viele kommen erst einmal nur mit einer kleinen Tasche und lassen den großen Koffer im Auto, weil sie Angst haben, dass sie doch nur einem Fehlalarm gefolgt sind. Wenn sie den Rest auspacken, haben Erstschwangere meist die volle Ausrüstung dabei, mit Stillkissen, vielen Klamotten und Ausstattung, darunter auch eigens angerührtes Damm-Massageöl, Traubenzucker und Thermoskannen mit Lieblingstee. Eigentlich brauchen sie nur ein langes größeres T-Shirt, Hausschuhe und Kleinigkeiten zu essen, speziell für den Mann, damit der nicht irgendwann wegen eines flauen Magens schlappmacht. Im Kreißsaal trifft man auf Frauenärzte, vielleicht eine Praktikantin oder Schülerin, eine Kinderkrankenschwester, andere Krankenschwestern, den Oberarzt oder Chefarzt, je nachdem wie groß das Haus ist. Hauptansprechpartnerin ist aber die Hebamme. Wir versuchen auch, uns ein Bild von der Frau zu machen. Wir sehen, wie sie mit den Wehen umgeht, solange sie noch laufen kann, wie unterstützend ihr Partner ist, ob die beiden sehr ängstlich sind oder eher Humor beweisen – darauf müssen wir uns ja auch einstellen. Oft merke ich schon am Händedruck, welcher Typ die Frau ist. Gibt sie kräftig die Hand, beißt sie sich auch eher bei der Entbindung durch. Ist die Begrüßung eher lasch, werde ich sie aller Wahrscheinlichkeit nach in den Wehen mehr unterstützen müssen.

Immer wieder eindrucksvoll sind die Aufmachungen, in denen manche Frauen im Kreißsaal eintreffen. Erstschwangere kommen auch in Pumps. Da höre ich am Schritt, wie stark die Wehen sind.

Wenn Stöckelschuhe in gleichmäßigem Tempo den Gang entlangklackern, hat die Frau noch viel vor sich. Die Pumpsträgerinnen sind sorgfältig geschminkt und haben viel Zeit auf ihre Frisur verwendet. Wie egal denen ihr Äußeres wenige Stunden später sein wird, können sie zu dem Zeitpunkt nicht ahnen. Der Punkt kommt für alle, an denen sie nur noch wünschen, dass alles vorbeigeht und es völlig unerheblich ist, ob der Lidstrich noch gerade ist. In Ausnahmefällen kommen auch Frauen mit dem zweiten Kind wie aus dem Ei gepellt in den Kreißsaal. Die sind einfach so kontrolliert, dass sie sich in keinem Moment gehen lassen wollen. Solange sie noch Einfluss nehmen können, arbeiten sie eben mit Wimperntusche, Puder und Lippenstift. Sympathischer sind dann Frauen, die auf den letzten Drücker kommen. Eine war neulich total zugestaubt. Sie bekam ihr drittes Kind und war spät dran, weil sie noch das Feld fertig pflügen wollte. Sie hatte in den Wehen auf dem Trecker gesessen. Andere sind abergläubisch und entwickeln ungeheure Kräfte, wie die Frau, die das vierte Kind erwartete. Das Köpfchen war schon fühlbar, da kämpfte sie dagegen an, weil sie noch das Holzfällerhemd ihres Mannes anziehen wollte. Das hatte sie bei den anderen Geburten auch getragen. Kaum war das Hemd über ihren Schultern, kam das Kind mit der letzten Wehe.

Im Krankenhaus wird fast jeder Geschmack bedient. Es gibt mittlerweile in jedem Kreißsaal CD-Player und Radio und man kann seine Lieblingsmusik mitbringen. Wir Hebammen kommen durch die Auswahl manchmal sehr an unsere Grenzen. Pressen bei AC/DC und Wagner-Oper in der Eröffnung. Ich habe einmal erlebt, dass während der ganzen Entbindung heftigste Heavy-Metal-Musik lief. Üblich sind sonst eher sanfte Klänge. Meiner Kollegin hat Heino besonders zugesetzt. »Blau, blau, blau blüht der Enzian …« – immer wieder. Sie ist dann irgendwann aus dem Kreißsaal gelaufen und sagte: »Leute, wenn ihr irgendwas braucht, ruft mich, ich kann dieses Lied nicht mehr hören.« Worauf der werdende Vater sie fragte: »Können wir tauschen?« Es war auch nicht sein Musikgeschmack.

Nicht immer sind die Partner bei der Geburt dabei. In bestimmten Fällen begleiten Justizvollzugsbeamte die Schwangeren. Wenn kriminelle Frauen entbinden, muss der Kreißsaal aufgeräumt werden. Keine Spritzen, Nadeln, Scheren, Klemmen, keine überflüssigen Kabel dürfen herumliegen. In kritischen Momenten brauche ich natürlich medizinisches Werkzeug. Aber immer nur so kurz, wie es gebraucht wird, dann wird das Besteck schnell wieder aus dem Raum gebracht. Es ist umständlich, aber auch diese Geburten verlaufen routiniert.

In manchen Kulturen ist es üblich, dass die ganze Familie zur Geburt mit ins Krankenhaus geht. Der Raum ist dann voll. Die Verwandten stehen, knien, setzen sich zu der Frau ins Bett oder packen einen Picknickkorb aus und essen. Wenn die Wehen kommen, summen, singen und schreien sie alle mit. Das ist das, was wir als Hebammen unter der Geburt auch manchmal machen. Wir stöhnen den Frauen vor und zeigen ihnen, wie sie sich mit ihrer Stimme und Tönen entspannen können. Wenn der Kreißsaal eng ist, schicke ich den Clan zu den Presswehen raus. Zwei Frauen dürfen bleiben. Die Familie wählt meist die Erfahrensten aus.

Für die Entbindung in der Klinik ist immer ein Arzt auf Abruf. Meine Aufgabe als Hebamme ist es, die Frau zu betreuen, das Paar unter der Geburt zu begleiten und mich anschließend auch um das Baby zu kümmern. Viele haben trotz Geburtsvorbereitungskurs ein ganz falsches Bild von meiner Verantwortung. Neulich hatte ich ein Pärchen, das ständig gefragt hat, wann endlich der Arzt kommt. Sie dachten, er würde die Entbindung durchführen. Dass wir Hebammen eine normale physiologische Geburt allein leiten, ist nicht für jeden selbstverständlich. Die Hebamme ist natürlich verpflichtet, den Arzt zu rufen, wenn es medizinische Probleme gibt. Der Arzt wiederum muss zu jeder Geburt eine Hebamme dazuziehen. Wir können eigentlich gut zusammenarbeiten, wobei es in Kliniken immer wieder Kompetenzgerangel gibt. Schlimm wird es, wenn sich Arzt und Hebamme vor der Frau in Wehen um Entscheidungen streiten. Das darf nicht sein, passiert aber häufiger, als man denkt. Idealerweise wird gemeinsam entschieden, ob man die nächsten Wehen abwartet, zur Saugglocke greift oder ein Kaiserschnitt notwendig wird. Wenn in Kliniken Hochbetrieb ist, sind alle Beteiligten gestresster. Einmal begleitete ich eine Frau aus der Badewanne und wusste dann nicht, wohin ich mit ihr gehen sollte: Alle Zimmer waren besetzt, drei Kreißsäle und zwei Aufnahmezimmer waren belegt. Wir Hebammen haben in der Schicht jede gleichzeitig sechs Frauen betreut, das ist dann eine heftige Belastung, denn wir dürfen die Frauen natürlich nicht spüren lassen, unter welchem Druck wir stehen, das wäre nicht fair. Außerdem dürfen wir niemals den Zustand von Mutter und Kind aus den Augen verlieren. Wir haben ständig im Kopf: Ist das CTG noch vertretbar, oder rufe ich den Arzt sofort? Welche Schmerzmittel gebe ich wann? Soll sie lieber gleich eine PDA haben oder lohnt es sich, es weiter ohne zu versuchen? Das alles hält uns sehr unter Spannung.

Trotzdem könnte ich nach all diesen Geburten, die ich begleitet habe, nicht behaupten, dass ich bei jeder neuen Frau, die kommt, völlig aus dem Häuschen bin. Klar, jede Geburt ist anders, aber Reiz und Aufregung generell legen sich mit der Routine. Natürlich ist es schön, wenn ein Baby geboren wird und es ihm gut geht. Aber das gehört zu unserer Arbeit und darf auch nüchtern betrachtet werden. Mit dem Baby kommt für uns die Erleichterung, gerade wenn vorher die Herztöne schlecht waren, mein eigenes Herz getobt hat und ich nach außen hin Ruhe ausstrahlen musste. Innerlich fluchst du und betest in einer solchen Situation. Wenn sie überstanden ist, bin ich einfach nur froh für die Frau, dass sie es geschafft hat, und für das Kind, dass es gesund zur Welt gekommen ist. Dann gehe ich weiter, denn nebenan warten die nächsten Frauen, die noch die Entbindung vor sich haben. Ich denke, es wird von uns erwartet, sehr gerührt und mitgenommen zu sein. Die meisten meiner Kolleginnen haben das abgelegt. Wir kommen emotional an unsere Grenzen, wenn dramatische Dinge passieren. Ich hatte einmal eine 40-Jährige, die ein totes Kind zur Welt bringen musste. Im Kreißsaal daneben lag eine quietschfidele junge Frau, bei der alles prima lief. Ich werde nie vergessen, wie ich im einen Raum mit geweint und gelitten, auf dem Gang dann die Tränen abgewischt und nebenan heile Welt gespielt habe.

Ich finde, dass wir Hebammen auch genervt sein dürfen. Es ist anstrengend, wenn eine Frau alle zwei Minuten fragt, wann das Kind kommt oder was als Nächstes passiert. Bei allem Verständnis: Ich fühle mich dann schon unter Druck gesetzt, ein Programm bieten zu müssen. Manche sind ganz ruhig, wollen nicht angefasst werden, keine Massagen, wollen einfach auf sich hören und die Wehen veratmen. Andere können die Anstrengungen nur schwer ertragen und fragen schon nach Schmerzmitteln, wenn der Muttermund noch kaum geöffnet ist. Für uns Hebammen macht es natürlich am meisten Spaß mit den Frauen, die tapfer und stark sind und das Ganze auch als Herausforderung sehen. Es hängt sehr stark davon ab, welche Berufe die Frauen ausüben. Manche Ausbildungen erschweren die Entbindung. Ergotherapeuten oder Krankengymnasten beispielsweise haben immer so viel Körperbewusstsein und oft Schwierigkeiten, Naturgewalten zuzulassen. Hebammen in den Wehen schalten total ab, denen merkt man nicht mehr an, dass sie Kolleginnen sind. Die sind in dem Moment einfach nur schwanger. Die fragen mich, wie das CTG ist. Dann denke ich immer spontan, guck doch selbst drauf! Aber dann wird mir bewusst, dass die Frau gerade eine völlig andere Rolle hat. Wir hatten neulich ein Ehemaligentreffen in Marburg: Sieben Hebammen saßen zusammen, zwei davon schwanger. Eine fragte in die Runde, ob sie eigentlich Teewurst essen dürfe. Solche Fragen beantwortet sie sonst selbst im Geburtsvorbereitungskurs.

Eine Richterin gehörte zu meinen schwierigsten Entbindungen. Nicht wegen Komplikationen, sondern wegen ihres Tons, ganz wie in ihrem Job. Die hat die Schwestern und uns herumkommandiert und wollte alles bestimmen. Auch ihr Mann konnte sie nicht bremsen. In der letzten Stunde habe ich ihr erklärt, wir seien nicht im Gerichtssaal, sondern im Kreißsaal und hier hätte die Hebamme das Sagen. Damit war unser Verhältnis geklärt. Sie fing an zu weinen und ihre ganze Fassung und Haltung brachen in sich zusammen. Danach war sie entspannt und konnte meine Hilfe sehr gut annehmen. Erzieherinnen und Lehrerinnen sind oftmals auch sehr kritisch im Kreißsaal. Die hinterfragen sehr viel und haben sich mit Fachliteratur intensiv vorbereitet. Das zieht leider Unsicherheit nach sich. Die leichtesten Geburten sind die von Frauen, die nicht so kopfgesteuert sind. Manche lassen im Kopf einfach los und dann funktioniert das wunderbar und sehr natürlich. Wichtig ist auch, dass die Väter sich auf die passive Rolle einlassen können. Neulich hatte ich einen Kriminalbeamten dabei, die Geburt haben eine Frauenärztin und ich betreut. Hinterher hat er mir erzählt, dass er ein Riesenproblem damit hatte, sich uns so hinzugeben. Er ist von seiner Arbeit gewohnt, zu agieren und anzuweisen. In dem Moment konnte er einfach nur dabeistehen.

Die Psyche der Väter müssen wir bei unserer Arbeit auch berücksichtigen. Es fallen übrigens längst nicht so viele Männer in Ohnmacht, wie immer behauptet wird. Ich habe das in all den Jahren nur einmal erlebt, da hatte der Mann beim Spritzen der PDA zugeguckt und ihm war schlecht geworden. Wir haben ihn auf den Boden gelegt, wo er sofort die Augen wieder aufschlug und als Erstes nach einer Zigarette fragte. Es kommt bei der Geburt selten so weit, wir achten ja auch auf die Männer und wenn die etwas bleich um die Nase werden, schicken wir sie kurz vor die Tür oder setzen sie auf einen Stuhl.

Für uns ist es nett, wenn wir mit lustigen Paaren zu tun haben, mit denen man auch mal Witze reißen kann. Bei einer Geburt hatte ich eine Praktikantin dabei, den Mann und den Gynäkologen. Wir mussten eine Saugglocke zu Hilfe nehmen, daraufhin rannte die Praktikantin raus, ihr war schlecht. Der Mann verließ ebenfalls den Raum, ihm war schlecht. Daraufhin habe ich dann zum Frauenarzt und der Mutter gesagt, ich müsse auch raus. Das war so eine spontane Situation, in der wir sehr gelacht haben; der gerade noch volle Kreißsaal hatte sich innerhalb weniger Minuten geleert.

Bei Tattoos und Piercings wird uns Hebammen nicht schlecht, wir wundern uns nur immer wieder, welche Diskussionen wir führen müssen unter der Geburt. Wir müssen wirklich begründen, warum wir kein Metall im Geburtsbereich brauchen können und dass ein Ring mit Kugel in der Schamlippe stört. Schwer diskutieren musste ich mit einer frischgebackenen Mutter, die mit einem extremen Brustwarzen-Piercing stillen wollte. Sie trug auf jeder Seite mittig im Nippel einen vier Zentimeter langen Stab, der jeweils an den Enden mit Kugeln verschlossen war. So wollte sie ihr Baby das erste Mal anlegen. Ich musste meine ganze Überzeugungskraft aufbringen, um sie davon abzuhalten.

Tätowierungen tun der Geburt keinen Abbruch, nur verwandelt da eben eine Schwangerschaft durchaus manchen Delfin in einen Wal. Unser persönlicher Favorit in Marburg war ein tätowierter Pfeil auf der Schamlippe.

Für uns Hebammen ist es wichtig, dass wir uns über unsere Erfahrungen austauschen, viel lachen, aber uns auch ausheulen und schimpfen können. Meine Schwester ist seit einem Jahr ebenfalls examinierte Hebamme. Wenn wir uns treffen, erzählen wir uns gern von unseren Highlights – positiv wie negativ. Das ist unsere Art der Supervision. Den Krankhausalltag halten viele Kolleginnen nicht lange aus. Wenig Personal, lange Schichten, Arbeitsüberlastung, Zeitdruck: Wenn da während der ganzen Schicht das einzig Nette der Moment mit Baby im Arm ist, dann reicht das nicht, um durchzuhalten. Die Hebammen putzen in den

meisten Kliniken selbstverständlich rund um die Uhr den Kreißsaal. Nur größere Häuser leisten sich einen Putzdienst mehrfach
am Tag. Dazu kommen die ganze Dokumentation, Bestellungen,
Meinungsverschiedenheiten mit Schwestern und Ärzten, fünfzig
Prozent Geburt und fünfzig Prozent Papierkram und Aufräumen.
Es ist wirklich nervig, wenn ich dann gefragt werde, was eine
Hebamme macht, wenn keine Frau im Kreißsaal ist. Ich bin auch
bei Kaiserschnitten zuständig, wobei die natürlich von den Ärzten
gemacht werden. Ich betreue die Frau davor, lege Katheter, ziehe
OP-Hemd und Anti-Thrombose-Strümpfe an, rasiere ihr den Intimbereich, erkläre den Ablauf und bringe die Frau in den OP. Ich
begleite den Mann, richte die Kindereinheit im OP her, halte der
Frau die Hand, wenn sie die Narkose bekommt, und stehe genau
hinter dem Operateur. Der reicht mir dann das Baby an und ich
zeige es direkt der Frau.

Im Vergleich zur Krankenschwester, die bei Dienstbeginn sieht,
welche OPs auf dem Plan stehen, weiß ich nie, was die Schicht
bringt, ob die Hölle los sein oder der Kreißsaal leer bleiben
wird. Eine wunderbare Erinnerung habe ich an meinen Weih-
nachtsdienst. Bei zwei Grad minus Außentemperatur rief eine
Hausgeburtshebamme an, sie sei nach Komplikationen mit der
Schwangeren auf dem Weg zu uns. Sie meldete sich noch einmal aus der Einfahrt, meine Kollegin hetzte mit dem Rollstuhl
zur Pforte, als der VW-Bus angefahren kam. Die Schiebetür ging
auf, die Hebamme stieg aus, half der Frau aus dem Auto, als die
gerade eine sehr starke Wehe bekam. Sie ging vor dem Bus in den
Vierfüßlerstand, streckte den Po in Richtung Pförtner und bekam
in diesem Moment ihr Kind. Wir haben warme Tücher geholt
und das Kind eingepackt. Die Frau ist mit dem Kind auf dem
Arm wieder eingestiegen und fuhr mit der Hausgeburtshebamme
nach Hause.

Viele denken, die Hebamme hätte einfach einen netten Beruf,
weil sie hier und da einen Kurs gibt, den Schwangeren die Hand

hält und frischgebackene Eltern ein bisschen bei der Babypflege unterstützt. Der Respekt für uns kommt meistens erst nach der Geburt. Ganz oft haben mir dann Frauen gesagt: »Wahnsinn, was für ein Beruf! Das könnte ich nicht!«

JUTTA OTT-GMELCH (49), FRANKFURT AM MAIN

Wir brauchen nichts Kleineres als eine Revolution: Faszination Bindung

Ausbildung: 1985–1988 in Gießen. Werdegang: Seit 1988 freiberufliche Hebamme mit psychotherapeutischer Weiterbildung; Hausgeburtshilfe und außerklinische Betreuung. Seit 1995 Redakteurin der Fachzeitschrift »Hebammeninfo« des Bundes freiberuflicher Hebammen Deutschlands e.V. 2007 veröffentlichte sie ihr Buch »Geburt erleben«.

Sie wurde Fremdsprachenkorrespondentin aus Liebe zu Frankreich, mit Gastspiel in einer französischen Großbank. Doch dies war nicht das wirklich Passende für sie – sie wollte in einem »sinnmachenden« Bereich arbeiten und sich ihren ethischen und auch ein wenig ihren feministischen Vorstellungen widmen können: Selbstbestimmt wollte sie leben und arbeiten, in einem elementaren Lebensbereich, ohne große Investitionen, ohne komplizierte Anlaufphase. Der Hebammenberuf bot sich allein aus diesen Gründen an. Jutta Ott-Gmelch machte einen klaren Schnitt: Sie begann ein zweites Leben mit neuer Liebe zu einem neuen Beruf aus neuer Berufung. Aus der Sachbearbeiterin, die Wörter im Lexikon nachschlug, wurde eine »Mit-Frau« und mit der Erfahrung auch eine Bonding-Expertin, die Signale von Müttern und Babys deutet.

Je intensiver wir Hebammen mit werdenden Müttern arbeiten, desto mehr erfahren wir über deren Lebensgeschichte und ihre eigenen Bindungs- und Beziehungserfahrungen. Der englische Begriff »Bonding« steht für die erste Beziehungsaufnahme zwischen Mutter und Kind in den Stunden nach der Geburt. Diese magische und machtvolle Erfahrung ist tief in uns allen verwurzelt – sich als Mutter und Kind in der ersten Zeit nach der Geburt aufeinander zu beziehen. Das ist die Voraussetzung für das sogenannte »Attachment«, wir nennen es im Deutschen »Bindung«, den viel komplizierteren und längerfristigen Prozess zwischen Mutter und Kind. Die Zeit direkt nach der Entbindung ist die sensibelste Phase und prägt bestimmte Verhaltenweisen, bestärkt Mutter und Kind in der Fähigkeit, sich in wechselseitigem Austausch mit Blicken, Mimik und Worten aneinanderzubinden und aufeinander zu beziehen. Das Kind bringt diese Fähigkeit schlicht und ergreifend biologisch mit auf die Welt und die Mutter hat die Fähigkeit, mit dem Baby eine enge wechselseitige Beziehung zu entwickeln.

Dieser Prozess ist aber extrem störanfällig. Wenn wir optimales Bonding beschreiben (wie es nur selten vorkommt, da moderne Geburtsmedizin häufig diese archaischen Prozesse stört), dann beginnt es schon vor der Geburt. Die werdende Mutter sollte in der Schwangerschaft so betreut werden, dass sie in ihrer eigenen Kompetenz und Intuition bestärkt wird. Die Geburt sollte wenn möglich so verlaufen, dass keine Eingriffe von außen durchgeführt werden. Wenn das Kind auf der Welt ist, sollte die Mutter die Möglichkeit haben, ihr Kind selbst aufzunehmen – und zwar in ihrem eigenen Zeitrhythmus. Üblicherweise wird heute im Sinne der Bondingförderung der Mutter das Kind sofort auf den Bauch gelegt. Das müssen wir auch überdenken, denn viele Frauen haben vielleicht in einer aufrechten Haltung geboren, das Kind liegt zwischen ihren Beinen – oder die Geburt war sehr anstrengend und die Mutter braucht einen Moment der Erholung und des Staunens. Viele Mütter gucken dann erst mal das Kind an, halten inne und müssen in diesem überwältigenden Moment ankommen. Manche brauchen einige Zeit, bis sie das Kind zu sich nehmen. Da ist es natürlich Aufgabe der Hebamme, dafür zu sorgen, dass das Kind versorgt ist und ausreichend Wärme hat. Es ist nicht sinnvoll, der Mutter ein bestimmtes Verhalten aufzuzwingen, indem ich ihr als Hebamme das Baby auf den Bauch lege oder ihr vorschreibe, wann sie das Neugeborene stillt. Das sind Vorgänge, mit denen man die Frau überfahren kann.

Vieles wissen wir aus der Ethnologie. Wissenschaftler haben Stämme unter anderem auf den Trobriand-Inseln, in Papua-Neuguinea oder in Äquatorialafrika beobachtet. Nur die Mutter hatte während der Geburt körperlichen Kontakt zum Baby, niemand griff ein. Man hat dann über mehrere Jahre diese Kinder weiter beobachtet. Sie waren in positivem Sinne auffällig: wenig aggressiv, sehr selbstsicher mit einer engen Bindung zur Mutter bei gleichzeitig großem Forscherdrang. Bei vielen sogenannten »Natur-Völkern« sind Schwangerschaft und Geburt in den ganz normalen physiologischen Lebensalltag integriert. Ich habe das selbst in Westafrika erleben können. Da kommt uns schon Unverständnis entgegen, wenn man den Frauen erzählt, was für ein Riesentheater wir machen, wie institutionalisiert der Umgang mit dem Kinderkriegen ist. Dort gibt es natürlich auch bestimmte Rituale, rund vierzig Tage nach der Geburt zieht sich die Frau mit ihrem Baby rituell zurück, wird geschützt und versorgt. Nach der Geburt ist es für diese Mütter absolut undenkbar, das Kind nicht rund um die Uhr am Körper zu haben. Vor fast dreißig Jahren habe ich am anderen Ende der Welt große Heiterkeit ausgelöst, als ich erzählte, dass bei uns alle Kinder im Kinderwagen transportiert werden. Mutter und Kind körperlich zu trennen ist für diese Menschen eine abstruse Vorstellung.

Wir Menschen sind biologisch betrachtet eine absolute Frühgeburt: Für das Kind ist der Körperkontakt mit der Mutter und dann später auch anderen nahen verlässlichen Bezugspersonen überle-

benswichtig. Die Bindungsperson ist Lebensgarantie. In Äquato-
rialguinea gehen die Frauen mancher Stämme allein in den Busch
zum Gebären – eine Seltenheit. Denn eigentlich haben die meisten
Frauen auf der Welt »Mit-Frauen« (engl. »midwives«), erfahrene
Frauen als Hebammen, die je nach Bedarf den Säbelzahntiger ver-
trieben oder der Frau in den Wehen Mut zugesprochen haben. Sie
greifen selten in den Geburtsprozess ein, sondern signalisieren der
Gebärenden auf einer tiefen psychischen Ebene empathisch, dass
sie ihre Aufgabe schaffen wird, ruhig und ohne Angst.

In unserer Gesellschaft spielt der Vater als Partner bei der Geburt eine immer größere Rolle. Darüber streiten sich die Gelehr-
ten. Es gibt wenige Gesellschaften, in denen Männer grundsätzlich und schon seit Jahrtausenden bei der Geburt dabei sind.
Ethnologisch wissen wir, dass es in Zentralafrika eine Gruppe
gibt, wo die Hebamme immer die Frau des Schmiedes sein muss,
weil das ein besonders kräftiger Mann ist, der zur Not helfen
kann. Das ist jedoch extrem selten. Der meist etwas hilflose
moderne junge Mann in unserer Gesellschaft hat oft keinerlei
Zugang zu diesem Thema, er wird in den Massenmedien mit
nackten Frauen bombardiert, hat aber von Gebären und intuiti-
ven Elternfähigkeiten keine Ahnung. Ich bin nach langer Berufserfahrung mittlerweile so weit, Paaren klarzumachen, dass sie
sich gut überlegen sollten, ob sie wirklich jeden Schritt gemeinsam gehen müssen. Die werdenden Eltern sollten schon intensiv
darüber sprechen, welche Erwartungen sie haben, ob dem Mann
klar ist, dass er tolerieren muss, dass seine fitte, durchtrainierte
Frau an ihre Grenzen kommt. Dass er in eine Situation geraten
wird, in der er sich überfordert oder hilflos fühlen kann. Ob er
ertragen kann, wenn sie schwitzt, schnauft, stöhnt, schimpft und
»Finger weg« sagt, wenn er sie anfasst und liebevoll massieren
möchte, wie er es im Kurs gelernt hat.

Diese Hingabe, diese Entscheidung, dem Körper die Kontrolle
zu überlassen, das ist etwas, was in unserer Gesellschaft nicht

üblich und auch nicht unbedingt positiv belegt ist. Da beginnt gerade erst ein Umdenken.

Wissenschaftlich bewiesen ist, wie ungemein wichtig es für das Kind und auch die Entwicklung der Frau zur Mutter ist, dass der Bondingprozess funktioniert. Viele Frauen wissen das und sind frustriert, wenn sie wegen eines Kaiserschnittes oder anderer medizinischer Probleme ihr Baby erst nach Stunden bei sich haben können. Die gute Nachricht ist, dass wir Möglichkeiten haben, die verpassten Gelegenheiten auszugleichen. Ein Weg ist es, mit Hilfe der Hebamme im Wochenbett das Verpasste nachzuholen. Mutter und Kind können sich in Ruhe zu Hause im Wochenbett kennenlernen. Dabei ist die Hebamme immens wichtig. Sie kann der Mutter helfen, den Rahmen für diese entscheidende Phase zu schaffen, und sollte die junge Mutter in der Entwicklung von Eigenkompetenz unterstützen. Idealerweise bespreche ich das schon in der Schwangerschaft. Je nachdem wie die Geburt verlaufen ist, sollte die Hebamme für intensive Gespräche offen sein und ihr Hilfe anbieten, das Erlebte zu verarbeiten. Die Frau soll erzählen können, wie sie die Geburt erlebt hat, ob ihr das Baby vielleicht erst noch fremd war. Wir können manches nachholen, mit viel Hautkontakt, mit Baden und Massage. Der Mensch ist von seinem Intellekt und seiner Psyche her in der Lage, korrigierende Erfahrungen zu machen. Das ist beruhigend, denn nur zwischen drei und fünf Prozent der Mütter durchlaufen einen ungestörten, natürlichen Bondingprozess nach der Geburt.

Eine viel beachtete wissenschaftliche Untersuchung hat ergeben, dass nur 6,8 Prozent der Geburten ohne Intervention verlaufen. Welche Frau wehrt sich denn schon, wenn es heißt: »Wir helfen Ihnen jetzt mal ein bisschen mit dem Wehentropf« oder »Bei der nächsten Wehe drücke ich von oben mit«. Ich sehe es ganz klar als Aufgabe der Hebammen an, die Kompetenz und das Selbstbewusstsein der werdenden Mutter in der Schwangerschaft zu stärken. Die mütterliche Intuition, die leider oft unterdrückt wird durch zahllose Untersuchungen und »Risiko-Orientierung« der ärztlichen Vorsorge, ist ein kostbarer Schatz, den es zu heben gilt. Die meisten Frauen vertrauen den Fähigkeiten ihres Körpers nicht mehr, recherchieren im Internet oder lesen stapelweise Ratgeberbücher, als auf ihren Bauch zu hören. Man lässt die Frauen auch fast nichts ausprobieren. Es traut ihnen kaum einer zu, dass sie selbst den besten Weg finden können. Fachleute definieren, was richtig sein soll für die einzelne Frau.

Großes Thema ist und bleibt das Stillen: Viele Frauen kommen schon aus der Klinik mit wunden Brustwarzen. Oft liegt das daran, dass die hochsensible Phase nach der Geburt gestört wurde, bisweilen auch durch rabiate Anlegeversuche. »Ich zeig Ihnen jetzt mal, wie das geht« und dann wird der Kopf des Babys im Nacken gepackt und an die Brust der Mutter gedrückt und zack, angekoppelt. Rein medizinisch betrachtet, funktioniert das meist, das Kind trinkt zunächst auch. So kann es jedoch wichtige Lernschritte nicht machen und seine angeborenen Fähigkeiten, die Brust zu finden, sich auf das Trinken vorzubereiten, der Mutter in die Augen zu blicken, sodass bei ihr auch die Milchbildung gut in Gang kommt, all diese Dinge konnten nicht erlebt werden. Da hat es die Mutter in sogenannten archaischen Kulturen leichter. Ihr wurde nicht in der Schwangerschaft ein Block mit zehn zusätzlichen Ultraschalluntersuchungen verkauft, ihr hat niemand suggeriert, dass es ein lebensgefährliches Unternehmen ist, Kinder zu kriegen. Ihr wurde wahrscheinlich auch nicht vermittelt, dass sie ein perfektes Kind abzuliefern und eine komplikationslose Geburt hinzulegen hat. Diese Mutter im Urwald kriegt ihr Kind genauso selbstverständlich, wie sie atmet, isst und trinkt. Sie handelt einfach instinktiv, weil es diese unbewusste Zuversicht gibt. Sie sieht in ihrem Leben auch täglich Kinder, die gestillt werden. Da wird keine Technik erlernt, sondern es ist selbstverständlich. Wir sehen selten stillende Frauen, also können wir uns auch nichts abgucken. Als ich meine zweite Ausbildung, die zur Hebamme, begonnen habe, hatte ich bis dahin niemals ein Neugeborenes auf dem Arm gehabt. Ich hatte niemals ein neugeborenes Kind gefühlt, gerochen, gespürt, ich hatte keinerlei Bezug zu diesen kleinen Wesen.

Es gibt heute einige WissenschaftlerInnen und PsychotherapeutInnen, die Programme in Kindergärten initiieren, in denen Kinder Mütter mit Babys beobachten können, weil diese Erfahrung nachweislich positive Auswirkungen auf die seelische und soziale Entwicklung hat.

Ich halte mich als Hebamme im Wochenbett möglichst zurück, damit die Mutter ihrer Intuition folgen und ihr »instinktives Elternverhalten« entwickeln kann. Ich möchte ihr nicht ständig sagen, was sie alles zu tun und zu lassen hat. Sie muss dafür Ruhe haben. Wie die letztlich definiert wird, ist auch ein Streitthema. Mir ist es wichtig, den Kolleginnen und den jungen Müttern zu sagen, dass der Umgang mit dem Kind möglichst ungestört sein soll. Es ist schwierig, wenn das Baby im Tragetuch an der Brust der Mutter döst und gleichzeitig in zwanzig Zentimeter Entfernung eine Tastatur klappert und das Kind Umweltreize ertragen muss, die nicht physiologisch sind. Wenn die Mutter mit ihren Freundinnen im Café sitzt und das Kind ist bei ihr geborgen am Körper, macht sie nichts falsch. Das Gehirn des Neugeborenen ist wie ein trockner Schwamm, es saugt alles auf. Es braucht selbstverständlich gewisse Reize, doch schnell führt diese Reizüberflutung auch in eine Überlastung.

Es ist manchmal schwer, Müttern die Wichtigkeit des Bondings und der »frühen Bindung« zu vermitteln, ohne ihnen ein schlechtes Gewissen zu machen. Idealerweise lerne ich eine Mutter schon in der Schwangerschaft kennen und sie erzählt ein bisschen über ihr Leben. Ich frage immer, wie sie sich die ersten Wochen nach der Geburt vorstellt, was sie sich wünscht, wie ihre Rahmenbedingungen sind. Wenn mir dann die Mutter sagt, sie müsse nach der Geburt noch die Diplomarbeit fertig schreiben, dann verurteile ich das nicht, sondern versuche, mit ihr gemeinsam einen Weg zu finden.

In diesem Fall ist es sehr wichtig, nach einigen Monaten zuverlässig eine zweite Person, Großmutter oder Kinderfrau einzubeziehen, damit das Kind auch mit ihr vertraut ist, damit Übergänge immer ehrlich und klar verlaufen. Es darf nicht sein, dass in letzter Minute aus dem Bus heraus oder an der Haustür das Kind in Hektik übergeben wird. Die Mutter sollte versuchen, ihren Stress niedrig zu halten. Ich sehe es als eine meiner Aufgaben an, die Mutter darin zu bestärken, dass sie das Recht hat, sich Entlastung zu verschaffen. Der Vater in Elternzeit ist bis auf das Stillen eine gleichwertige Bezugsperson. Ich kann das persönlich bestätigen, in meiner frühen Kindheit, das war damals exotisch, war mein Vater für mich die wichtigste Bindungsperson. Er war aus gesundheitlichen Gründen nicht mehr berufstätig und meine Mutter musste daher in Vollzeit berufstätig sein, sie arbeitete als Köchin oft bis tief in die Nacht. So wurde ich die meiste Zeit von meinem Vater betreut. Diese frühe Bindung unterscheidet sich von der meiner meisten Bekannten und Kolleginnen, die ihre Mutter als engste Bindungsperson und somit auch eine überwiegend weibliche Sozialisation erlebt haben.

Vieles spricht für Väter in Elternzeit, wenn diese sich wirklich auf das Kind einlassen. Manche werden aber auch von den Frauen zu gemeinsamen Aktivitäten mit dem Nachwuchs gedrängt, davon hat weder der Mann noch das Kind etwas.

Mütter haben es nicht leicht, sie bemühen sich so sehr und wollen alles richtig machen. Auf ihnen lastet oft ein Wahnsinnsdruck. Das Problem ist, dass der Mensch die »Aufzucht seiner Jungen« kaum allein bewältigen kann. Der Satz gilt immer noch: »Um ein Kind großzuziehen, braucht es ein ganzes Dorf.« Zumindest braucht es ein System, das die Mutter mit ihren Bedürfnissen wirklich stützt. Und das haben wir nicht. Wir haben ein System, das von den Müttern unglaublich viel verlangt, nach acht Wochen sollen sie wieder die sexy Geliebte mit flachem Bauch sein, nebenbei ihre Diplomarbeit schreiben und bei allem furchtbar entspannt und glücklich sein.

Manche Frauen sind selbstbewusst genug und lassen ihr Kind gegen viele gesellschaftliche Widerstände »fremdbetreuen«. Lange Jahre war auch ich kategorisch gegen eine zeitweise Fremdbetreuung im ersten Lebensjahr – inzwischen sehe ich das viel differenzierter, je nach individueller Lage der Familie. Die Mütter, die versuchen, Beruf und Familie zu kombinieren, machen es sich alles andere als leicht. Das schlechte Gewissen zwickt an allen Ecken. Wenn eine Kinderfrau kompetent ist, weiß, wie man mit einem Kind umgeht und mit der Mutter harmoniert, ist sie eine gute Ergänzung. Das Baby braucht Zeit und Hilfe, um zu dieser zweiten oder dritten Bezugsperson eine tragfähige Bindungsbeziehung entwickeln zu können. Die Betreuerin sollte sich mit den Eltern in grundlegenden Fragen völlig einig sein. Es muss einen Konsens geben über das Bild von Erziehung, über Werte, über Grenzen, Ehrlichkeit und Authentizität. Was wir Kindern vorleben, ist wesentlich. Schon mit wenigen Monaten runzeln Babys die Stirn und sind höchst irritiert, wenn sich jemand wenig authentisch verhält.

Das primäre Bonding ist sozusagen die Grundvoraussetzung dafür, dass sich eine sichere Bindung entwickeln kann. Und wenn das gelingt, sehen wir, dass die Kinder später selbstsicher und unabhängig werden im positiven Sinne. Ihnen ist die ganze Zeit bewusst, dass sie einen »sicheren Hafen« haben. Aus einer »sicheren Bindung« heraus kann das Kind seine Umwelt entdecken und seine eigenen Schritte der Entwicklung machen. Sicher gebundenen Kleinkindern fällt es zudem viel leichter, sich sozial einzuordnen.

Die Grundvoraussetzungen sind andere, wenn Mütter und Väter weder die Chance zum Bonding noch die erste Zeit der Bindung haben, weil sie ein Kind adoptieren. Frühestens nach vier, fünf Tagen – und das ist schon ein Idealfall – können Adoptiveltern das Kind direkt aus der Geburtsklinik abholen. Aufgrund der gesetzlichen Voraussetzungen in Deutschland ist das trotzdem eine schwierige Situation, weil die leibliche Mutter ihre Entscheidung noch revidieren kann. Es besteht zunächst einmal eine

Pflegschaft, die von den Adoptiveltern übernommen wird – jedoch haben sie oft Angst, das Kind wieder abgeben zu müssen.

Ich habe vor Jahren eine erstgebärende Frau betreut, wirtschaftlich sehr gut gestellte Familie, sportlich, erfolgreich in ihren Berufen, ein harmonisches glückliches Paar. Das Sahnehäubchen war die ersehnte Schwangerschaft. Ich war dort zum Vorbesuch. Danach habe ich wochenlang nichts mehr von der Familie gehört. Drei Wochen nachdem der Stichtag verstrichen war, wurde ich nervös, aber verkniff mir nachzufragen. Dann endlich rief mich die Frau an: Sie hatte am Tag vor dem errechneten Termin keine Kindsbewegungen mehr gespürt, ihr Baby war gestorben. Es wurde, damals leider üblich, daraufhin sehr schnell die Geburt des verstorbenen Kindes eingeleitet. Dabei hatte die Frau schwerste Blutungen, verlor ihre Gebärmutter und war stark traumatisiert. Sie hat alles gerade so überlebt, ihr Kind verloren und zudem die Hoffnung, jemals noch einmal selbst ein Baby bekommen zu können. Das ist so ein Fall, wo man als Hebamme mit völlig leeren Händen hingeht. Aber mit der Entscheidung, den weiteren Weg mit dieser Frau, die ich betreute, gemeinsam zu gehen, egal wo er hinführt und wie sehr er auch mich an Grenzen bringt. Es war hart: Die Frau hatte zwar Medikamente zum Abstillen bekommen, trotzdem setzte ein paar Tage später der Milcheinschuss ein. Das sind Dinge, die kaum zu ertragen sind. Dem Tod ins Auge gesehen, keine Gebärmutter mehr, ihr Baby verloren und mit den tropfenden Brüsten dasitzen. Ich habe die Frau sehr lange betreut und das auch bei der Krankenkasse durchgesetzt, die damals nicht den Sinn darin sah, Hebammenbesuche bei einer Frau ohne Kind zu bezahlen. Aber ich habe ein ziemlich großes Durchhaltevermögen.

Das Paar entschied sich bald für ein Adoptionsverfahren. Zweieinhalb Jahre später kam der Anruf, sie hätten gerade die Nachricht bekommen, sie würden unmittelbar am nächsten Tag ein neugeborenes Baby aus der Klinik abholen können. Vom ersten

Tag an, wo die Frau das Baby zu Hause hatte, habe ich sie neben der selbstverständlich besonders intensiven empathischen Begleitung wie bei einem ganz normalen Wochenbett betreut, als wäre es ihr leibliches Kind. So habe ich es auch dem Paar erklärt: Für mich ist das überhaupt gar kein Unterschied, bis auf die medizinisch-körperlichen Dinge, die, weil sie nicht selbst geboren hatte, anders sind. Aber ansonsten war unsere gemeinsame Ausgangssituation: Es ist ihr Kind und so wollen wir das gemeinsam angehen, das Ziel, dass sie ihr Adoptivkind auch würde stillen können. Los ging es mit üblicher Flaschennahrung, aber mit einem Brusternährungsset und teilweise zusätzlicher Stimulation der Brust durch Abpumpen. Wichtig für die Milchbildung bei der Mutter ist eigentlich das Erleben der Geburt und der Nachgeburtsphase, die das biologische Signal zur Milchbildung gibt. Dem Körper dieser Frau fehlten bestimmte Erfahrungen, um stillen zu können. Aber sie war schon einmal schwanger gewesen und sie hatte diesen Überschwang der Gefühle, endlich ein Baby im Arm zu halten. Sie sah und roch das Baby, ihr Kind war immer nah bei ihr, das öffnet im Körper einer Adoptivmutter die Bereitschaft, das Kind rundum zu versorgen, und fördert die hormonellen Vorgänge zur Milchbildung. Der biologische Reiz ist das Saugen an der Brust.

Das Baby sollte alle zwei, drei Stunden und auch nachts immer wieder angelegt werden. Dabei ist natürlich wichtig, dass das Baby ein Erfolgserlebnis hat. Dafür gibt es dieses Brusternährungsset. Man füllt Ersatzmilch in einen Behälter, den kann man sich um den Hals hängen, und klebt den ganz dünnen Schlauch an die Brustwarze. Das Baby setzt also beim Saugen an der Brust einen Reiz (der durch Abpumpen unterstützt werden kann), die Brüste bilden langsam eigene Milch, und bis es so weit ist, bekommt das Baby aus dem Brusternährungsset Ersatznahrung und wird satt. Das Baby macht die Erfahrung, warm und geborgen im Arm der Mutter zu liegen, hat Blickkontakt und genießt das befriedigende Saugen an der Brust, das für das Kind extrem entspannend ist, sein Magen füllt sich. Gleichzeitig stimuliert es die mütterliche Brust. Diese Nähe, das Riechen, diese sinnliche Erfahrung setzt bei der Mutter den Reflex der Milchbildung in Gang. Einfach genial! Es gibt sogar Fälle, bei denen dieses Prinzip auch dann funktioniert, wenn die Frau niemals vorher schwanger war. Im Fall der Mutter, die ich betreut habe, ging es schnell mit der Milchbildung, nach zehn bis 14 Tagen war es so weit. Der Verlauf war interessant, genau wie nach einer Geburt, nur etwas langsamer: Erst kam das Kolostrum, die Vormilch, und dann die dünnere reife Muttermilch. Nach sechs Wochen hat diese Frau fast voll gestillt. Manchmal, wenn sie Stress hatte oder unterwegs war, hat sie mit der Flasche etwas zugefüttert, aber sie konnte über ein halbes Jahr voll stillen und danach noch bis zum Ende des ersten Lebensjahres mit Beikost. Das fehlende Bonding war in diesem Fall weitestgehend nachgeholt. Diese Stillbeziehung lieferte bei den beiden die Grundlage für eine sichere Mutter-Kind-Bindung. Mühe und Durchhaltevermögen bei der Frau sowie zuversichtliche Unterstützung durch mich und den Partner haben sich ausgezahlt.

Bei leiblichen Kindern passiert das Bonding ohne Aufwand einfach so, ganz leicht – wenn nichts Störendes dazwischenkommt. Ich verzweifele oft am System. Wir wissen doch jetzt um die Wichtigkeit der ersten Stunden nach der Geburt: Von wissenschaftlichen Erkenntnissen bis zur Verbesserung der Praxis in den Kliniken ist es jedoch noch weit, gerade in Zeiten von Personalabbau.

Uns Hebammen kommt eine enorme Verantwortung zu: Wir haben eine unglaubliche »Macht« unter der Geburt, positiv wie negativ. Man kann mit einem Blick, einer Geste in extrem sensiblen Phasen ganz viel unterstützen, aber auch ganz viel (zer-)stören. Ich gebe zu, ich bin in dieser Hinsicht sehr »streng« und habe einen hohen Anspruch. Den kann man kaum an eine Hebamme richten, die in der Klinik drei oder vier Geburten gleichzeitig betreuen muss. Es ist heutzutage noch eine privilegierte Situation, wenn sich eine Schwangere für die 1:1-Betreuung durch eine Beleghebamme in der Klinik oder eine Entbindung im Geburtshaus oder zu Hause mit ihrer vertrauten Hebamme entscheidet. Sich auf eine einzige Geburt konzentrieren zu können als Hebamme, sollte auf lange Sicht gesellschaftspolitisch das Ziel sein, es sollte zum Normalfall werden.

Mir wird oft unterstellt, ich sei eine Schwarzseherin und eine Art Kassandra, die nur Missstände sieht und aufzeigt. Mir ist es wichtig, meine innere Haltung weiterzugeben, Vorbild für Hebammen in der Ausbildung zu sein und werdenden Müttern zu vermitteln, es ist in Ordnung, so zu sein, wie du bist. Und: Mütter und Kinder haben das Recht auf eine individuelle und zuverlässige Begleitung in dieser wichtigen Lebensphase.

Aus meiner Sicht sollte die Hebamme der Fels in der Brandung an der Seite der Frau sein und nicht die Helfershelferin eines rein risikoorientierten und sehr von Angst vor juristischen Konsequenzen geprägten Medizinsystems. Ich weiß, das klingt hart, ich weiß, das ist verdammt viel verlangt. Aber das erwarte ich von den Hebammen, die nachkommen.

Mein Traum für die Zukunft ist, bei politischen EntscheidungsträgerInnen und Krankenkassen mit Hilfe von Bindungsforschung und Psychologie einiges bewirken und klarstellen zu können: dass es zwischen der Art der Schwangeren- und Geburtsbetreuung und der Problematik von Schreibabys und ADHS-Kindern einen Zusammenhang gibt. So viele spätere Verhaltensauffälligkeiten, Entwicklungsdefizite und sogar psychosomatische, also körperliche, Erkrankungen haben ihre Ursache in einer unsicheren oder gestörten Frühen Bindung. Unser aller individuelle Bindungs- und Beziehungsfähigkeit wurzelt in der ersten Lebensphase. Längst bewiesen sind zudem die gesundheitsgefährdenden Wirkungen einer lieblosen, vorrangig medizin-technisch orientierten Geburtshilfe bei den jungen Müttern. Es darf nicht länger akzeptiert werden, dass Frauen die Geburt als traumatisierend erleben. Elternschaft sollte in einer freudigen und bestärkenden Atmosphäre beginnen –

in »guter Hoffnung«, als Basis einer glücklicheren und menschlicheren Gesellschaft.

Vielleicht kann man den Verantwortlichen vermitteln, dass die intensive 1:1-Betreuung durch Hebammen gefördert werden muss. Eine bessere mitmenschliche Betreuung würde dem Gesundheitssystem Kosten und manche später notwendig werdende psychotherapeutische Behandlung ersparen und Menschen gesünder und sozial verantwortungsvoller machen.

Wir brauchen also nichts Kleineres als eine Revolution!

KRISTINE RABENSEIFNER (47), HAMBURG

Storchennest Hamburg: Kinderkriegen in Deutschlands einzigem Klinik-Hotel

Krankenschwester, Heilpraktikerin, Still- und Laktationsbera-
terin IBCLC. Leitet im Wechsel mit einer Kollegin seit 2007 das
Storchennest in der Asklepios Klinik Hamburg Altona.

Wenige Lebensläufe sind so voller Drang auf Weiterentwicklung, voller Wissensdurst und Neugierde auf weitere verwandte Berufsfelder wie der von Kristine Rabenseifner. Nach einem freiwilligen sozialen Jahr machte sie die Ausbildung zur Krankenschwester, arbeitete zwei Jahre auf der Inneren Medizin. Nach Arbeit in der ambulanten Pflege mit Schwerpunkt Sterbebegleitung machte sie ihre Heilpraktikerausbildung, jobbte währenddessen in der Neurologie im Krankenhaus. Als sie Mutter wurde, zog es sie beruflich ins Perinatalzentrum der Asklepios Klinik Altona. Dort war jedoch keine Stelle frei, Kristine Rabenseifner arbeitete also auf der Hals-Nasen-Ohren-Station. Sie hatte Geduld. Um noch mehr über Kindsentwicklung zu erfahren, lernte sie zusätzlich Techniken der Babymassage und die von DELFI-Kursen. Schließlich konnte sie 2002 als Krankenschwester auf die Wochenstation der Asklepios Klinik Altona wechseln. Zu der Zeit gab es eine strenge Trennung von Aufgaben: Krankenschwestern waren für die Mütter, Kinderkrankenschwestern für die Kinder zuständig und zusätzlich gab es noch Hebammen und Stillberaterinnen. Kristine Rabenseifner fing

aus eigenem Interesse eine Fortbildung zur Still- und Laktationsberaterin an, erst aus eigener Tasche, dann vom Krankenhaus
finanziert. Gleichzeitig interessierte sie sich für eine Stelle im
Storchennest, dort, wo alle Aufgaben einer Wochenstation in den
Händen einer Person liegen. Nach fünf Jahren klappte es: Sie begann endlich ihre Arbeit im Storchennest, ihrem Traum von Einheit
in der Betreuung von Mutter und Kind.

Wir nennen das »Storchennest« auch »Trainingslager«. Die
Familie kann gleich von Geburt an zusammenwachsen und
die Eltern werden wirklich firm im Umgang mit dem Baby nach
Hause entlassen. Im Storchennest können Mutter, Vater und Baby
in einem von sechs Appartements wohnen. Die Frau entbindet im
Kreißsaal und zieht dann ins Nest ein Haus weiter. Entweder hat
die Familie eine Zusatzversicherung für Einzelzimmer, die dann teilweise auch für das Storchennest greift, oder sie bezahlt das Zimmer
privat. Es kostet für die Frau 95 Euro pro Nacht, für die Begleitper-
son, also meistens den Papa, 35,70 Euro. Inklusive sind natürlich
die Vollverpflegung, die nicht aus der Großküche, sondern aus
dem Krankenhauscafé kommt, und die individuelle Betreuung der
Familie. Die medizinische Versorgung ist die gleiche wie auf der
Wochenstation, nur dass die meisten Aufgaben ausschließlich von
mir oder meiner Kollegin übernommen oder zumindest koordiniert
werden. Etliche Familien lassen sich die Tage im Storchennest von
Verwandten zur Geburt schenken. Meiner Meinung nach ist das
eine ganz wertvolle Investition in die Zukunft.

Ich bin im Storchennest für alles die zuständige Ansprechpartnerin: Ich bin selbstverständlich für das Neugeborene da, schaue
es mir jeden Tag genau an, versorge den Nabel, untersuche die
Haut, nehme Blut ab, gucke nach Auffälligkeiten. Dann kümmere
ich mich um die Mutter, schaue nach dem Fundus, beurteile die
Blutung, überprüfe die Vitalzeichen und nehme bei ihr Blut ab.

Ein großer Teil der Betreuung dreht sich natürlich ums Stillen. Dabei gibt es erfahrungsgemäß die größten Schwierigkeiten und es dauert meist ein paar Tage, bis Mutter und Baby sich aufeinander eingestellt haben. Zusätzlich zum medizinischen Bereich bin ich für alles Administrative zuständig: den Essensplan für die Eltern, die Anmeldung für die U2, Visitentermine, eventuell Ärzte herzubitten, falls es medizinische Probleme gibt. Außerdem kümmere ich mich auch um kaputte Glühlampen, den Reinigungsdienst und alle Geräte im Storchennest wie zum Beispiel die kleine Reanimationseinheit für den Notfall. Die muss jeden Tag kontrolliert werden.

Ich vereine sechs Berufe in meiner Arbeit im Storchennest. Auf der Station würde die Ärztin Blut abnehmen, die Krankenschwester würde sich um die Frau kümmern, die Kinderkrankenschwester um das Kind, die Diätassistentin um das Essen, die Teamassistentin schreibt die Akten und die technische Wartung machen wiederum andere. Wir Kolleginnen im Storchennest übernehmen auch viele Hebammenaufgaben.

Unser Familienhotel ist das ehemalige Schwesternwohnheim für examinierte Pflegekräfte. Jedes Appartement besteht aus einem großen Wohnbereich mit Bett, einem Tisch und zwei Stühlen. Vor jedem Appartement gibt es eine Terrasse mit großem Rasen davor. Im Flur steht eine kleine Kücheneinheit mit Geschirr, daneben befindet sich die Wickeleinheit mit Kleidung für das Baby. Natürlich gibt es ein Badezimmer.

Die Idee zum Storchennest hatte unser ehemaliger Chef, er hatte eine vergleichbare Einrichtung in Skandinavien gesehen und gleich umgesetzt. Diese Innovation ist hier voll eingeschlagen und die Plätze sind sehr begehrt.

Damit eine Frau mit ihrer Familie ins Storchennest wechseln kann, muss sie gesundheitliche Kriterien erfüllen. Die Vorgabe ist, möglichst die 136 Schritte von der Wochenstation im Perinatalzentrum ins Storchennest selbstständig laufen zu können.

Kann sie nicht laufen, wird sie im Stuhl rübergefahren. Für die meisten ist das Laufen kein Problem, es sei denn, das Kind kam per Kaiserschnitt zur Welt, dann bleibt die Frau 24 Stunden zur medizinischen Betreuung noch auf der Wochenstation. Nach einer natürlichen Geburt müssen Mutter und Kind noch vier Stunden im Kreißsaal zur Beobachtung bleiben, in dieser Zeit kommt auch der Kinderarzt. Der wird bei anderen Frauen sonst nach einer Spontanentbindung gar nicht involviert, da reicht es, wenn die Hebamme untersucht. Aber bevor die Familie ins Storchennest geht, kommt immer ein Kinderarzt, um ganz sicherzugehen.

In unserer Klinik werden bis zu 2700 Kinder pro Jahr geboren. Manchmal hat man das Gefühl, es kommt ein Reisebus nach dem anderen, manchmal ist kaum etwas los. Genauso ist es im Storchennest, in der vorigen Woche war alles belegt, danach hatte ich für zwei Tage nur eine Familie zu betreuen. An anderen Tagen geben sich die Familien die Klinke in die Hand. Das ist aber auch das Schöne an meiner Arbeit, dass ich morgens nicht weiß, was der Tag bringt, denn planen kann man den Aufenthalt im Storchennest nur bedingt. Letztendlich können wir ein Appartement auch nur zusichern, wenn das Kind auf der Welt ist. Manchmal muss eine Familie einen Tag warten und im Einzelzimmer mit Zusatzbett für den Mann überbrücken, auch das machen wir möglich. Aber meistens klappt es gleich, die Fluktuation ist groß. Trotzdem befinden wir uns hier in einer Art Mikrokosmos, es herrscht eine unglaublich intime und familiäre Atmosphäre. Ich habe immer eine sehr enge Verbindung zu der Familie, gerade wenn ich sie mehrere Tage am Stück betreue. Mutter, Vater und Kind sind mir noch viel näher als auf der Wochenstation, wo die Familie von vielen verschiedenen Kräften versorgt wird.

Als ich vor drei Jahren neu angefangen habe, bescherte mir die große Verantwortung schon die eine oder andere schlaflose Nacht. Ich konnte am Ende eines Tages nicht abschalten. Meine Gedanken kreisten um meine Familien. Ich hinterfragte ständig, ob ich wohl wirklich an alles gedacht, ob ich alles richtig beobachtet und beurteilt hatte. Nicht selten habe ich abends von zu Hause aus noch einmal im Appartement angerufen und mich bei den Kolleginnen auf der Wochenstation, die die Betreuung übernehmen und Ansprechpartner sind, wenn ich im Feierabend bin, über den Stand der Lage erkundigt.

Ich möchte einfach sicher sein, dass alles gut läuft. Ich erkläre beispielsweise immer wieder intensiv, wie oft ein Baby innerhalb von 24 Stunden trinken soll. Trotzdem habe ich schon erlebt, dass ich am nächsten Morgen ins Appartement komme und die Frau mir freudestrahlend erzählt, wie gut sie die ganze Nacht am Stück geschlafen hat. Bei zu langen Trinkpausen kann das Kind völlig schlapp sein, der Blutzucker runter, es nimmt zu viel ab und ich muss es aufpäppeln. Wir wissen ja alle, dass es die sogenannte Stilldemenz gibt, ich erzähle und erzähle und es wird trotzdem einiges vergessen. Auf der Wochenstation kommt immer wieder eine Kollegin im Zimmer vorbei oder die Mutter geht zum Wickeln ins Stations-Kinderzimmer. Es würde auffallen, wenn man die Frau seit vielen Stunden nicht mehr gesehen hätte. Oder die Mutter würde einer Kollegin, die Medikamente verteilt, vielleicht erzählen, dass ihr Kind schon seit vielen Stunden am Stück schläft. Daraufhin bekäme sie den Hinweis, das Baby lieber zu wecken und zu stillen.

Im Storchennest arbeite ich in der Zeit von 8 bis 16 Uhr auf Abruf. Ich bin auf dem Gelände unterwegs und habe immer ein Telefon in der Tasche, das die Familien vom Appartement aus erreichen können. Kurz vor 16 Uhr mache ich mit den Kolleginnen auf der Wochenstation eine ausführliche Übergabe. Eine Schwester hat danach mein Telefon in der Tasche bis zum Nachtdienst und gibt es weiter, bis ich dann am Morgen wieder übernehme. Oft kommen meine Familien abends noch einmal zur Wochenstation, um sich beim Stillen helfen zu lassen, oder sie zeigen das Baby vor, weil sie Fragen haben, die sich erst abends ergeben haben.

Ich bin mit meinen sechs Familien vollkommen ausgelastet. Mehr dürfen es nicht sein. Manchmal betreue ich nur drei und denke, ich arbeite für die doppelte Anzahl. Manchmal sind alle Appartements voll und ich habe zwischendurch wirklich mal eine ausgiebige Pause. Es hängt eben sehr von den Familien ab, wie zeitintensiv deren Probleme sind, ob sie das erste Kind bekommen oder schon erfahrene Eltern sind. Die Storchennest-Bewohner sind alle Menschen, die ganz bewusst und intensiv miteinander den Lebensabschnitt Entbindung und Baby beginnen möchten. Der Mann möchte gerne sofort nach der Geburt involviert sein, wenn es nicht anders geht, spätestens ab dem nächsten Tag. Wir haben zwei Appartements, in denen auch ein größeres Kinderbett steht. Das steht für ein älteres Geschwisterkind bereit. Manche Eltern haben für den großen Bruder oder die große Schwester keine Betreuung oder entscheiden sich auch ganz bewusst dafür, dieses Kind ebenfalls von Anfang an einzubinden. Das ist nicht immer eine kluge Entscheidung, ich hatte hier auch Eltern, bei denen das erste Kind sehr viel Stress gemacht hat, bedingt durch die räumliche Enge. Sie mussten sich viel mehr um dieses als ums Neugeborene kümmern. Alle haben zu wenig und schlecht ge- schlafen, da kam ich morgens rein, es herrschte eine bedrückte Atmosphäre und die Eltern waren ganz schlechter Stimmung. Gut läuft es, wenn das große Geschwisterkind tagsüber von Oma oder einer Patentante abgeholt wird und eigene Ausflüge machen kann und die Eltern Zeit für sich und das Neugeborene haben. Oder der Vater unternimmt etwas mit dem großen Kind, während Mutter und Baby schlafen, auch so können die Tage bei uns sehr harmonisch verlaufen. So wie mit der Familie aus München, die durch die ganze Republik gefahren ist, nur um ins Storchennest zu gehen. Sie haben das erste Kind mitgebracht, wollten es nicht zu Hause lassen. Diese vier haben die Zeit hier wie Urlaub genossen.

Ich denke, die Beschreibung »Trainingslager« trifft auf das Storchennest perfekt zu. Die Eltern bekommen eine besondere

Sicherheit und wachsen intensiv zusammen. Wenn die Frau alleine auf der Station ist, wird sie besonders geschult, sie ist dann kompetent und der Mann bleibt ein wenig außen vor. Im Storchennest übernimmt er viel mehr Aufgaben, als nur das Baby zu wickeln. Wir arbeiten als ein Team zusammen, besonders dann, wenn es Schwierigkeiten gibt. Wenn die Frau zum Beispiel einen sehr schmerzhaften Milcheinschuss hat, dann präpariere ich Weißkohl-Wickel, zeige ihm, wie man die Frau damit behandelt, und er übernimmt. Oder wenn das Baby große Schwierigkeiten beim Trinken hat, die Frau abpumpt oder zu Untersuchungen auf die Station muss, dann bleibt das Baby im Storchennest beim Vater. Auf der Station käme das Neugeborene wahrscheinlich zu den Schwestern ins Kinderzimmer. Bei uns ist der Vater genauso Experte wie seine Frau auch. Ich möchte, dass die Familie kompetent nach Hause geht. Dabei ist auch wichtig, dass Mütter die Väter die Pflege machen lassen, sie verbessern sonst schnell und greifen zu früh ein. Ich versuche den Müttern zu vermitteln, dass sie dem Partner vertrauen können und sollen. Er macht seine Aufgaben gut und kann auch sicher und souverän mit dem Baby umgehen.

Manche Familien meinen, dass ich eigentlich auch noch als siebten Beruf den der Familienberaterin übernehme. Ich muss tatsächlich oft vermitteln, wenn ich einmal merke, dass die Frau vergrätzt ist, wenn ihr Mann stöhnt, wie müde er sei. Ich versuche es mit Aufklärung, warum der Mann mit dem Schlafmangel nicht ganz so gut zurechtkommt wie sie. Die Mutter wird mit dem Milchbildungshormon ausgestattet, das auch Glückshormon heißt. Mit dessen Hilfe lässt sich besser mit dem Schlafmangel umgehen. Diese Unterstützung fehlt dem Mann. Ich bin im Storchennest für beide Eltern sensible Ansprechpartnerin, die Mutter und Vater so viel wie möglich selber machen lässt. Ich kann Kinder ausziehen, wickeln und baden. Die Eltern nicht. Zugucken macht die Eltern nicht sicher, sondern Übung. Ich gebe natürlich viele Tipps und mache einiges vor, wenn ich darum gebeten werde, aber die Hemmung, das Baby falsch zu behandeln, verlieren die Familien ganz schnell im Storchennest.

Am Anfang waren wir so eine Art Geheimtipp, den sich überwiegend Privatpatienten geleistet haben. Heute kommen Familien aus den unterschiedlichsten Schichten und Kulturen zu uns. Manche Eltern bevorzugen die Wochenstation, weil sie dort das Kind zwischendurch im Kinderzimmer abgeben können und auch mal ihre Ruhe haben. Storchennest-Fans möchten den Stationsalltag vermeiden, wo am Tag 25 Mal die Tür aufgeht und irgendjemand anders reinkommt: die Putzfrau, verschiedene Schwestern aus den unterschiedlichsten Gründen, Visite, Untersuchungen. Bei uns sind die Familien ganz selbstständig in ihrer eigenen kleinen Wohnung. Ihren Alltag können sie absolut individuell gestalten. Auf der Wochenstation beginnt der Tag für alle zur gleichen Zeit. Um 7 Uhr 30 kommt jemand und macht die Tür auf, bringt Frühstück oder nimmt Blut ab. Im Storchennest ruft die Familie mich an, wenn sie ausgeschlafen hat. Und auch der Vater darf so lange im Schlafanzug oder Boxershorts rumlaufen, wie er möchte, niemand stört sich daran. Ich denke, diese Ruhe, diese Intimsphäre ist das Besondere. Deshalb kommen auch gerne Alleinerziehende, die dann mit einer Freundin oder der Mutter einziehen. Diese müssen nicht den ganzen Tag glückliche Familien um sich herum beobachten. Hier sind sie für sich.

Abraten würde ich Menschen vom Storchennest, die sehr, sehr unsicher sind, wirklich alles hinterfragen, alles nachlesen und in keinster Weise der eigenen Intuition vertrauen. Diese Mütter möchten lieber rund um die Uhr in direkter Nähe einen Ansprechpartner haben und brauchen die Kontrolle auf der Station als Sicherheit. Das Storchennest ist ja wirklich nur 136 Schritte von der Station entfernt, aber im Kopf verursacht auch diese kurze räumliche Distanz bei einigen Panik und das Gefühl, verloren zu sein. In Wahrheit ist die medizinische Versorgung, auch im

Notfall, die gleiche, und die Familien dürfen mich auch alle fünf Minuten rufen, wenn ihnen danach ist.

Nach einer Spontanentbindung bleiben die meisten Familien drei Tage. Sie möchten die Kinderarztuntersuchung U2 noch mitnehmen und dann gehen sie nach Hause, wenn es mit dem Stillen klappt. Die Frauen mit Kaiserschnitt bleiben ein bisschen länger, sie gehen am vierten oder fünften Tag. Es kommt auch vor, dass Familien nur eine Nacht im Storchennest bleiben und es sie schnell nach Hause in die eigenen vier Wände zieht. Auf der anderen Seite machen andere einen kleinen Urlaub draus, wie meine Gäste aus München, die eine volle Woche hier geblieben sind. Sie haben die Annehmlichkeiten und Vorteile wirklich in vollen Zügen genossen und waren sehr dankbar für die Zuwendung. Ich bekomme das dann auch zu spüren. Mit manchen Familien läuft es nicht so harmonisch ab, da stimmt die Chemie vielleicht einfach nicht. Hier gilt es, Ungeduld und Unzufriedenheit auszugleichen und auch mal zu erklären, dass terminliche Absprachen wegen Notfällen in der Klinik nicht immer eingehalten werden können.

Die netten Familien sind die mit Witz und Humor, bei denen ich absolut integriert werde. Nicht nur ich, sondern auch diese Paare schaffen eine besondere Atmosphäre. Sie bieten mir etwas zu trinken an, fragen mich auch mal, wie es mir geht. Denen begegne ich als Mensch, nicht als Dienstleister. Es macht Spaß, wenn wir gemeinsam herumflachsen und lachen können. Oder nicht nur über Geburt und Baby sprechen, sondern auch über andere persönliche Themen, weil wir gemerkt haben, wie sehr wir auf einer Wellenlänge sind. Wenn alles mit einer gewissen Leichtigkeit angegangen wird, macht es meine Arbeit und auch die Aufgaben der Familien viel leichter. Ich hatte eine Familie, bei der das Kind am ersten Tag wie aus dem Lehrbuch getrunken hat. Am zweiten Tag war es schlapp und kaum zur Nahrungsaufnahme zu bewegen. Diese Familie hat es mit Humor getragen, hat einfach auch darauf vertraut, dass wir das Problem gemeinsam lösen, und so war es auch. Eltern, die mit dem zweiten Kind ins Storchennest kommen, haben es auch leichter. Beim ersten Kind ist die Unsicherheit manchmal größer, die Frauen sagen, sie trauen es sich noch nicht zu.

Beim zweiten sind sie schon selbstbewusster und können sich an einiges erinnern. Diese Familien brauchen die konstante Nähe zum Pflegepersonal nicht als Sicherheit. Das wären ohnehin nur Momentaufnahmen. Ich bekomme hier einen durchgehenden Eindruck von den Familien, der viel tiefer geht, als es auf der Station möglich ist. Die Stimmung zwischen den Partnern ist für mich sehr stark zu spüren, positiv wie negativ. Auch die Entwicklung des Kindes kann ich optimal beobachten, ich bemerke Veränderungen ganz schnell. Wobei es im Storchennest relativ selten zu Problemen bei Kindern kommt. Dadurch, dass die Eltern ihr Baby ständig bei sich haben, beobachten sie es noch aufmerksamer und können viele Signale sofort richtig deuten. Jedes Hungerzeichen kommt bei den Eltern an, anders als wenn das Baby einmal zwei Stunden nicht bei ihnen ist. Da kann es passieren, dass das Neugeborene sich unbemerkt regt, dann aber wieder einschläft, weil niemand reagiert hat. Im Storchennest gibt es sofort Reaktion und Nahrung. Dadurch trinken die Kinder mehr und haben weniger Blutzuckerschwierigkeiten. Das Baby spürt die ständige Nähe seiner Eltern. Direkt nach der Geburt wollen Kinder am liebsten körperliche Nähe spüren. Im Storchennest sind die Eltern rund um die Uhr mit ihm in einem Raum und können das ermöglichen.

Wenn die Eltern gehen, ist es mir wichtig, dass die Frauen gut begleitet nach Hause kommen, die intensive Betreuung im Alltag weitergeht, dass dafür gesorgt wird, dass sie später in einem Netz aufgefangen werden. Wenn ich eine Frau entlasse, rufe ich öfters die Hebamme an, die in der Familie die Wochenbettbetreuung übernehmen wird. Ich möchte einfach sichergehen, dass die Betreuung optimal und ohne Informationsverlust weitergehen kann. Ich muss die Familien loslassen können, will aber sicher sein, dass es ihnen weiterhin gut geht. Wenn sie in der Nähe wohnen, besuchen sie oft auch die Babymassagekurse, die ich im Krankenhaus anbiete. Das freut mich sehr, weil ich dann viel von der weiteren Entwicklung des Kindes mitbekomme. Außerdem treffe ich viele Mütter beim Einkaufen. Ich wohne im Hamburger Stadtteil Ottensen, in dem viele junge Familien mit Kindern ihr Zuhause haben. Dann rufen sie mir auch schon mal quer durchs Café zu, dass sie noch stillen und es ihnen gut geht. Zu Weihnachten bekomme ich oft liebe Karten mit aktuellen Fotos.

Meine Arbeit bringt viele schöne Erinnerungen mit sich. Auch manchmal schwere und traurige. Ein Elternpaar, das ich betreut habe, bekam ein Kind mit genetischer Fehlbildung. Das wussten sie vor der Entbindung nicht. Sie waren am Boden zerstört und zogen in dieser schlimmen Situation mit all ihrer Trauer ins Storchennest. Das war sehr viel Arbeit, diese Familie aufzufangen. Nach ein paar Tagen hatte das Paar es tatsächlich geschafft, seine neue Lebenssituation anzunehmen und zu akzeptieren. Ich muss in solchen Fällen die richtige Intuition, das passende Gespür haben. Meine persönliche Einstellung ist auch, dass sich ein besonderes Kind seine Familie aussucht. Eine Familie, die stark genug ist, mit ihrem Kind einen manchmal schweren Weg zu gehen. Dieser Vater ist nach ein paar gemeinsamen Tagen wirklich glücklich mit dem Kind und seiner Frau nach Hause gegangen. Gleich nach der Geburt hatte er stundenlang nur geweint und war fast verzweifelt, weil er sich nicht zugetraut hat, die Situation meistern und annehmen zu können.

Ein anderer Vater, der mir im Gedächtnis bleibt, war einer unserer Kinderärzte hier im Krankenhaus. Den hatte ich bis dahin immer nur bei der U2 erlebt, wie er Ratschläge verteilt hatte und nie um eine Antwort verlegen gewesen war. Dieser Arzt war also mit seiner Frau und dem Kind bei mir im Storchennest. Gleich nach der ersten Nacht war er ganz aufgeregt, das Kind wollte nicht im eigenen Bett schlafen! Ich weiß, das ist völlig normal, viele Kinder gewöhnen sich nicht so schnell daran. Er mit seinem ganzen Fachwissen kam mit dem praktischen Fall aus dem Leben gegriffen – aus seinem wohlgemerkt – nur schwer zurecht. Er hat sich dann mehr und mehr auf mich verlassen und unser Verhältnis war später ein völlig anderes, eines mit viel mehr gegenseitigem Respekt und auch Herzlichkeit.

Bei vielen intelligenten Menschen ist der Verstand eher im Weg und sie können die etwas schwierigeren Patienten sein. Sich fallen zu lassen fällt ihnen sehr schwer. Vor ein paar Monaten hatte ich ein chinesisches Paar hier, beide Naturwissenschaftler, hochintelligent. Das Paar bekam das zweite Kind, aber sie und ihr Mann haben sich benommen, als wären sie zum ersten Mal Eltern geworden. Sie haben gelitten und schienen keinen Handgriff selbstständig tun zu können. Die Mutter hat zwei Tage lang nicht gelächelt, so verbissen war sie. Dazu kam noch ihre Mutter ständig zu Besuch, die kein Deutsch sprach, aber immer auf dem Bett saß und mich kritisch beäugte und jeden meiner Schritte misstrauisch verfolgte. Die Stimmung ähnelte eher der auf einer Beerdigung, die Gardinen waren konstant zugezogen. Erst am dritten Tag kam ein Lächeln und ich hatte zum ersten Mal das Gefühl, sie erfreut sich an ihrem Kind. Die Großmutter war dann auch nicht mehr so streng mit mir.

Das Storchennest hat eine große Fangemeinde deutschlandweit. Trotzdem sollte man es nicht vergrößern. Es wäre nicht mehr so klein und heimelig, ein größeres Gebäude bräuchte mehr Betreuer und wäre wesentlich unruhiger. So, wie es jetzt ist, hat es genau die richtige Größe und Struktur. Wir haben ständig »Wiederholungstäterinnen« hier. Ich habe etliche Familien schon drei Mal betreut, das ist natürlich besonders schön. Dadurch wird das Verhältnis immer herzlicher und enger. Der Kontakt ist so schön, dass ich manchmal gar nicht Feierabend machen mag, weil es mir so gut gefällt. Ich glaube, ich habe besonderes Glück mit meiner Arbeitssituation, die mich sehr erfüllt. Wenn es mir gelingt, dass eine Mutter, deren Kind erst die Brust verweigert, voll stillend nach Hause geht; wenn ich sehe, wie selbstverständlich ein Vater nach ein paar Tagen bei uns seine Rolle annimmt; wenn ich spüre, dass die Familie mich nicht mehr braucht, sondern souverän mit dem Kind zu Hause wird umgehen können, dann macht mich das glücklich.

Dafür liebe ich diesen Job!
Eine Hebamme in den Wehen

Ausbildung: 1997–2000 in Wuppertal. Werdegang: 2004–2006 freiberufliche Hebamme, seit 2000 Klinikum Niederberg in Velbert.

Was haben eine Schreinerin und eine Hebamme gemeinsam? Sie betreiben ein Handwerk. Der Umgang mit Holz machte Marianne Unkelbach zunächst viel Spaß. Was fehlte, war der alltägliche Kontakt mit Menschen. Ein Tapetenwechsel für die Sinneskrise folgte prompt: Freiwillige soziale Dienste führten die gelernte Handwerkerin in die Schweiz, nach Belgien und Amerika. Marianne Unkelbach verbrachte viel Zeit in Altenheimen und stellte dabei fest, mit Menschen nicht erst in der letzten Phase ihres Lebens arbeiten zu wollen. Im Fernsehen sah sie durch Zufall eine Dokumentation über Hebammen. Sie bekam Einblicke in einen Beruf, der ihr bis dato nie präsent war, aber genau das verkörperte, was sie wollte: Handwerk beim Start ins Leben. Nach einem Praktikum im Kreißsaal bewarb sie sich um einen Ausbildungsplatz.

Man musste sehr dickköpfig sein, um in den Neunzigern eine Schreinerlehre zu machen. Ich habe sehr kämpfen müssen, um überhaupt eine Ausbildungsstelle zu bekommen. Es war auch ein Kampf in den folgenden drei Jahren, weil ich von den Männern natürlich überhaupt nicht ernst genommen wurde auf den Baustellen. Ich wurde immer mit so einem »Was will die denn hier?«-Blick begrüßt. Die Durchsetzungskraft, die ich in der Zeit brauchte, hat mich wunderbar auf den Hebammenberuf vorbereitet.

Als ich selber schwanger wurde, ging es mir wie den meisten Kolleginnen: Nicht die Hebamme nimmt die Nachricht auf, sondern die Schwangere. Ich fing ab Mitte der Schwangerschaft auf einmal an, Fragen zu stellen, die ich als Hebamme im Schlaf hätte beantworten können müssen. Mein Mann war total verdutzt, wie unsicher ich plötzlich auf meinem Spezialgebiet geworden war. Der hat mich manches Mal angeguckt und gesagt: »Das musst du deine Hebamme nicht fragen, das kann ich dir sogar beantworten. Das habe ich dich schon selber fünfzig Mal zu anderen Frauen sagen hören.« Ich habe in meinen Büchern manche Dinge noch mal nachgelesen, auch später beim Stillen. Denn wenn so ein kleiner Mensch schreit und dazu die Hormone hüpfen, dann sieht man manchmal »den Wald vor lauter Bäumen nicht«. Man wird in der Schwangerschaft wirklich sehr vergesslich. Viele sprechen liebevoll von der sogenannten Schwangerschaftsdemenz. Das setzt sich in der Stillzeit häufig mit der sogenannten Stilldemenz fort. Ich habe diese Zeiten auch ganz anders wahrgenommen, nicht mehr rational, sondern mit Bauchgefühl im wahrsten Sinne des Wortes. Es war ein wunderbares Alles-wird-gut-Gefühl, wie ich es vorher nie kannte.

Wenn eine Hebamme schwanger wird, dann gelten für sie arbeitsrechtliche Schutzregeln: Sie darf wegen Infektionsgefahr mit Blut und Fruchtwasser keine Geburt mehr betreuen. Ich durfte mich noch um Frauen während der ersten Wehen kümmern und sie natürlich hinterher betreuen, aber wenn es ernst wurde, haben

Kolleginnen übernommen. Es gibt auch viele Kliniken, in denen schwangere Hebammen gar nicht mehr in den Kreißsaal dürfen, sondern auf der Station arbeiten müssen. Deshalb offenbaren viele erst sehr spät, dass sie schwanger sind.

Aus Hebammensicht, glaube ich, war ich teilweise schon anstrengend als Schwangere. Ich war sehr vergesslich, ein bisschen weinerlich und sensibel. Mein Mann, der immer ein Kind wollte, war angesichts seiner veränderten Frau doch manchmal verunsichert. Als Ben geboren wurde, war mein Mann überglücklich, die Schwangerschaft genießen konnte er nicht wie ich, die alles ganz bewusst erlebt und auch gerne manche Marotte mitgenommen hat. Den Schwangerschaftstest habe ich besorgt, als ich immer wieder Heißhunger auf Salziges hatte. Ich habe mir Brote dick mit Schinken belegt und dieses Werk dann noch kräftig gesalzen. Da habe ich gemerkt, dass irgendwas im Busch war. Vanilleeis mit sauren Gurken drauf wie bei anderen Schwangeren gab es bei mir nicht. Ich habe auch meinen Mann nicht abends um 22 Uhr rausgejagt, er müsse mir noch Naschzeug besorgen. Dafür habe ich aber Kitsch gelesen und angeschaut. Bei einer bekannten Schokoladenwerbung musste ich immer schnell umschalten, sonst hätte ich vor Rührung jedes Mal Rotz und Wasser geheult. Meine Schwester hatte mir eine CD geschenkt mit einem Lied, das der Sänger für sein ungeborenes Kind geschrieben hatte. Ich hörte es und konnte anschließend eine Stunde lang nicht aufhören zu weinen. Danach habe ich diese CD nie wieder gehört.

So rührselig ich auch war, der Geburt habe ich ganz entspannt entgegengesehen. Sowohl meine Hebamme als auch meine Ärztin sind in dem Jahr über Ostern in Urlaub gefahren, der voraussichtliche Entbindungstermin lag genau in dieser Zeit. Alle um mich herum waren deshalb sehr nervös, ich hingegen war ganz ruhig und mir sicher, dass mein Sohn warten würde, bis alle wieder da sein würden. Ich war so entspannt wie noch nie in meinem ganzen Leben. Als meine Hebamme habe ich mir einfach meine sympathischste Kollegin ausgesucht. Sie hatte gerade eine eigene Praxis eröffnet und gab auch Kurse. Für mich war klar, ich möchte zusammen mit meinem Mann, wie alle anderen Menschen auch, einen Geburtsvorbereitungskurs besuchen, in dem eine Hebamme das erzählt, was ich in zahllosen Kursen anderen Paaren schon hundert Mal erzählt hatte. Eigentlich ist das verrückt, aber ich war eben nicht mehr Hebamme, sondern selber einfach nur eine Schwangere. An diesen Mittwochabenden konnte ich mich zurücklehnen, entspannen und mich um nichts anderes kümmern als um den Papa, mich und unser Kind. Manches habe ich tatsächlich auch noch dazugelernt.

Ich werde oft gefragt, ob man grundsätzlich solche Kurse machen muss. Man muss nicht, man kann natürlich auch so sein Kind kriegen. Aber es ist einfach wunderschön, sich einmal die Woche anderthalb Stunden lang nur auf die neue kleine Familie zu konzentrieren, nur auf dich, deinen Mann und das Baby. Niemand stört, kein Telefon klingelt, es herrscht einfach Ruhe. Für meinen Mann fand ich es sehr wichtig, dass er andere Paare sah und verstand, dass nicht nur seine eigene Frau gerade auf einer hormongesteuerten Welle unterwegs war, sondern alle anderen auch. Ich sage auch immer allen Frauen, dass sie nach der Geburt in Babykurse gehen sollen, egal ob PEKiP oder DELFI. Diese wöchentlichen Termine sind weniger für das Baby, sondern vor allem für die Frauen, damit sie sehen, dass sie mit allen Unsicherheiten, Schwierigkeiten und Zweifeln nicht alleine sind.

In der Vorstellungsrunde in meinem Geburtsvorbereitungskurs wollte ich eigentlich inkognito bleiben, aber meine Kollegin hat mich geoutet. Die anderen Kursteilnehmer konnten es nicht ganz ignorieren, manches Mal wurde ich zur Bestätigung angeschaut oder angesprochen. Wenn meine Kollegin und ich uns einig waren, konnten sich die Paare doppelt sicher sein.

Beim Nestbau zu Hause habe ich mir Zeit gelassen. Ich habe erst zwei Tage vor dem Stichtag die Wickelkommode aufgebaut, eine Woche vorher war das Kinderzimmer fertig gestrichen. Ich kann mir heute nur schwer erklären, wie ich so entspannt sein konnte. Mein Bauch war relativ klein und ich war kaum eingeschränkt. Manche Frauen können auf halber Strecke kaum noch ihre Schuhe zubinden mit ihrem ausladenden Bauch, ich konnte bis zum Schluss sehr aktiv bleiben, ganz ohne Sorgen. Auch untersucht habe ich mich selber nie oder die Lage des Babys getastet. Ich habe viel mit ihm gespielt, von außen gestupst und er hat von innen reagiert. Auch das war das Verhalten einer Schwangeren, nicht das der Hebamme. Eines Tages hatte ich die Befürchtung, vorzeitige Wehen zu haben. Ich rief meine Hebamme an und die fragte mich, ob mein Muttermund aufgegangen wäre. Sie war fest davon ausgegangen, dass ich mich längst selbst untersucht hätte. Darauf war ich nicht gekommen und dachte später, wie spannend es war, sich selbst untersuchen zu können. Ich war froh, dass mein Bauch so klein war, ich kam gerade noch um ihn herum.

Am Tag der Geburt bin ich morgens um acht Uhr aufgestanden und habe gemerkt, dass etwas tröpfelt. Ich habe das absolut ignoriert und dachte, mein Sohn tritt mir einfach regelmäßig vor die Blase. Im Laufe des Tages schaltete sich dann zwischendurch doch das Hebammenwissen ein und mir wurde klar: hoher Blasensprung! Ein hoher Blasensprung bedeutet, dass es nur eine kleine undichte Stelle in der Fruchtblase gibt, aus der das Fruchtwasser nur langsam heraussickert. Die meisten Frauen merken das erst nach vielen Stunden, weil sie vorher denken, sie gäben Urin ab. Eine nicht schwangere Hebamme hätte das wohl ein paar Stunden eher begriffen. So langsam wurde mir klar, dass es heute ernst würde, aber meinem Mann habe ich noch nichts gesagt. Pünktlich zur 20-Uhr-Tagesschau saßen wir auf dem Sofa, als die Wehen einsetzten, erst mit leichten Kontraktionen, die mich an Regelschmerzen erinnerten. Die steigerten sich in den nächsten anderthalb Stunden und gegen 22 Uhr musste ich langsam gegen den Schmerz anpusten. Mein Mann, den ich bis dahin im Unklaren gelassen hatte, schaute mich entgeistert an und war dann voller Aufregung. Er wäre am liebsten sofort losgefahren.

Meine Hebamme war noch in Urlaub kurz hinter der holländischen Grenze, hatte mir aber versichert, sie würde sofort kommen. Kurz vor 23 Uhr saß ich immer noch mit kräftigen Wehen zu Hause, brauchte aber noch deutlichere Hinweise, dass die Geburt unmittelbar bevorstand. Ich erinnerte mich an den alten Trick, in die Badewanne zu gehen. Nach einer halben Stunde lassen die Schmerzen entweder nach oder werden stärker. Letzteres bedeutet, dass es wirklich Geburtswehen sind. Nach zwanzig Minuten kam ich vor Schmerzen kaum aus der Wanne. Eine Wehe, ein Fuß ins Hosenbein, noch eine Wehe, nächster Fuß ins Hosenbein. Ich rief dann meine Hebamme Ulrike an, die sich sofort in Holland ins Auto setzte, ein bis zwei Stunden würde sie brauchen. Die Geduld meines Mannes war nach diesem Selbstversuch zu Ende, jetzt wollte er mich nur noch schleunigst ins Krankenhaus schaffen. Im Kreißsaal untersuchte mich erst eine andere Kollegin, während meine Freundin Ulrike noch über die Autobahn jagte. Ich betete insgeheim, dass mein Muttermund schon geöffnet sein würde. Ich hatte schon einiges an Schmerzen hinter mir und machte mir Sorgen, dass ich erst am Anfang einer sehr langen Nacht stehen könnte. Fünf Zentimeter war die Diagnose und ich war froh, denn damit war schon viel geschafft. Kurz darauf kam Ulrike. Witzigerweise fand ich es in dem Moment nicht unangenehm, von einer Kollegin untersucht zu werden. Ich wollte einfach nur wissen, wie weit ich schon war. Ich kenne auch Kolleginnen, die immer gesagt haben, sie würden niemals in dem Krankenhaus entbinden, in dem sie arbeiteten. Ich vertraute meinen Kolleginnen vollkommen und es gab mir viel Sicherheit, die Abläufe dort genau zu kennen. Ulrike fragte mich dann, wie ich weitermachen wolle. Ob ich Lust hätte, wieder in die Badewanne zu gehen. Ich war in dem Moment völlig planlos und offen für jeden Vorschlag. Über eine Wassergeburt hatte ich nie zuvor nachgedacht. Im Krankenhaus gibt es große runde Wannen, in denen sich eine Schwangere hin und her bewegen kann, wie sie möchte. Das warme Wasser dämpft den Wehenschmerz und das Baby wird im Wasser geboren, dieses angenehme Gefühl kennt es aus dem Bauch, in dem es im Fruchtwasser schwimmt. Diese Art der Entbindung ist aber nicht angenehm für alle Frauen, manche entspannen sich mal für eine Zeit im Wasser und möchten dann wieder laufen oder etwas anderes. Nur wenige Frauen, die in die Badewanne gehen, fühlen sich so wohl, dass sie es bis zum Schluss im Wasser aushalten.

Der Verlauf einer Geburt kann einfach nicht durchgeplant werden, da jede Frau anders ist. Ich selber wollte mich auf nichts festlegen, für mich war nur klar, dass ich in unsere Klinik möchte. Nebenan hatten wir bei uns auch eine Kinderklinik, für mich ein weiteres Argument, denn ich kannte die Kinderärzte und schätzte sie sehr. Ich hab mir über den Geburtsverlauf keine Gedanken gemacht, weil ich als Hebamme ganz genau weiß, dass man nicht vorhersehen kann, wie man sich wann fühlt. Ich sage den Frauen immer, dass sie sich nichts vornehmen sollen. Jede Frau kann immer nur von Stunde zu Stunde gehen und spüren, was ihr jetzt gerade guttut. Ich hatte mich in der Wanne sehr wohlgefühlt und konnte mir das jetzt auch gut vorstellen.

2003 konnten schon einige meiner Kolleginnen akupunktieren, meine Hebamme Ulrike gehörte dazu. Sie setzte mir schmerzlindernde Nadeln in der Badewanne. Ich kannte zu dem Zeitpunkt nur die Wirkung der geburtsvorbereitenden Akupunktur und war so auf die Wehen konzentriert, dass ich es kaum wahrnahm. Danach ließen die Schmerzen auf einmal deutlich nach. Ich freute mich, sagte aber nichts, da ich dachte, die Wehen würden nachlassen, und rechnete sonst mit einem Wehentropf. Aber in den nächsten zwei Stunden ging es kontinuierlich weiter mit der Geburt. Erst im Nachhinein begriff ich den Zusammenhang und bin seitdem begeistert von der Akupunktur und habe ein paar Jahre später selber mit der Ausbildung begonnen.

Der Wehenschmerz ist schwer zu beschreiben und nach der Geburt auch bald wieder vergessen, das hat die Natur gut einge-richtet. Jede Frau schildert Wehen anders. Ich habe sie wie einen hundertfachen Periodenschmerz empfunden. Manche spüren den besonders im Unterleib, manche im Rücken. Ein kleines bisschen hatte ich mich selbst unter »Erfolgsdruck« gesetzt. Als Hebamme bei der dritten Wehe nach einer PDA zu schreien wäre mir vor den Kolleginnen schon etwas peinlich gewesen. Ansonsten war klar, ich kämpfe, solange ich kann, und wenn ich nicht mehr kann, frage ich natürlich nach einer PDA.

Gestöhnt habe ich, laut gestöhnt. Das, wovor die deutschen Frauen, wir beherrschtes Volk, immer Angst haben, laut gestöhnt. UAHHHHHH habe ich in der Wehe gemacht. Man selber hört sich erst nicht so richtig, irgendwann erst wird einem bewusst, welche Geräusche man von sich gibt. Das passiert auch nicht be-wusst, die Wehen werden einfach kräftiger. Man kann gar nicht mehr anders, man kann sie nicht mehr leise veratmen und diskret vor sich hin pusten. Ich habe mich dann auch tatsächlich in einer Weise bei meinem Mann abgestützt, wie ich das den Frauen im-mer gezeigt hab. In dem Moment habe ich es nicht gemacht, weil es im Lehrbuch steht, sondern weil mir danach war und es auch wirklich guttat. Das war eine prima Erkenntnis, dass das, was ich bis zu diesem Erlebnis immer nur theoretisch weitergegeben hatte, in der Praxis tatsächlich funktioniert. Bis dahin konnte ich die Schmerzen gut aushalten. Die letzte Stunde war grenzwertig, aber für eine PDA hätte ich die Wanne verlassen müssen, und meine Hebamme sagte mir, dass mein Sohn nicht mehr lange auf sich warten lassen würde. Also blieb ich in der Wanne. Als mein Sohn mit seinem Köpfchen tiefer rutschte und sich Platz machte, habe ich mich die ganze Zeit an den Gedanken geklammert, dass es jetzt wirklich bald geschafft ist. Im Nachhinein wäre ich in der letzten Sunde für eine PDA dankbar gewesen, aber hinterher ist man ja immer klüger. Als ich dann mitschieben sollte, machte meine Hebamme mir klar, dass ich stärker schieben musste. Es würde sich sonst alles unnötig in die Länge ziehen. Sie redete mir gut zu: »Du kannst noch fester!« Ein Satz, den ich schon so oft zu Frauen in den Jahren davor gesagt hatte, und natürlich hatte sie recht. Ein guter Teil der Arbeit einer Hebamme ist die eines Motivationstrainers: bestätigen, anfeuern und Mut machen, denn die Frauen können so viel mehr, als sie denken. Wenn das Baby dann geboren wird, sorgt die Hebamme dafür, dass es für einen Moment noch unter Wasser bleibt. Wenn es von alleine an die Wasseroberfläche triebe, würde wegen der kühlen Luft der Atemreflex ausgelöst werden. Wenn man sich jetzt vorstellt, dass es nach oben schwebt und mit dem Rücken als Erstes Luftkontakt hat, würde es ja mit dem Kopf nach unten im Wasser den ersten Atemzug tun. Das Einzige, was die Hebamme also machen muss, ist, das Baby rauszugeleiten und zu empfangen. Unter Wasser darf es noch einen Moment verweilen, und die Mutter nimmt es dann selbst aus dem Wasser auf den Arm. Dort decken wir das Kind mit einem warmen Handtuch zu.

Als ich meinen Ben auf dem Bauch hatte, war ich unendlich erschöpft. Ich habe nicht geweint, aber diesen schönen Moment sehr genossen, ich war so froh, dass alles vorbei und gut verlaufen war. Ich kann mich auch nicht mehr an alles erinnern. Manches vom Ablauf weiß ich nur noch vernebelt. Ich habe Ben ein paar Minuten auf meinem Bauch gehabt, er wurde abgenabelt und durfte dann zu meinem Mann auf den Arm. Ich kam aus der Wanne und wartete auf dem Bett noch auf die Nachgeburt. Dabei hatte ich leider eine sehr starke Blutung, ich habe mehr als einen Liter verloren, alle wurden sehr hektisch, legten mir schnell eine Braunüle und waren aufgeregt. Ich hingegen war die Ruhe selbst, mir war alles egal, es tut einem nach solchen Strapazen auch nichts mehr weh. Über eine Braunüle kann man dann nur grinsen, wie dick die Nadel auch sein mag. Mein Mann ist mit Ben auf dem Arm derweil durch den Kreißsaal gelaufen. Ich wollte ihn später gerne zur Ablenkung beim Nähen bei mir haben, aber der stolze Papa konnte sich nicht trennen, das fand ich wunderschön. Das Nähen empfand ich als sehr schmerzhaft. Zu diesem Zeitpunkt möchte man eigentlich nur noch in Ruhe gelassen und nicht mehr angefasst werden. Ich werde so oft gefragt, ob Hebammen nicht eigentlich selber Kinder geboren haben müssen, um Frauen unter der Geburt wirklich optimal betreuen zu können. Ich sage ganz klar: »Nein«! Man sieht vielleicht manches ein bisschen anders, man kann vielleicht noch ein bisschen mehr Verständnis haben, wenn man selber eine Geburt durchgestanden hat. Aber eigentlich weiß man alles, was nötig ist, vorher. Ich habe nach Bens Geburt meine Frauen genauso behandelt wie vorher auch, das hat mich überrascht. Aber ich war froh, dass ich eine lange Elternzeit hatte. Wenn ich nach einem halben oder ganzen Jahr wieder hätte arbeiten müssen, wäre ich sehr überbeschützend gewesen, weil ich einfach diesen eigenen Schmerz noch sehr im Kopf hatte. Ich hatte nicht sofort alles vergessen und der letzte sehr unangenehmen Teil der Geburt blieb mir noch lange und klar vor Augen. Ich hätte zu sehr mitgelitten mit den Frauen. Wenn die unter der Geburt sehr geklagt hätten, hätte mir der professionelle Abstand gefehlt.

Mein eigenes Erlebnis brachte nicht viele neue Erkenntnisse, aber es war beeindruckend zu erleben, welche Kraft in mir steckt. Diese Kraft steckt in jeder Frau! Immer wieder realisiere ich in solchen Momenten, warum ich diesen Job so sehr liebe, besonders wenn man eine Frau vor sich hat, bei der man fast überflüssig ist. Die sich so selbstverständlich bewegt und instinktiv das Richtige tut. Oder wenn eine Frau, die am Anfang noch unsicher war, dann nach und nach immer mehr Selbstvertrauen gewinnt und es aus eigener Kraft viel weiter schafft, als sie es selber je geglaubt hätte. Mit dieser Kraft im Rücken müssen wir Frauen eigentlich nur den Kopf abschalten und die Natur das Wunder machen lassen.

»Ebenin agazina tüküreyim!« In der Türkei hat die Hebamme meistens Schuld

Ausbildung: 2000–2003 in Osnabrück. Werdegang: 2003 Geburtshaus Berlin, danach Belegverträge in Kliniken und Arbeit als freiberufliche Hebamme.

Emine Babaç wurde in Witten in Nordrhein-Westfalen geboren und wuchs in Deutschland auf. Ihre Eltern kommen beide aus der Türkei. Der Vater stammt aus Zonguldak, einem Ort 400 km von Istanbul entfernt. Nach drei Semestern schmiss sie das Medizinstudium in Halle. Auswendig lernen, nur um Scheine zu bekommen, frustrierte Emine Babaç. Als Hebamme konnte sie dann endlich eigenverantwortlich arbeiten und gleichzeitig einen intensiven Kontakt zu ihren Patientinnen pflegen. Seit einigen Jahren betreut sie in Berlin unter anderem türkische und arabische Frauen in der Schwangerschaft, bei der Geburt und im Wochenbett.

Wenn türkische Frauen mich gezielt anrufen und fragen, ob ich sie betreuen kann, dann nur, weil ich einen türkischen Namen habe und türkisch spreche. Bei einer Landsmännin fühlen sie sich besser verstanden. Ich bin zwar nicht in der Türkei aufgewachsen, weiß aber, wie türkische Familienzusammenhänge funktionieren. Ich kann mir vorstellen, wie sich eine türkische Frau in Deutschland fühlt, die erst vor zwei Jahren hierher gekommen ist, schwanger dasitzt und der alles einfach nur fremd ist. Es wird viel über Integration diskutiert. Auch die gut integrierten Türken, die Deutsch lernen und sich hier in der Gesellschaft einbringen, sind froh, wenn sie mal türkische Menschen um sich herum haben, mit denen sie sich in ihrer Muttersprache verständigen können.

Ich bin in Deutschland sozialisiert, meine Eltern haben mir gleichzeitig die türkische Kultur nahegebracht. Die Frauen spüren, dass ich zu ihnen gehöre. Wir haben das gleiche türkische Blut. Das schafft eine gemeinsame Basis, denn die Kulturen unterscheiden sich immens. Eine deutsche Frau geht sehr reflektiert mit der Geburt um, sie überlegt lange vorher, welche Geburtsposition möglicherweise gut sein könnte, in welches Krankenhaus sie möchte, bei wem sie einen Geburtsvorbereitungskurs besucht. Wenn es nicht gerade eine gebildete, studierte Frau ist, die sich wahnsinnig viel mit der Thematik auseinandergesetzt hat, dann lande ich mit meinem Faible für alternative Geburtspositionen bei spontaner Geburt ohne Medikamente bei der türkischen Frau nicht. Sie möchte es genauso haben, wie sie es irgendwo schon mal gehört oder schon erfahren hat. Sie will in den Wehen liegen und am liebsten auch Schmerzmittel nehmen. In der Türkei sind Hebammen überwiegend fortgebildete Krankenschwestern. Es gibt mittlerweile sogar auch den Studiengang Hebammenwissenschaften und diese Hebammen sind tatsächlich fachlich sehr fit. Aber in der Türkei ist es einfach gang und gäbe, dass schwangere Frauen ausschließlich zu Ärzten gehen und von denen auch entbunden werden. Es kommt in der Türkei ganz stark darauf an, ob die Frau in einer Stadt oder auf dem Dorf lebt. Ihre Entscheidungen sind abhängig davon, ob sie versichert ist, eigenes Geld hat, welche Art der Versorgung und Zuwendung sie sich leisten kann. Insofern bedeutet es für die türkische Frau, die sonst in den Bergen lebt und dort eher zu Hause gebären muss, totalen Luxus, in einer großen, modernen Stadt wie Berlin zu sein, in die Klinik zu gehen und ohne Aufpreis Schmerzmittel wie eine PDA haben zu dürfen. Das kostet in der Heimat extra. In der Türkei gab es eine Zeit lang einen Boom bei den Kaiserschnitten. Die Familie hat gespart, damit die Frau sich diesen Eingriff leisten konnte. Betäubung, Schmerzmittel und Kaiserschnitt waren fast Statussymbole. Mittlerweile ist der Trend rückläufig, weil es immer mehr Mütter gibt, die sich zum Wohl des Kindes für eine Spontangeburt entscheiden. Aber die PDA muss sein.

Es ist auch eine Frage der Aufklärung. Ich habe mit meinem kulturellen Hintergrund dann doch den Vorteil, dass ich weiß, wie es in deren Heimat läuft, weswegen ich Pro-und-Kontra-Diskussionen gut führen kann und darf. Wenn die Frau unbelehrbar ist, gebe ich ihren Wünschen nach. Wenn ich eine Schwangere zu etwas überrede, was sie partout nicht möchte, wenn sie sich unbedingt einen Kaiserschnitt wünscht und ich versuche, sie vom Gegenteil zu überzeugen und es unter der Geburt tatsächlich irgendwelche Komplikationen gibt, dann endet die Geburt mit einem Trauma. Damit tue ich keiner Frau einen Gefallen. Am Ende soll sie selbst entscheiden und nicht das Gefühl haben, fremdbestimmt zu sein.

Wenn eine türkische Frau Wehen bekommt, dann geht sie meistens nicht alleine mit ihrem Mann ins Krankenhaus, sondern wird auch von anderen Familienmitgliedern begleitet. Vor 200 Jahren haben in Deutschland auch Geburten mit zehn Frauen drum herum stattgefunden. Von jeher denkt man, dass Frauen sich besser einfühlen und andere entsprechend unterstützen können, weil die werdende Mutter in den Wehen das Gefühl hat, in dieser Runde eher loslassen zu können und nicht gleichzeitig auch noch dem

Mann gefallen zu müssen. In manchen arabischen Kreisen ist es sogar so, dass Frauen unter der Geburt lauter jammern, wenn der Mann im Raum ist (wenn er rausgeht, werden sie ruhiger), weil das Geburtsgeschenk entsprechend größer ausfällt. Je mehr der Mann sieht, dass seine Frau gelitten hat, umso mehr tut sie ihm leid und umso mehr beschenkt er sie!

Nach der Geburt haben die Frauen in türkischen Haushalten viel mehr zu sagen, als im Allgemeinen angenommen wird. Mann und Frau haben einfach unterschiedliche Bereiche und der Haushalt ist ihrer. Ich erlebe oft, dass Männer bereit sind, auch diesen Bereich als Entlastung ihrer Frau nach der Geburt mit zu übernehmen, aber meistens schießt sie dann quer. Die Ehemänner machen es dann eben nicht so, wie die Frau es gerne hätte. Eine Türkin kann dabei viel schlechter loslassen als eine deutsche Frau. Ich habe schon erlebt, dass der Mann zu viel Besuch im Wochenbett abwehrte, um seiner Frau Arbeit zu ersparen. Daraufhin ist sie Sturm gelaufen und war in Sorge, was man von ihr halten würde. Der Besuch muss kommen und der Besuch muss bewirtet werden. Von ihr. Und wir reden nicht davon, dass sie einen Fertigkuchen aus dem Schrank holt. Der Mann hilft viel mit zu Hause, es soll nur keiner merken. Ich habe eine Familie betreut, wo der Mann ganz begeistert war, sein Kind füttern, wickeln und baden zu dürfen. Er hat aber klargemacht, dass er auf gar keinen Fall fotografiert oder gefilmt werden möchte. Ihn so sehen, bei diesen Frauenaufgaben, durften nur die Mutter und die Hebamme. Vor seinen Freunden hätte er ganz schlecht dagestanden.

Ich versuche immer, in den türkischen und arabischen Familien so viel Einfluss wie möglich auf den Kontakt zwischen Vater und Kind zu nehmen. Von mir hören sie immer wieder, dass es ein Segen ist, wenn ein Vater sich kümmert. Es ist aber eine Sache des Verkaufens. Ich vermittle den Männern Babypflege nicht als Arbeit und Aufgabe, sondern als Geschenk, Zeit mit ihren Kindern verbringen zu dürfen.

Ich muss auch den Müttern und Schwiegermüttern manchmal Dinge anders verkaufen, als sie es gewohnt sind. Ganz früher hat man Kinder ab und zu gewaschen und fertig. Dann kamen Cremes und Puder auf den Markt und galten als Luxus. Türkische Kinder werden wahrscheinlich im Verhältnis immer wesentlich häufiger eingepudert und eingecremt, als man das hier in Deutschland kennt. Wenn ich in eine Familie komme und sage, den Kram braucht das Kind nicht, dann gucken die mich an wie eine Außerirdische. Dann muss ich erst einmal erklären, warum die Babyhaut nicht von diesen Produkten profitiert. Das ist aber nicht einleuchtend genug. Wenn ich in der türkischen Familie allerdings aufkläre, dass Cremes und Shampoos Alkohol oder Alkoholderivate enthalten, ist alles fein. Spätestens mit dem Hinweis, dass die Mutter in der Stillphase doch auch keinen Alkohol trinken dürfe, ist die Überzeugungsarbeit perfekt.

Was mir viel schwerer fällt, ist körperliche Zusammenhänge zu erklären und diese den Türken nahezubringen. Weil sie kaum anatomische Kenntnisse haben, die sie natürlich nicht unbedingt haben müssen, aber auch, weil die türkische Sprache viele Details gar nicht hergibt und sogar Missverständnisse produziert. Demnach gibt es sprachlich gesehen bei einer türkischen Frau keinen Dammriss, sondern die Gebärmutter reißt. Und wenn ich ihr dann versuche zu erklären, dass die Gebärmutter viel tiefer drin sitzt, muss ich zum Beispiel genau zeigen, wo und was der Damm ist. Das Wort existiert grundsätzlich, kommt aber im normalen Sprachgebrauch nicht vor.

Ich versuche, ihnen manches aufzumalen oder anhand anderer Körperstellen zu demonstrieren. Die Fläche zwischen Daumen und Zeigefinger ist beispielsweise wunderbar geeignet, um die Fläche zwischen Scheideneingang und dem aufgemalten Po-Schließmuskel zu demonstrieren. Auch ernährungstechnisch wird es manchmal schwierig mit der Verständigung: Manches empfehle ich, wofür in der türkischen Sprache je nach unterschiedlichen

Regionen andere Wörter benutzt werden können. Die Übersetzung für Hirse kann im einen Ort Maismehl bedeuten, in dem anderen sind es kleine Nudelkügelchen; woanders kennt man das Wort gar nicht oder die Getreidesorte ist nicht verbreitet. Da muss ich erst einmal genau nachfragen, woher die Frau kommt und wie sie vorher gelebt hat, und dann kann ich versuchen, alle Puzzelteilchen zusammenzusetzen.

Manche Bräuche sind nicht bedrohlich, sondern eher lustig: In manchen Gegenden in der Türkei werden Babys gesalzen. Wenn sie geboren sind, werden sie täglich gebadet. Und nach dem Baden muss man Babys salzen, damit sie, wenn sie erwachsen sind, weniger intensiven Schweißgeruch haben. Salzen kann ich den Schwiegermüttern nicht verbieten, die haben das immer schon seit Generationen gemacht. Die Mutter würde das vielleicht noch einsehen, aber für die Alten muss ich nach irgendeiner Alternative suchen. Wenn das Kind im Jugendalter einmal schlecht riecht, kriegt die Mutter die Schuld, weil sie das Baby nicht gesalzen hat. Mein Vorschlag, den ich meist durchsetzen kann, ist, das Baby zu baden und in das Wasser eine Handvoll Totes-Meer-Salz zu geben. Das pflegt tatsächlich die Haut, was für die Mutter schön ist, weil sie dann das Gefühl hat, etwas richtig zu machen, und sie wird nicht noch weiter unter Druck gesetzt. Die Großeltern sind total zufrieden, denn letztendlich haben sie ihren Willen bekommen: Das Kind wurde gesalzen.

Manche Traditionen kommen den Müttern auch zugute. In den türkischen Dörfern gibt es noch eine richtige Wochenbettkultur. Die Mutter ist tatsächlich die ersten vierzig Tage lang durchgehend zu Hause. Sie darf nichts tun, nicht vor die Tür gehen und sich kaum bewegen, aber dafür wird ihr auch die komplette tägliche Arbeit abgenommen. Es sind immer mehrere Frauen im Haushalt anwesend, die alle Gäste bewirten, die Mutter bekochen, das Kind wickeln und baden, sich um Geschwisterkinder kümmern. Die Mutter muss eigentlich nur essen und stillen.

Hier in Deutschland achte ich sehr darauf, Respekt vor den Älteren zu zeigen. Ich kann vielleicht ab und zu vorsichtig widersprechen. Ich kann das sehr freundlich tun und trotzdem sagen, dass vieles von früher gut ist, aber man jetzt neue Erkenntnisse hat und es anders macht. Manchmal nehmen sie es auch an. Eine Mutter, die grade frisch geboren und keinerlei Erfahrungen mit Babys hat, wird von der Familie tatsächlich so gelenkt, dass sie sich alleine gegen schlechte Ratschläge nicht wehren könnte. Der Respekt verbietet es, gegenüber den Älteren aufmüpfig zu werden. Ich bin oft mehr Diplomatin als Hebamme. Mir stößt vieles auf. Eines der größten Probleme ist, dass den Türken ihre Kinder gar nicht schnell genug zunehmen können. Wenn das Kind ordentlich trinkt und satt wird, dadurch gut zunimmt, aber dann möglicherweise Blähungen hat, die jedes Kind ab und zu bekommt, heißt es gleich, die Milch der Mutter sei nicht nahrhaft genug. Das ist ein wahnsinniger Druck, der auf die Mutter ausgeübt wird. Türkische Frauen stillen selbstverständlich, aber nicht besonders lange, meist drei, vier Monate, dann beginnen sie mit dem Zufüttern. Selbst wenn ich der Mutter den Rücken stärke wie nur irgend möglich, die Älteren sind einfach beratungsresistent: Ein Baby hat nicht zu weinen. Wenn es weint, dann hat es Hunger.

Wenn man den Erzählungen der Alten Glauben schenken kann, dann war es früher wirklich so, dass türkische Babys kaum geweint haben. Die waren aber den ganzen Tag gepuckt, also eng in Tücher eingewickelt. Außerdem gibt es in der Türkei kleine Holzschaukeln, in die Kinder richtig reingebunden wurden. Die Mutter hat neben dem Baby ihre täglichen Aufgaben erledigt und wenn das Kind unruhig wurde, hat sie es geschaukelt und schon war Ruhe. Diese Babys waren rund um die Uhr direkt bei ihrer Mutter, waren gepuckt und fühlten sich sicher. Das kann die moderne Gesellschaft mit unseren modernen türkischen Frauen ihren Kindern so nicht mehr bieten. Heute braucht man Erziehungsratgeber, die Dinge, die einst selbstverständlich waren, wie das Tragen und Pucken von Neugeborenen, propagieren. In türkischen Familien hat sich leider auch durchgesetzt, dass man Babys nicht verwöhnen und nicht zu lange und zu viel auf dem Arm tragen darf. Da komme ich schon mal an meine Grenzen. Ich kann nur reden, reden, reden. Manchmal hilft es und manchmal eben nicht. Alle in der Verwandtschaft und im Freundeskreis wollen mitreden und wissen es besser.

Familie ist ein großes Thema. In der Türkei ist es einfach ein Segen, Kinder haben zu dürfen. Das heißt, jedes Kind ist grundsätzlich erst mal ein Geschenk, egal ob Junge oder Mädchen. Natürlich ist es schön, wenn irgendwann auch ein Stammhalter dabei ist. Aber Mütter wünschen sich oft Töchter. Ich habe eine Frau betreut, die hat noch das fünfte Kind gekriegt, weil sie unbedingt ein Mädchen wollte. Dem Mann hätten vier gereicht, er freute sich aber dann doch über das Mädchen am Schluss, bei dessen Geburt er dabei war. Das ist unter türkischen Männern immer weiter verbreitet. Zumindest im Krankenhaus anwesend sind sie. Zusätzlich sind Mutter, Schwiegermutter, Tante, Schwester, Schwägerin oder Freundin mit dabei, aber die Männer eben auch. Es hängt sehr stark von den Familienstrukturen ab. Manchmal ist es aber auch einfach notwendig. Wenn die Frau grade neu aus der Türkei nach Deutschland gekommen ist, ist der Mann häufig der Einzige, der im Krankenhaus übersetzen kann. Das ist dann der einzige Grund, aus dem er mitgeht, das hat nichts mit moderner Vaterschaft, Bräuchen oder Religion zu tun.

Ich selber bin Muslima. Aber das eher auf dem Papier. Ich gehöre eigentlich vom Gefühl her keiner Religion an. Mir ist es nicht so wichtig, was die Bibel, der Koran oder die Thora sagen. Mir geht es darum, dass ein Glaube für sich steht und keine Regeln vorgibt. Während meiner Arbeit habe ich damit nämlich genug zu kämpfen, oft auch aus falsch verstandenen oder interpretierten Regeln. Der Fastenmonat Ramadan gilt im Islam als besonders heilige Zeit. Muslime nehmen dreißig Tage lang in der Zeit zwischen Morgendämmerung und Einbruch der Nacht weder Speisen noch Getränke zu sich. Der Koran sieht vor, dass Schwangere aus gesundheitlichen Gründen nicht fasten sollen. Trotzdem kommt es auch unter meinen Frauen immer wieder vor. Das ist gefährlich für Mutter und Kind. Mit Korandiskussionen brauche ich da nicht zu kommen. Ich versuche es eher auf der Schiene, der Frau zu sagen, dass sie eine viel größere Schuld auf sich lädt, wenn sie die Gesundheit ihres Kindes gefährdet. Das ist ein subtiler Weg, aber ein anderer führt nicht zum Erfolg.

Für meine Arbeit ist wichtig, dass ich einen bunten Mix habe bei meinen Frauen: türkische, arabische, russische, aber auch deutsche. Als ich aus dem Geburtshaus wegging, um ganz frei zu arbeiten, war ich am Anfang sehr froh um die türkischen Frauen, die mich haben wollten, weil sie für mich eine sichere Einnahmequelle waren. Heute bin ich immer noch froh, sie zu haben, weil eine junge, unerfahrene türkische Frau in der Regel nicht alles infrage stellt, was man ihr sagt, sondern die Ratschläge der Hebamme akzeptiert. Anders als die aufgeklärte und informierte schicke Mutter vom Prenzlauer Berg, die jede meiner Aussagen in drei Schwangerschaftsratgebern überprüft. Manchmal ist das eine angenehmer und mal das andere. Ich könnte nicht nur den einen Schlag Frauen betreuen oder nur den anderen. Vieles macht einfach Spaß, auch der Zusammenprall der Kulturen. Ich habe immer wieder türkische Frauen, die im Wochenbett zwischen der Hebamme und der Schwiegermutter hin- und hergerissen sind. Eine war am Ende des Wochenbettes so genervt, dass sie ihrem Mann gesagt hat, sie wolle wegziehen, weg von seiner Mutter. Beim zweiten Kind hat das Paar dann dafür gesorgt, dass ihre eigene Mutter ein Visum bekommen hat. Sie flog aus der Türkei ein, versorgte ihre Tochter im Wochenbett, und ich wurde auch wieder engagiert.

Nicht immer sind die Fälle so einfach. Ich betreue bestimmt einige Frauen, die unglücklich sind in ihrer Schwangerschaft, die wahrscheinlich auch nicht freiwillig ihren Ehemann geheiratet haben. Aber das offenbaren die wenigsten und ich bohre nicht nach. Das ist die Privatsphäre der Frau. Wenn sie sich öffnen und sich mitteilen möchte, bin ich jederzeit zum Gespräch bereit. Wenn ich merke, dass nicht viel von ihr kommt, halte ich mich zurück. Es hilft der Frau nicht, wenn ich in Wunden bohre und sie dadurch noch mehr unter Druck setze. Einen Fall hatte ich, da hat mir die Frau klar signalisiert, dass sie Hilfe braucht. Ihr Mann war ihr gegenüber immer wieder gewalttätig geworden. Sie hatte gerade geboren und Angst um sich und ihr Baby. Ich habe ihr angeboten, sie ins Frauenhaus zu begleiten, und habe ihr eine Telefonnummer gegeben. Sie hat es alleine geschafft, den Kontakt aufgenommen und sich von denen abholen lassen. Auch mich hat das überrascht. Eines Tages, zwei Wochen nach der Geburt, stand ich bei ihr vor der Tür und sie war einfach weg. Ich erinnere mich an die groteske Situation: Sie war von ihrem Mann oft geschlagen worden und der, bestimmt 1,80 m groß, lehnte in der Tür und empörte sich bei mir, dass seine Frau, übrigens zwei Köpfe kleiner als er, einfach abgehauen sei, nachdem sie ihn verprügelt habe. Er hatte in der Tat eine kleine Wunde im Gesicht, aber das kam wohl eher daher, dass sie sich gegen seine Misshandlungen gewehrt hatte.

Die Frau ist zum Glück stark geblieben, nach ein paar Monaten hörte ich wieder von ihr. Sie wäre damals am liebsten zurück in die Türkei zu ihrer Familie gegangen. Doch dann wollte sie sich und ihrem Mann beweisen, dass sie es in Deutschland schaffen kann, und zwar ohne ihn viel besser als mit ihm. Sie war so entschlossen und reflektiert, dass sie den Absprung wahrscheinlich auch ohne meine Hilfe geschafft hätte. Aber ich bin mir nicht sicher, ob sie so schnell von der Existenz eines Frauenhauses erfahren hätte. Ihr Hausarzt, mit dem sie in dieser Zeit auch über ihre Probleme gesprochen hatte, war nicht aktiv geworden, hat noch nicht einmal die Misshandlungen dokumentiert.

Viele Frauen leben hier sehr abgeschottet, die meisten, die ich betreue, haben kleine Kinder. Die Mütter sind so auf den Haushalt und den Nachwuchs fixiert, dass sie an einen Deutschkurs beispielsweise gar nicht denken. Sie möchten gerne unsere Sprache lernen, aber erst, wenn das Kind größer ist. Wenn ich ihnen Babysitter oder andere Betreuungsmöglichkeiten aufzähle, winken sie ab. Wenn das erste Kind dann zwei oder drei Jahre alt ist, werden sie wieder schwanger. Dazu kommt, dass die meisten türkischen Frauen so gut untereinander in der türkischen Community vernetzt sind, dass sie nach einiger Zeit häufig die Notwendigkeit nicht mehr sehen, Deutsch lernen zu müssen.

Mein persönliches Lieblings-Multikulti-Erlebnis in meiner Arbeit der letzten Jahre hat mit einer Beschwerde zu tun. In der Türkei wird viel auf Hebammen geschimpft. Wenn jemand etwas Böses tut, flucht man: »Ebenin agazina tüküreyim!«* Wenn das Essen anbrennt, schimpft man auf die Hebamme, so als würde man im Deutschen sagen: »Verdammt noch mal!« Ich kann mir vorstellen, dass dieser Fluch damit zu tun hat, dass die Hebamme ganz am Anfang dabei ist. Wenn ein Mensch nichts taugt, hat die Hebamme es verbockt. In einer Familie, die ich in Berlin betreute, musste ich die Älteren wochenlang sehr nerven mit meinen »komischen« Methoden, aber letztendlich konnte ich doch alle Verwandten von den modernen Ansichten über Mutter- und Babypflege überzeugen. Als meine Betreuung zu Ende ging und ich mich von der Familie verabschiedete, machten sie mir das große Kompliment, dass ich ihnen leider jegliche Möglichkeit genommen hätte, jemals wieder auf die böse Hebamme zu fluchen. Die wäre ja schließlich doch ganz nett gewesen.

---

* *Wörtlich übersetzt: »Ich spucke deiner Hebamme in den Mund.«*

ANJA CONSTANCE GACA (35), BERLIN

Exklusiv fürs Baby:
Glück & Leid beim Stillen

Ausbildung: 1999–2002 in Niedersachsen. Werdegang: Seit 2002 freiberufliche Arbeit & Klinik, 2007 Ausbildung zur Still- und Laktationsberaterin IBCLC (International Board Certified Lactation Consultant), 2008–2010 Stillbeauftragte des Berliner Hebammenverbandes.

Sie arbeitete bereits drei Jahre als Hebamme, als Anja Gaca das erste Mal schwanger wurde. Ihr war klar, sie wollte stillen. Als ihre Tochter geboren war, hatte sie, die vorher zahlreiche Frauen nach der Geburt betreut hatte, große Probleme: anlegen, trinken, Milchproduktion, Stillrhythmus – nichts war in der Praxis so leicht, wie im Lehrbuch beschrieben. Ihre Hebamme konnte nicht viel Unterstützung geben, stieß an ihre Wissensgrenzen. Anja Gaca erfuhr am eigenen Leib, wie verzweifelt Frauen in den ersten Wochen kämpfen müssen, wenn der Wunsch, auf jeden Fall das Kind stillen zu wollen, zur harten Arbeit wird. Nach acht Wochen mit viel Kummer und Schmerzen hatte sie es geschafft. Mutter und Kind bekamen eine gemeinsame Routine, das Durchhalten wurde belohnt. Für Anja Gaca stand nach diesem Erlebnis fest: Sie brauchte mehr Wissen, als sie bis dato in ihrer Ausbildung gesammelt hatte. Anderen Müttern wollte sie ihre Erfahrung ersparen.

Man spricht aktuell gar nicht mehr von den Vorteilen des Stillens. Stillen hat keine Vorteile, es ist das, was die Natur vorgesehen hat für Menschenkinder. Das Nicht-Stillen ist mit Risiken verbunden, mit einem höheren Erkrankungsrisiko für Durchfälle, Mittelohrentzündungen und Allergien. Dieses Wissen ist keine Modeerscheinung und wird in den nächsten zwanzig Jahren nicht mehr gekippt werden.

Wir sind die ungestillte Generation. Es war nicht genug erforscht, es gab viel Unsicherheit bei Ärzten und in der Folge bei Hebammen und Müttern. Ein Boom mit Babynahrung und eine perfekte Vermarktungsmaschinerie ließen bei Medizinern und Eltern das Gefühl entstehen, industrielle Säuglingsnahrung sei der Muttermilch überlegen. Diesen Wettstreit hat das Stillen mittlerweile eindeutig gewonnen. Trotzdem gibt es Grabenkämpfe zwischen der Still- und der Flaschenfraktion. Bei Frauen herrscht leider heutzutage eine Art Wettkampf, wer die beste Mutter ist. Der teilt sich auf in verschiedene Disziplinen. Kaiserschnitt oder Spontanentbindung, Selbstgekochtes oder Gläschennahrung, Stoffwindeln oder Pampers. Das Stillen ist ideal, um auf der Klaviatur der Emotionen ganze Oktaven spielen zu können. Ich muss mich auch immer sehr davor schützen, dass ich als Stillberaterin nicht den Ruf erlange, stillfanatisch zu sein. Ich bin es weniger, als ich es vor meiner Zusatzausbildung war. Es soll nicht das Ziel sein, dass alle Frauen stillen müssen, sondern dass alle Frauen einen für sich guten Weg mit ihrem Kind finden. Es gibt einen kleinen Prozentsatz von Frauen, die wirklich körperlich nicht in der Lage sind zu stillen. Ich erlebe Horrorszenarien, wenn diese Mütter sich kaum trauen, hier bei uns in Berlin im Familienviertel Prenzlauer Berg mit einer Flasche gesehen zu werden. Anstatt dass Mütter einfach zusammenhalten, liefern sie sich einen Wettstreit.

In erster Linie arbeite ich infolgedessen daran, Mütter in ihren mütterlichen Kompetenzen zu stärken. Gerade sehr gut informierte Frauen sind innerlich verunsichert, wenn das Kind da ist und sie merken, dass doch alles anders läuft, als im Ratgeber oder in der Elternzeitschrift beschrieben. Nichts ist auf einmal mehr planbar und von allen Seiten prasseln Ratschläge auf die Mutter ein. Ich versuche, den Frauen diesen Erfolgsdruck zu nehmen und ihnen zu helfen, ihren eigenen Weg selbstbewusst zu gehen. Mütter, die nicht stillen, sollten sich nicht rechtfertigen müssen. Viele haben in der Klinik oder im Wochenbett nicht ausreichend Unterstützung bekommen und haben aufgegeben. Das hängt ihnen oft nach, wenn ihnen klar wird, dass sie nur noch mehr hätten kämpfen oder einfach andere Hilfe in Anspruch nehmen müssen. Dann trauern sie wirklich tief um die entgangene Stillbeziehung, die einen ganz besonders engen Kontakt zum Kind dargestellt hätte. Mutter und Kind haben automatisch sehr viel Hautkontakt verbunden mit intensivem Blickkontakt beim Stillen. In diesem Abstand kann das Kind schon sehr scharf sehen.

Bei Eltern, die mit der Flasche füttern, ist es deshalb umso wichtiger, dass sie dabei intensiv Hautkontakt haben, in aller Ruhe die Flasche geben und die Seiten wechseln. Das sind alles Dinge, die beim Stillen automatisch passieren. Wenn die Kinder Hunger haben, ist die Brust blitzschnell ausgepackt, die Milch fließt. Das Flaschenkind muss warten, bis die Nahrung fertig zubereitet ist; damit beginnt die Mahlzeit erst einmal stressiger. Man kann aber einiges kompensieren, indem man das Kind viel wiegt, trägt, mit ihm spricht, singt, kommuniziert, es ansieht. Beim Stillen passiert ganz viel einfach so nebenbei. Das wissen die Frauen, die im Nachhinein darunter leiden, nicht gestillt zu haben. Viele nehmen die Hürden beim zweiten Kind ganz anders und wappnen sich vorher, wählen zum Beispiel eine Hebamme wie mich, die noch eine Zusatzausbildung hat.

Stillen ist das Natürlichste der Welt, aber heutzutage muss es oft erlernt werden, das weiß ich aus eigener Erfahrung. Stillen ist eine Fähigkeit, die eigentlich von Frau zu Frau oder innerhalb von Familien weitergegeben wird. In anderen Kulturen kann man es sich einfach von Verwandten abgucken. Die deutschen gut ausgebildeten Frauen, die mit dreißig ihr erstes Kind kriegen, haben vorher wenig Berührungspunkte mit Kindern. Die halten nach der Geburt zum ersten Mal ein Neugeborenes im Arm. Dann prasselt alles auf sie ein, da kommt mit voller Wucht die Urangst von Eltern über sie, ihr Kind nicht ernähren zu können. Die vielen Untersuchungen in der Schwangerschaft schüren Ängste, und die Frauen gehen schon verunsichert in den Kreißsaal. Nach Geburten, die unkompliziert verlaufen, ist das Stillen oft unproblematisch. Endet die Entbindung nach stundenlangen Wehen doch mit einem Kaiserschnitt, gibt es oft noch zusätzlich ein Stillproblem obendrauf. Frauen brauchen dann viel Zuspruch und ein ganz wichtiger Helfer dabei ist der Vater.

Ich kann noch so gute Stillberatung machen und Frauen positiv motivieren: Wenn die Männer nicht mit im Boot sind, bleibt es schwierig. Wir wissen aus Studien, dass in unserem Kulturkreis bei der Entscheidung, ob und wie lange gestillt werden soll, die Männer der größte Einflussfaktor für die Frauen sind. Deshalb binde ich die Männer schon in den Geburtsvorbereitungskursen stark mit ein. Ich gehe schließlich später dann bei den Eltern zu Hause ein und aus. Ich befinde mich dort im Schlafzimmer, es ist eine intime Situation, in der auch der Mann sich wohlfühlen muss. Wichtig ist, mit dem Paar zu sprechen und nicht nur mit der Frau, während der Partner stumm daneben sitzt. Manchmal haben Männer eine negative Einstellung zum Stillen. In der Regel entsteht das aus der Sorge, dass die Frau vielleicht Schmerzen aushalten müsste oder dass das Kind nicht gedeihen könnte. Das Motiv ist einfach und gut: Der Mann möchte, dass es seiner Frau und seinem Kind gut geht. In dem Moment muss ich aufklären und so eine Art Fahrplan vorschlagen, bei dem auch die Männer gebraucht werden, beim Pumpen oder Anlegen.

Ich betreue öfter Frauen, bei denen das Stillen in der Klinik nicht gut funktioniert hat. Das Kind war hektisch, zu trinkfaul, wurde zu selten angelegt oder musste erst einmal auf der Intensivstation überwacht werden – die Gründe sind vielseitig, warum es schwierig wird, die Kinder wieder an die Brust zu gewöhnen. In einem Fall hat das Kind vier Wochen nicht an der Brust getrunken, nahm die Muttermilch nur aus der Flasche. Wenn ich dann komme, trinkt es natürlich auch nicht von heute auf morgen. Das ist ein langer Prozess, währenddessen auch noch die Milchbildung aufrechterhalten werden muss. Das heißt, die Frau muss mehrmals täglich abpumpen, gleichzeitig muss das Kind gefüttert werden. Das ist alles mit furchtbarem Stress verbunden, die Frau weint oft, die Milch läuft nicht mehr, die Frau weint noch mehr und da hilft es schon, wenn der Vater der Frau das Kind abnimmt oder ihr den Rücken massiert, damit der Milchfluss wieder in Gang kommt. Das Wichtigste ist ganz klar, dass der Mann wertschätzend mit jedem Tropfen Muttermilch umgeht, den die Frau mühsam abgepumpt hat, und dass die Eltern zusammenhalten, auch nachts, wenn beide wach sind, die Frau pumpt und der Mann das Kind füttert. Ich kenne Paare, die halten das wochenlang zusammen durch, das ist schon beeindruckend zu beobachten.

Das Trinken an der Brust und an der Flasche sind zwei völlig unterschiedliche Trinkvarianten. Das Trinken an der Flasche ist wesentlich einfacher; wenn man die Flasche umdreht, dann tropft sie schon von alleine. Das Kind an der Brust muss ein Vakuum aufbauen, um die Brustwarze richtig zu platzieren, muss richtig arbeiten, um mit einer Druck- und Loslassbewegung an die Milch zu kommen. Gleich nach der Geburt fällt es dem Säugling leicht, die Brust ist noch weich und die Kinder können sie leichter fassen. Wenn am dritten Tag der Milcheinschuss kommt und die Brust der Mutter sehr prall ist, wird es schwieriger. Häufig entsteht ein Teufelskreis: Das Kind wird immer seltener angelegt, es kann nicht üben und nicht lernen. Dann bleibt es oft bei der Flasche und man muss mit viel Geduld wieder ganz von vorne anfangen. Das Kind braucht dann mehr Hautkontakt mit der Brust, immer wieder, bis es den Mund öffnet und irgendwann erneut versucht zu saugen. Für mich ist es wunderschön, wenn wir das gemeinsam schaffen. Bei meinem Härtefall, wo wir nach vier Wochen von vorne angefangen haben, ging alles gut aus: Die Kleine ist mittlerweile anderthalb und wird immer noch gestillt. Das macht meine Arbeit so befriedigend. Wichtig ist mir dabei, dass die Frauen wissen, dass sie es selber geschafft haben. Rat und Unterstützung bekommen sie von der Hebamme, aber durchhalten müssen sie ganz alleine. In den seltensten Fällen muss ich irgendwann die Brust der Frau berühren, sondern ich zeige ihr, wie sie selber ihr Kind anlegen kann. Das ist ein großartiges Erfolgserlebnis und bei der nächsten Stillmahlzeit ist sie schon sicherer. Die Gefühle beim Stillen sind sehr intensiv: Auch Stress und Leid sind dabei sowie großes Glück auf der anderen Seite.

Leider schwebt über allem immer noch die Mär, dass der Busen durchs Stillen ganz stark an Spannung verliert. Das liegt aber primär an der Schwangerschaft selbst. Frauen sprechen das oft in den Vorbereitungskursen an. Ich sage ihnen dann, die einzige Prophylaxe gegen Brustspannungsverluste sei, nicht schwanger zu werden und früh zu sterben. Alles andere ist einfach körperlich bedingt, nicht durchs Stillen. Auch mangelnde sexuelle Aktivität wird gerne mal aufs Stillen geschoben, da werden Männer eifersüchtig. Es geht aber allen Eltern so, das Hauptproblem ist der Schlafmangel kombiniert mit Stress. Um die Belastung Männern zu verdeutlichen, sage ich ihnen: Es fühlt sich an, wie beruflich zwei Projekte managen und gleichzeitig das Büro ausmisten zu müssen, während der Chef permanent brüllt; und dann wollt ihr nach einem 12-Stunden-Tag noch wilden Sex haben?

Ein eher lustiges Vorurteil ist die sogenannte Stilldemenz: Die gibt es offiziell nicht. Fakt ist aber, dass die Natur es hormonell ganz clever eingerichtet hat, dass die Frauen ihren Fokus nur auf das Kind richten und alles drum herum unwichtig wird. Die Frauen reagieren prompt und zuverlässig auf die Signale des Kindes, der Rest ist nicht wichtig. Dieser Zustand gepaart mit Schlaf-mangel lässt die Frauen im Supermarkt stehen und die Hälfte ver-gessen. Aber die Frauen schalten sofort, wenn ihr Kind schreit. Ich erinnere mich auch noch gut daran, ich war ein bisschen wie im Dauerrausch, alles Negative prallt an einem ab. Und das hilft bei der enormen Belastung, die man in der Phase auszuhalten hat. Den Männern geht der Schlafmangel oft viel mehr an die Substanz als den Frauen. Dieser Dauerrausch lässt vieles an Befindlichkeiten vergessen. Frauen, deren Kind Hunger hat, stillen sofort und den-ken nicht lange darüber nach, wer sie dabei beobachten könnte; zumindest hier im Berliner Familienviertel Prenzlauer Berg wird sehr viel in der Öffentlichkeit gestillt. Bei meiner Freundin, die Hebamme in einem Dorf ist, sind die Frauen schon diskreter. Ko-misch, öffentliches Stillen fällt uns nur so ins Auge, weil es ein seltener Anblick ist, den wir nicht gewohnt sind. Am Strand sehen wir überall Frauen oben ohne, das wundert niemand.

Die Frauen, die sich beim Stillen nicht verstecken, sind dann versunken im Hier und Jetzt. Ich kriege auch manchmal Zustände, wenn Frauen in drei Reihen mit ihren Kinderwagen nebeneinan-derstehen und ich mit meinem Fahrrad nicht durchkomme. Aber ich weiß noch, ich stand selber oft in den engsten Durchgängen und habe den Weg versperrt, weil ich gerade mein Kind anlächeln musste. Der Verstand von frischgebackenen Müttern ist anders. Wenn ich Hausbesuche mache, sind die Frauen anfangs voll be-kleidet. Komme ich zum zweiten oder dritten Mal, werde ich oft schon oben ohne begrüßt, wenn ich vorher empfohlen habe, viel Luft an die Brust zu lassen. Sobald Mutter und Kind eine Stillroutine haben und alles problemlos funktioniert, kommen leider oft schon die Ersten, die nach dem Zeitpunkt des Abstillens fragen. Oft sind das Omas, die aus ihrer eigenen Erfahrung und Vorstellung sprechen und nicht auf dem neuesten Stand sind. Die fragen dann, wann das Baby endlich etwas Richtiges zu essen bekommt. Oder die kinderlose Freundin drängelt zum Cocktailtrinken am Wochenende. Die Frauen fragen mich dann nach dem richtigen Zeitpunkt, wie lange sie stillen sollen. Man muss sich klarmachen: Ein Kind kann man nicht zum Stillen zwingen. Theoretisch wird es irgendwann die Lust verlieren.

Es gibt ganz seltene Fälle, die dann auch in der Presse diskutiert werden, dass sechsjährige Kinder noch an die Brust ihrer Mutter gehen. Die meisten hier stillen sechs Monate voll und dann langsam ab bis zum ersten Geburtstag. Ich kenne aber durchaus Frauen, die vier Jahre und länger stillen. Doch das findet dann nicht in der Öffentlichkeit statt, das Kind trinkt vielleicht nur ab und zu abends oder einmal in der Woche. In anderen Ländern oder Kulturen ist es völlig normal, auch Kleinkinder zu stillen. Ist bei uns das Kind älter als ein Jahr, wird es schon kritisch beäugt. Das normale internationale Abstillalter liegt durchaus im Bereich von zweieinhalb bis vier Jahren. Die Stillraten in Deutschland nehmen nach sechs Monaten ziemlich ab, wobei es eine ganz klare Datenlage gibt, dass zum Beispiel die Immunstoffe in der Muttermilch auch mit zwanzig Monaten noch einmal ansteigen. Die WHO empfiehlt sechs Monate voll zu stillen und dann kombiniert mit Beikost weiter bis zum zweiten Geburtstag oder darüber hinaus. Den Part kennen die wenigsten. Aber die Frauen sollen das bitte für sich ganz alleine entscheiden. Leider meinen immer noch alle anderen, Eltern, Freunde bis hin zur Kassiererin im Supermarkt, wissen zu müssen, was das Beste für dieses Kind und seine Eltern ist.

Ich dränge als Hebamme der Mutter niemals meine Meinungen auf, sondern bestärke sie in ihren Entscheidungen. Es gibt auch Spezialfälle, da kann ich helfen, weil ich eben speziell ausgebildet bin. Eine Mutter wollte weiterhin voll stillen, obwohl sie beruflich immer wieder Termine hatte, zu denen sie das Baby nicht mitnehmen konnte. Also pumpte sie unterwegs ab, fror die Milch ein, die konnte dann vom Mann mit der Flasche gefüttert werden. Muttermilch hält monatelang im Gefrierschrank, das ist ideal. In diesem Fall roch und schmeckte die Milch beim Auftauen seifig, das Baby mochte sie teilweise nicht trinken. Die Mutter war am Ende mit ihren Nerven, dachte, die Milch sei schlecht, sterilisierte ihre Flaschen wie eine Wahnsinnige, schüttete Milchvorräte weg und war kurz vor der Entscheidung, abzustillen oder den Beruf aufzugeben. Wir fanden die Lösung: In ganz seltenen Fällen hat Muttermilch einen hohen Lipase-Anteil. Beim Einfrieren können sich dann die Fettbestandteile der Milch so verändern, dass es zu einem seifigen Geschmack kommt, den manche Kinder ablehnen. Die Milch ist nicht schlecht, der Geschmack hat sich einfach nur verändert. Da hilft es, nach dem Abpumpen die Milch einmal kurz zu erhitzen, die Lipase wird inaktiviert und der Seifengeschmack entsteht nicht. So etwas muss man wissen, in der einfachen Hebammenausbildung werden solche Fälle nicht behandelt.

Sehr wichtig ist es zu wissen, dass man bei fast allen Erkrankungen mit vielen stillverträglichen Medikamenten weiterstillen kann. Es gibt hier in Berlin ein embryonaltoxikologisches Institut, das ständig untersucht, welche Arzneimittel während der Schwangerschaft und Stillzeit verwendet werden können. Generell würde ich bei einer Abstillempfehlung immer raten, eine zweite Meinung von einer Stillberaterin einzuholen. Das Gleiche gilt, wenn die Frau beim Stillen leidet, weil sie Schmerzen und Entzündungen hat und immer wieder zu hören bekommt, dass Stillen in der ersten Zeit eben wehtut. Das ist absolut falsch. Schmerzen beim Stillen sind immer ein Warnsignal, dass es Zeit ist, sich Hilfe zu holen. Von einer anfänglichen Berührungsempfindlichkeit abgesehen: Alles, was in Richtung Schmerzen geht, ist nicht normal. Mit guten Informationen vorab und schneller Hilfe bei Schwierigkeiten lassen sich die meisten Stillprobleme vermeiden.

Unterm Strich sollte man die Leistung der Frau, ihr Kind gestillt zu haben, nicht unterschätzen. Kinderlose finden die ganzen Anstrengungen oft übertrieben. Aber diese Liebe zum eigenen Kind ist so stark, dass Eltern alles tun würden und über sich selbst hinauswachsen. Ich würde das auch bei mir so einschätzen, dass man in manchen Situationen eben das Handtuch schmeißt. Betrifft es aber das eigene Kind, geht man über die eigenen Grenzen hinaus.

Ab der 12. Woche dabei: die Familienhebamme

Ausbildung: 1991–1994 in Mainz. Werdegang: Seit 1995 Klinikhebamme, seit 2004 selbstständig, parallel Ausbildung zur Familiengesundheitshebamme. Seitdem ist sie als freiberufliche Hebamme und auf Honorarbasis als Familiengesundheitshebamme für das Jugendamt tätig.

Ursprünglich wollte Sara Sozialpädagogin werden und damit in die Fußstapfen ihres Vaters treten. In einer Montessori-Schule begann sie mit einem freiwilligen sozialen Jahr in der integrativen Gruppe, in der sich Sonderschul- und Sozialpädagogen um behinderte Kinder kümmerten. Sara betreute dort ein Jahr lang ein Mädchen, das durch ein Geburtstrauma körperlich behindert und geistig leicht beeinträchtigt war. In der Akte las sie von Sauerstoffmangel bei der Geburt und beschäftigte sich zum ersten Mal mit den verantwortungsvollen Aufgaben einer Hebamme. Sie hatte zu dem Zeitpunkt täglich vor Augen, welche auch schlimme Folgen eine Entbindung haben kann. Sie bewarb sich um einen Ausbildungsplatz als Hebamme und gab dafür den Plan vom Studium auf. Durch die Weiterbildung zur Familiengesundheitshebamme kam sie wieder zurück ins Gebiet der Sozialpädagogik.

---

* *Name von der Hebamme geändert.*

Die Ausbildung zur Familiengesundheitshebamme ist eine zweijährige berufsbegleitende Weiterbildung. Rund 1700 Stunden hat es gedauert, bis ich mich so nennen durfte. Eine Familienhebamme macht erst einmal grundsätzlich genau das, was eine Hebamme macht, das ist der originäre Arbeitsschwerpunkt. Durch die Zusatzqualifikation kann ich aber Familien viel länger betreuen als normale Hebammen. Die Kolleginnen machen Besuche mit Vorsorge in der Schwangerschaft, sind bei der Geburt dabei und betreuen die Mutter in der Regel bis zur achten Lebenswoche des Kindes, danach kommt noch Stillberatung. Die Familienhebamme begleitet schon in der Schwangerschaft die Mutter ganz intensiv und bleibt bei der Familie bis zum ersten Geburtstag des Kindes. Es sind Familien, die sonst durch das soziale Netz fallen, Familien, die einfach immer Bedarf haben, die vielleicht sonst durch das System rutschen, die noch nicht einmal selbstständig herausfinden können, wo sie Hilfe und Unterstützung bekommen. Dafür gibt es viele Gründe: Manche Frauen sind krank oder haben aufgrund von psychischen oder sozialen Einschränkungen einen erhöhten Hilfebedarf.

Ein typisches Beispiel ist die zwanzigjährige Mama aus dem Kosovo, der Mann lebt seit zehn Jahren in Deutschland, sie ist vor einem Jahr nachgekommen, schwanger geworden, sitzt zu Hause und spricht kein Deutsch. So kann sie in keinen Geburtsvorbereitungskurs gehen, sie ist immer auf die Hilfe ihres Mannes bei den Behördengängen angewiesen. Sie weiß nicht genau, welche Ausstattung das Kind braucht, sie weiß nicht genau, wie das mit der Geburt funktioniert, ihre Mutter und alle anderen Verwandten und Freunde sind noch im Kosovo. Meine Aufgabe ist, bei ihr zu gucken, was sie grundsätzlich braucht, ob sie noch Anspruch auf Gelder hat, wie sie an die herankommt. Dann mache ich mit ihr einen Einzelgeburtsvorbereitungskurs. Zusätzlich hat sie noch ein medizinisches Problem, ich muss also dafür sorgen, dass sie zum Arzt geht. Der Mann spricht zwar deutsch, aber kennt sich im medizinischen Bereich nicht aus. Sie weiß, wie es sich anfühlt, aber kann es nicht kommunizieren. Ich kann weder Albanisch noch Mazedonisch, aber ich schaffe es immer, mich verständlich zu machen, auf irgendeine Art und Weise, ganz oft eben über den Weg meiner originären Hebammenarbeit. Ich gucke auf den Bauch und spreche mit ihr darüber, wie es wohl dem Baby geht. Ich nehme mir den Mann zum Dolmetschen, aber oft reicht es wirklich, im bildlichen Sinne die Frau an die Hand zu nehmen und zu sagen: »Wir müssen jetzt da und da hingehen.« Dann kriegt die Frau den Antrag hingeschoben, sie hält mir ihren Pass hin und ich kann die Daten eintragen. Der Mann muss viel arbeiten und hat gar keine Zeit, seine Frau ständig zu begleiten. Alleine, ohne mich, kann sie es nicht bewerkstelligen, das ist so ein ganz praktisches Beispiel meiner Arbeit.

Eine andere Schwangere, die ich betreue, ist 17. Nachdem die Eltern sich getrennt hatten, war sie bei ihrer Mutter aufgewachsen, mit der es permanent Streit und Querelen gab. Irgendwann war das Maß voll, sie hat ständig die Schule geschwänzt, die Mutter hatte keinen Einfluss mehr. Das Mädchen wurde dann in einem Heim untergebracht und konnte dort ihren Hauptschulabschluss machen. Mit 16 wurde sie aus dieser Einrichtung entlassen. Auf dem Arbeitsmarkt war sie nicht vermittelbar. Wie viele andere ohne Zukunftsperspektive wurde sie schwanger. Sie lebt seit Wochen mit ihrem Freund in einem kleinen Zimmer bei seinen Eltern. Sie nimmt nichts an und wehrt sich gegen alles und jeden. Wenn ich sage: »Du musst bitte zum Job-Center gehen, einen Antrag stellen«, fragt sie: »Warum?« Wenn ich sie daran erinnere, zur Vorsorge zu gehen, sagt sie: »Hab ich keinen Bock drauf.« Sie qualmt wie ein Schlot und ich bemerke jedes Mal bei meinem Besuch: »Mensch, du rauchst ganz schön viel. Du weißt schon, dass das nicht so gut ist für dein Baby.« Ihre Antwort: »Wieso? Das kriegt doch den Rauch noch nicht ab.« Das zeigt: Schon die grundlegendsten Kenntnisse über Gesundheit und Ernährung sind nicht selbstverständlich. Ich musste damit umgehen lernen, dass ich bei ihr fast nichts voraussetzen kann.

Es ist mein Job, dieses Mädchen ohne wirkliche Zukunftsperspektive immer wieder zu motivieren, Termine zu verabreden, sich zu kümmern. Ich muss sie dabei unterstützen, eine eigene Wohnung zu bekommen. Dafür braucht sie Möbel. Darauf kommen Frauen wie sie erst, wenn ich ihnen erzähle, wo man günstige kaufen kann. Der Dialog zwischen uns ist kein Abfragen von Pflichten, sondern besteht aus meinem Interesse am Baby. Ich frage nicht, ob sie drei Anträge abgeschickt hat. Ich frage die junge Mutter: »Wie geht es dir, bewegt sich das Baby schon? Wächst denn das Bäuchlein jetzt? Wie fühlt es sich an? Brauchst du vielleicht eine neue Umstandshose? Brauchst du einen neuen BH? Kann es sein, dass alles nicht mehr passt? Kannst du deshalb so schlecht schlafen?«

Diese originäre Hebammenarbeit ist immer wieder der Türöffner, sonst könnten die mich auch nicht ertragen. Eine andere Mutter, die ich betreue, hat vier Kinder von drei Männern. Sie lebt jetzt in ihrer eigenen Wohnung, das jüngste Kind ist ein halbes Jahr alt, die anderen sind zwei, vier und sechs. Die Frau kommt für ihre Verhältnisse erstaunlich gut zurecht. Sie hatte vorher eine sozialpädagogische Familienhilfe als Unterstützung. Als sie wieder schwanger wurde, ist sie dann an mich verwiesen worden. Es ging zunächst einfach darum, ihre Familie zu organisieren, als sie ins Krankenhaus ging, und später in der Zeit danach: Betreuung aller Kinder, U-Untersuchungen beim Baby, wie ist der Pflegezustand des Kindes? Ich muss einschätzen, ob sie überfordert wirkt oder es schafft, mit Säugling die beiden mittleren in den Kindergarten zu bringen und die Große in die Vorschule. Da war sowieso schon viel los im Leben dieser Frau. Zu der schon angespannten Situation kam noch dazu: Die große Tochter sollte plötzlich auf die Förderschule und der Kleine musste an den Mandeln operiert werden.

Ich habe ein Auge drauf gehabt, dass die Mutter einen Überblick über alle Termine hat und sie wahrnimmt, den ganzen Papierkram schafft und bei der Wahl der richtigen Schule eine sinnvolle Entscheidung trifft. Das ist mein Alltagsgeschäft, Fälle, die noch im Rahmen sind. Ich habe aber auch immer wieder junge Mütter, über denen konstant das Damoklesschwert der Inhaftierung schwebt. Das fängt bei Ladendiebstahl an, geht über Einbruch weiter bis hin zu Kokainschmuggel. Die ganze Palette, oft verstoßen sie gegen das Betäubungsmittelgesetz. Die 17- und 18-Jährigen haben meistens Stress wegen Ladendiebstählen und Einbrüchen. Die Älteren dealen. Immer wieder kommt es zu Prügeleien, schweren Körperverletzungen, wo sich die Mädels gegenseitig verletzen und anzeigen. Meistens steckt dahinter eine Sucht. Schlimmer ist es, wenn auch die Kinder von Gewalt betroffen sind. Es stellt sich immer wieder die Frage, wie Kindesmisshandlungen definiert werden sollten.

Der Klassiker ist die Nachbarin, die in der Wohnung gegenüber ein verdrecktes Kind mit blauen Flecken meldet. Das Jugendamt bittet mich in solchen Fällen oft dazu, weil die Sozialarbeiter einer Hebamme am ehesten zutrauen, genau einschätzen zu können, wie der Entwicklungsstand des Kindes gerade zu sein hat und auf welche Pflegeversäumnisse sie achten müssen. Ich habe also oft mit Fällen von Vernachlässigung zu tun, mangelnder Fürsorge und Verletzung der Aufsichtspflicht. Ich mache mir große Sorgen, wenn ich die Mutter mit zweien ihrer Kinder auf der Straße treffe und frage, wo denn das Baby sei. Die Antwort: »Ja, auf das passt gerade die Große auf.« Ich weiß, die Große ist aber erst sechs Jahre alt. Ich sage der Mutter ganz klar, dass sie sofort zurückgehen muss und sich zu kümmern hat. Sie antwortet ganz gelassen: »Och, das schafft die schon.« Das ist für mich eine klare Vernachlässigung der Aufsichtspflicht, auch Vernachlässigung der Fürsorge für die Kinder und vor allem eine massive Überforderung des großen Kindes, das ja überhaupt nicht in der Lage ist, falls etwas passieren sollte, adäquat zu handeln. Dieser Typ Mutter tut das dem Kind übrigens selten aus böser Absicht an, man muss diesen Frauen wirklich erklären, wie gefährlich so ein Verhalten ist.

Neulich kam ich innerhalb weniger Stunden zu einem neuen Familienmitglied, zumindest temporär hatte ich plötzlich ein Baby. Ich betreue eine psychisch kranke Mutter, die alleine mit zwei Kindern lebt. Man geht zunächst einmal immer davon aus, dass die Mutter die beste Betreuung und die beste Person ist, ihr eigenes Kind aufzuziehen. Diese Klientin ist ein Grenzfall, zurechnungsfähig, aber doch sehr eingeschränkt in ihrer Alltagsbewältigung und Belastbarkeit. Sie hat zum Beispiel für die Finanzen einen Vormund, schon seit Längerem eine sozialpädagogische Familienhilfe, und wenn sie wieder stationär in die Psychiatrie muss, um Medikamente einzustellen oder einfach weil es ihr akut schlecht geht, müssen die Kinder in eine Pflegefamilie. Davor hat sie große Angst, ihr Baby ist gerade vier Monate alt. Der Kindsvater ist auch psychisch krank, den hat sie in der Psychiatrie kennengelernt, sie leben aber nicht zusammen. Familie, Freunde gibt es nicht – also keinerlei Unterstützung für die Mutter aus dem privaten Umfeld. Um sich noch mehr Schwierigkeiten zu ersparen, fasste die Frau den Plan, sich sterilisieren zu lassen. Dieser Eingriff kann ambulant gemacht werden, morgens hin, mittags wieder nach Hause. Das dreijährige Kind wäre im Kindergarten untergebracht gewesen und ich hatte angeboten, das Baby in der Zeit für die wenigen Stunden zu mir zu nehmen.

Am Tag vor dem Eingriff waren wir zum Vorgespräch in der Klinik, plötzlich hieß es, sie müsse doch über Nacht bleiben. Punkt. Es war klar: Wir kriegen das jetzt so schnell nicht organisiert, wir kriegen so schnell weder eine Tagesmutter noch eine Pflegerin. Ich entschloss mich, das Kind auch über Nacht zu behalten. Es war klar, nur so geht es. Die Mutter wollte die OP unbedingt durchziehen, zu groß war ihre Zukunftsangst. Ihr war erstaunlich klar, dass sie eigentlich mit zwei Kindern schon überfordert war und kaum für sie sorgen konnte. Weitere Kinder durfte es nicht geben, darin war sie sich ganz sicher. Das war wirklich eine Aktion: Eben noch hatte ich ein Kind für einen Vormittag zu betreuen und plötzlich sollte es 24 Stunden bleiben. Ich habe geschluckt, aber die Mutter wollte das Baby niemand anderem geben. Das war natürlich ein großer Vertrauensbeweis, den sie mir da gab, und setzte mich gleichzeitig auch unheimlich unter Druck. Ich wusste, wenn wir jetzt diese OP verschieben, kann es sein, dass sie wieder schwanger wird, wenn es dumm läuft; oder es steht bald der nächste Klinikaufenthalt an. Es hätte aber auch sein können, dass sich ihr psychischer Zustand schlagartig verschlechtert, wenn sie auf einmal diesem Druck ausgesetzt gewesen wäre, entweder die Kinder nicht versorgt zu wissen oder diese dringende OP abblasen zu müssen.

Es war schon eine Grenzüberschreitung für mich, das Baby zu nehmen, aber dieser Weg war schnell und unbürokratisch. Die Alternative wäre gewesen, zehn Anträge mit einer Bearbeitungsfrist von drei Wochen zu stellen – also in diesem Fall keine Lösung. Für die Mutter war es die beste Möglichkeit. Sie gab mir als Hebamme das Baby wissend, dass ich mich schon allein medizinisch ausreichend auskenne. Es ist klar: Die Hebamme weiß, wie das mit Kindern geht. Bei Jugendamtsmitarbeitern oder Pflegeeltern kann sich die Mutter nicht sicher sein, zu groß ist das Misstrauen. Sie ist zerrissen: Einerseits weiß sie, dass sie Hilfe braucht, andererseits hat sie Angst, zu viel Hilfe zu fordern, weil man ihr unterstellen könnte, sie schaffe es nicht.

Als Familiengesundheitshebamme macht man nicht um 17 Uhr Feierabend. Ich bin keine Behörde, das ist auch einer der Gründe, warum meine Arbeit so geschätzt wird. Die freiberufliche Hebamme arbeitet selbstverständlich auch samstags und sonntags und wenn nachts um drei Uhr jemand anruft und Hilfe braucht, ist sie unter Umständen auch dann erreichbar. Das müssen nicht alle Kolleginnen tun, aber ich weiß inzwischen: Krisen treten selten

zwischen acht und 16 Uhr in den Familien auf. Es brennt vorzugs-
weise abends, dann sind die Schreizeiten der Kinder. Es kriselt,
wenn der Mann von der Arbeit kommt, wenn er denn Arbeit hat.
Oder am Wochenende, wenn alle aufeinanderhocken und auch die
Geschäfte zu sind. Sonntags, wenn man nicht miteinander einkaufen gehen oder durch die Stadt bummeln kann. Am schlimmsten
ist es in der Nacht. Letzten Sonntag kam gegen 22 Uhr der Anruf:
»Du, ich hab jetzt seit zwei Tagen Durchfall und bin total schlapp
und kippe ständig um. Was soll ich tun?«

Jeder vernünftige Mensch sagt in dem Moment, dass sie doch
in die Klinik fahren soll. Aber diese Frau hat kein Auto und um
diese Zeit fährt auf den Dörfern kein Bus mehr. Bei so einem Anruf überlege ich sofort, was wirklich dahintersteckt, ob sie mich
vielleicht nur sprechen will und auf diese Art auf sich aufmerksam
macht. Ich versuche dann behutsam im Gespräch herauszufinden,
worum es wirklich geht: um Durchfall, Erbrechen und Kreislauf-
schwäche oder um Zoff mit ihrem Freund. Im Zweifelsfall braucht
sie jetzt einfach jemanden, der sich um sie kümmert, und flüchtet
in eine Erkrankung. In diesem konkreten Fall befand ich mich
zum Zeitpunkt des Anrufes auf der Autobahn, ich hatte übers
Wochenende meine Familie im Norden besucht. Reden war alles,
was ich in dem Moment tun konnte. Aber Reden ist oft schon
eine Hilfe. Ich habe versucht, ihr die Situation aufzuschlüsseln.
»Ich kann jetzt nicht kommen und ich kann von hier aus auch
nicht abschätzen, wie schlecht es dir geht«, sagte ich ihr. »Wenn
du das Gefühl hast, du kannst diese Nacht für dein Baby nicht
sorgen, weil du selber so schlecht drauf bist, musst du jetzt in die
Klinik fahren. Dann musst du aber stationär da bleiben, dein Baby
geht dann auf die Kinderstation. Wenn es nicht so schlimm ist,
komme ich morgen früh und schaue mir euch beide an.« So habe
ich die Entscheidung wieder der Mutter zurückgegeben. Die war
gefasster und entschied sich, bis zu meinem Besuch am nächsten
Tag durchzuhalten.

Bei ihr war mir klar, dass es nicht um ein körperliches Problem ging. Situationen eskalieren bei labilen Frauen schnell. Mütter, die eine gute Basis haben, die gut reflektieren, die mit sich selbst im Reinen sind, die können es auch aushalten, wenn ihr Kind eine Stunde lang schreit, obwohl ihnen eine solche Situation unheimlich an die Substanz geht. Jede Mutter weiß das, man hält es fast nicht aus, ohne wahnsinnig zu werden. Wer den Wunsch, das Kind vor die Wand zu hauen, noch nie gespürt hat, der hat noch nie ein Kind länger gehabt. Es ist normal, wenn eine Mutter einmal so außer sich ist, dass sie das Kind vor die Wand werfen will. Es ist aber nicht normal, wenn sie es wirklich tut. Bei den Müttern, die genug mit sich selbst zu tun haben, eskalieren dann solche Situationen. Der Freund oder Partner macht es unter Umständen noch schlimmer, wenn alles, was er dazu beitragen kann, ist: »Jetzt mach endlich dieses Kind leise, ich werde wahnsinnig!«

Ich habe in einer Familie die Situation miterlebt, dass beim Hausbesuch das Kind schrie und schrie, es war nicht zu beruhigen. Ich habe mit der Mutter überlegt, welchen Grund das Kind haben könnte, so außer sich zu sein. Wir haben es gründlich beobachtet. Ich habe versucht, Ruhe hineinzubringen Der Kindsvater gab keinen Kommentar von sich, er hat einfach den Fernseher lauter gemacht, bis die Situation so war, dass ich das Gefühl hatte, jetzt eskaliert es gleich. Der Aggressionspegel stieg sekündlich. Ich habe es dann irgendwie geschafft, dass der Mann die Kiste ausmachte. Ich appellierte an den Rest Vernunft und tatsächlich war es dann möglich, dass wir zu dritt überlegt haben, wie das Kind zu beruhigen sei, was wir auch hinbekommen haben. Als der Fernseher aus war, schrie es schon nicht mehr so laut. Manche Kolleginnen sagen mir immer, ich würde mich am Rande der Eskalation bewegen. Mir hat bisher noch nie jemand etwas getan. Ich glaube schon, dass das eine Mischung aus Glück ist und der Haltung, die ich ausstrahle: Wage es nicht, ich bin hier die Hebamme!

Hebamme ist auch nicht so ein Feindbild wie der Sozial-
arbeiter vom Jugendamt. Ich komme ja nicht am ersten Tag rein
und verbiete dem Vater kurz nach der Begrüßung den Fernseher.
Da vergehen viele Wochen und Besuche. Ich toleriere ganz viele
Dinge sehr lange, manchmal auch länger, als das Jugendamt es
tun würde. Ich habe den tieferen Einblick und nicht nur ein, zwei
Momentaufnahmen. Ich schätze manche Situationen anders ein.
Wenn ich eine Mutter betreue, die in einer völlig verdreckten
Wohnung sitzt, in der es so gruselig ausschaut, dass ich meine
Schuhe wirklich lieber anlasse, dann ist das grenzwertig. Wenn
ich dort aber beobachte, dass die Mutter mit ihrem Kind eine
gute Interaktion hat, dass sie schön mit ihm spielt, dass sie auch
manchmal genervt ist, aber dass sie sieht, was ihr Kind braucht,
dann sehe ich diese positiven Dinge und stelle die Sauberkeit mal
ganz hintan.

Das Problem der Mutter ist, dass sie keine Prioritäten setzen
kann, dass sie ihren Alltag überhaupt nicht auf die Reihe kriegt,
dass sie zum Beispiel Zeiten nicht realistisch einschätzt. Ich muss
dann abwägen: Im Sommer ist sie mit anderen Müttern und deren
Kindern wirklich jeden Nachmittag im Park oder im Schwimmbad, wo sie ein Picknick machen. Den Antrag im Job-Center hat
sie seit Wochen nicht abgegeben, sie hat es nicht geschafft, wie
denn auch, wenn sie den ganzen Tag unterwegs ist. Ich weiß aber
gleichzeitig: Die Kinder waren an der frischen Luft, sie haben ein
Picknick, also etwas zu essen, bekommen und im Bestfall waren
die Mütter unter Umständen auch mit ihnen im Schwimmbad
im Wasser; die Kinder haben also etwas für ihre motorische Entwicklung getan. Dann ist der Antrag im Job-Center immer noch
nicht abgegeben, aber das finde ich besser, als wenn die Mutter
apathisch auf dem Sofa sitzt, nur Glotze guckt und sagt: »Hab ich
nicht geschafft mit dem Antrag.« Das meine ich, wenn ich sage,
dass ich durch meine Hausbesuche einen völlig anderen Einblick
in das alltägliche Familienleben habe. Die Mütter verhalten sich ja

nicht so, weil sie selber gut erzogen sind oder weil sie eine behütete Kindheit und intakte Familie erlebt haben. Sie sind meist sehr früh sich selber überlassen worden, von Erziehung und Sozialisation keine Spur.

Bei einer 17-Jährigen aber nachzuholen, warum man Wörter wie »bitte« und »danke« benutzt, kommt eigentlich schon 15 Jahre zu spät. Ich war heute zum Hausbesuch bei einer 17-jährigen Mama, die einfach gegen alles ist und nichts mitmacht. Ich habe sie in ihrer neuen Wohnung besucht und sie hat dagesessen und gebrütet und gebrütet und dann hatte sie das Gefühl, sie müsse was sagen, und überlegte weiter angestrengt und dann kam es heraus: »Willst du was trinken?« Da habe ich mal wieder gemerkt, was dieses Mädel gelernt hat. Wir hatten immer wieder solche Situationen durchgesprochen. Ich habe ihr erklärt: »Wenn die Frauen vom Jugendamt kommen, siehst du zu, dass deine Wohnung aufgeräumt ist, und dann fragst du die: »Wollen Sie etwas trinken? Das macht hundert Pluspunkte. Wenn du dann noch ein sauberes Glas hast, wäre das perfekt.« Das bedeutet für die Frauen ein Erfolgserlebnis, wenn sie so etwas erleben, und ich freue mich mit ihnen. So oft frage ich nach: »Hast du da angerufen?« – »Ja, aber da war nur ein Anrufbeantworter dran.« Ich: »Hast du draufgesprochen?« – »Nee, ich spreche nicht auf Anrufbeantworter.« Ich: »Ja, warum nicht?« – »Ja, was soll ich denn da sagen?« – »Na, wie du heißt und deine Telefonnummer und was du möchtest.« Und dann erzählen sie mir zwei Wochen später: »Da war wieder nur ein Anrufbeantworter dran.« Und dann mit einem breiten Grinsen im Gesicht: »Und ich hab draufgesprochen!« Das ist für diese Frauen ein großes Erfolgserlebnis.

Ich kann diese Art von Einfluss nehmen, weil ich bei ihnen zu Hause ein und aus gehe. Viele schmeißen ihre Termine, weil sie Berührungsängste vor Institutionen haben, kein Geld für den Bus übrig haben oder schlichtweg Verpflichtungen vergessen. Ich betrete deren Wohnung und sage so nebenbei: »Hatten wir heute nicht einen Termin?« Und dann fahren wir zusammen los. Es gibt auch Frauen, die räumen immer nur auf, wenn ich komme. Immerhin tun sie es dadurch zwei Mal die Woche. Man muss dann einfach das Positive suchen. Das ist ein gewisser Druck mit Erfolg: Die Familienhebamme kommt, ich muss aufräumen. Meine eigene Tochter räumt auch nur ihr Zimmer auf, wenn ich sag: »Hör mal, jetzt ist wieder Zeit.« Ich habe schon junge Mütter in der Betreuung gehabt, die ständig aufräumen mussten, weil ich immer wieder kam und nervte, sodass sie sich irgendwann an den ordentlichen Zustand gewöhnt hatten und ihn sogar schön fanden!

Wenn es bei meinen Klientinnen zu Hause wüst aussieht, überspiele ich das erst einmal und murmele, dass ich schon einen Sitzplatz finden würde. Mein üblicher Spruch auf »Ach, ich hab nicht aufgeräumt« ist: »Keine Angst, ich mach's auch nicht.« Es ist wichtig, dass die Frau in dem Moment nicht total ihr Gesicht verliert. Trotzdem weiß sie, dass ich wahrnehme, wie die Situation ist. Ich registriere auch, wenn der Unordnungslevel immer weiter steigt und schließlich überhandnimmt. Das ist ein klares Zeichen für innere Anspannung, der ich dann auf den Grund gehen und die ich oft entkrampfen kann. Das Jugendamt sieht nur eine Momentaufnahme, ich durch meine regelmäßigen Besuche bekomme dagegen einen umfassenden Eindruck einer Entwicklung, mit allen Hochs und Tiefs. Ich treffe auch oft Freunde oder Verwandte bei der Frau an, der Umgang mit diesen Menschen rundet das Bild ab.

Ich bin auf Honorarbasis über einen längeren Zeitraum vom Jugendamt in der Familie beschäftigt. Die Sozialarbeiter wissen, dass ich langfristig beobachte und sie eine Rückmeldung bekommen, sobald ich den Eindruck habe, etwas laufe konstant schlecht. Mit dem Antrag für eine Familienhebamme unterschreibt die Frau eine Schweigerechtsentbindung, sonst könnte ich dem Jugendamt keinen Bericht abgeben. Mein Ziel ist immer, sehr transparent zu arbeiten – sowohl für das Amt als auch für die Frauen! Es gab neulich einen anonymen Anruf, die Wohnung einer Klientin sei gerade wieder schrecklich unaufgeräumt. Sie war nicht da, die Sozialarbeiter wollten in ihrer Abwesenheit in die Wohnung, in der sich gerade eine Freundin aufhielt. Ich sollte mitkommen, habe das aber abgelehnt, weil ich meiner Klientin in den Rücken gefallen wäre.

Mein Deal mit den Frauen ist, dass ich keine Razzien durchführe. Ich komme zu den Terminen, die wir vereinbart haben, und ich komme nur unangemeldet, wenn ich das Gefühl habe, dass sie mich hintergehen. Wenn sie mir Dinge nicht erzählen, verheimlichen oder mich anlügen. Ich will von ihnen offen hören, dass sie keinen Bock auf einen Termin oder ihn vergessen haben. Ich will wissen, wenn sie sich verspäten und wann sie dann zu Hause sein können. Bei mir wissen sie, man kann mit mir über alles reden, sie müssen aber ehrlich sein. Ich erzähle ihnen immer wieder: Wenn ich das Gefühl habe, meine Tochter bescheißt mich, dann muss ich sie kontrollieren. Wenn ich weiß, dass sie einen großen Fehler gemacht hat, dann überlege ich gemeinsam mit ihr, wie wir die Sache regeln und das Problem zusammen lösen können. Und genauso handhabe ich das im Umgang mit den Familien oder wenn das Jugendamt einen Bericht haben möchte. Es hängt natürlich auch davon ab, wie sehr die Mutter mit mir kooperiert. Wenn sie jegliche Zusammenarbeit verweigert, brauche ich sie auch in meinem Bericht nicht mit einzubeziehen, dann kann ich einfach nur schreiben: »Frau verweigert die Zusammenarbeit.« Ansonsten bin ich immer der Meinung, dass ein Bericht so geschrieben sein muss, dass ihn die Frau lesen und verstehen kann. Das ist natürlich eine Gratwanderung.

Wenn das Kindeswohl akut gefährdet ist, schreibe ich keinen Bericht, sondern rufe beim Jugendamt an und sage klar und deutlich, dass die Kacke am Dampfen ist und heute etwas passieren muss. Ich sage den Eltern, dass ich in diesem Moment die Entscheidung an das Jugendamt abgebe. Dann müssen im Zweifelsfall die Kinder aus der Familie genommen werden. Ich erinnere meine Leute daran, dass wir schon ein paar Mal darüber gesprochen haben, wenn es kurz vor zwölf ist. Irgendwann ist dann das Maß voll.

In einer Familie, die ich länger betreut habe, wurde die Mutter vom Freund nicht gerade verständnisvoll behandelt, der Umgang war schroff. Ich habe mir das einige Zeit angesehen und überlegt, was ich vielleicht noch zur Verbesserung der Paarbeziehung und der Kommunikation zwischen den beiden beitragen könnte, damit sie gute Eltern für ihr Baby sein würden. Eines Tages erzählte mir die Frau von einem wüsten Streit am Vorabend, der damit endete, dass der Freund sie würgte, während die kleine Tochter die ganze Zeit danebenlag. Auslöser war, dass der Mann in Ruhe am Computer spielen wollte, das Baby ständig geschrien hatte und die Mutter es nicht beruhigen konnte. Das hat er seiner Freundin übel genommen und wurde handgreiflich. Damit war auch für mich Schluss. Ich habe ihr klar gesagt, dass ich jetzt durchgreifen muss, zum Schutz ihrer Tochter und auch ihrer selbst. Ich habe angekündigt, umgehend das Jugendamt zu informieren. Das wollte sie natürlich nicht, ich habe mühsam versucht, es zu erklären: »Ich weiß, dass du dich vor diesem Mann im Moment nicht schützen kannst und dass du vor allem dein Kind nicht vor ihm schützen kannst. Was passiert, wenn deine Tochter dazwischengerät? Dann kriegt sie auch eine ab und dann? So ein kleines Kind, das vor die Wand fliegt, kann sterben. Und ich bin als deine Hebamme dafür zuständig, dass es dir gut geht und dass es deinem Kind gut geht. Und wenn das Kind nicht für sich selber reden kann, muss ich es tun.« Ich habe sie gefragt, was sie alternativ als Lösung vorschlagen würde. Sie hatte keine Idee und kam dadurch selber darauf, dass der Gang zu ihrem Sozialarbeiter der einzig mögliche Weg war. Das wiederum gibt dann Pluspunkte beim Jugendamt, wenn eine Mutter von selber kommt und offen darlegt, dass sie Probleme hat. Das Vertrauen hat diese Frau mir nicht gekündigt. Es ist ein solch schmaler Grat und nicht immer kriege ich das hin, ich kann schließlich nicht übers Wasser gehen.

Mich haben Mütter auch schon rausgeschmissen und gesagt, ich bräuchte nie wieder zu erscheinen. Ich komme dann ein, zwei Mal zurück und mache ein Angebot zum Neuanfang. Viele sind es nicht gewohnt, dass, wenn sie jemanden rausschmeißen, er trotzdem wiederkommt und sagt, er sorge sich um sie. Das ist wie bei meiner Tochter, die motzt, die Tür zuschlägt und ruft: »Du kannst mich mal, bleib draußen!« Dann gehe ich nach fünf Minuten wieder hin, frage sie, wie es ihr geht, und sage, dass ich mir Sorgen um sie mache und deshalb mit ihr reden möchte. Und genauso ist das bei diesen Familien, deren Biografien voller Beziehungsabbrüche sind. Ich bin gerne auf liebevolle Art lästig und kündige mit einem breiten Grinsen an, dass ich wiederkommen werde, egal wie widerlich und kratzbürstig sich die Frau aufführt und wie sicher sie sich ist, sie brauche niemand und speziell mich schon mal gar nicht. Ich mache immer wieder ein Beziehungsangebot, aber auch nicht grenzenlos.

Irgendwann mache ich auch deutlich, dass nach mir das Jugendamt kommt und ich den Sachbearbeiter darüber informieren muss, dass ich Hausverbot bekommen habe und deswegen nicht mehr einschätzen kann, wie es der Frau und ihrem Baby geht. Denn das ist das Ziel meiner Arbeit; ich bin keine Kontrolleurin, ich kümmere mich. Wenn ich allerdings akut das Gefühl habe, dass eine Situation kurz davor ist zu eskalieren, dass Gewalt droht und Gefahr im Verzug ist, dann rufe ich bei der Polizei an. Es ist einmal so weit gekommen. Samstagmorgens um acht Uhr habe ich einen Mann beobachtet, dem wegen seiner Gewalttätigkeit der Umgang mit Mutter und Kind verboten worden war. Ich kam gerade auf dem Fahrrad vom Bäcker und registrierte, dass der schnurstracks in die Richtung der Wohnung seiner Exfreundin ging. Ich drehte noch eine Schleife und sah dann schon eine Freundin der Mutter mit den beiden brüllenden Kindern vor dem Haus stehen, das Handy am Ohr. Auf meine Frage bestätigte sie mir, dass der Mann oben in der Wohnung sei und auf seine Exfreundin einprügeln würde. Die Polizei hatte sie schon verständigt. Ich kannte Mann und Frau recht gut, hatte sie auch schon zu dritt mit dem ersten Kind intensiv betreut. Ich erinnerte mich daran, was ich einmal im Krisen-Interventionszentrum gelernt hatte. Ich bin die Treppe rauf, die Wohnungstür stand offen und so sah ich, wie er auf sie einschlug. Ich bin reingestürzt und habe nur immer wieder gebrüllt, er solle aufhören.

Der Mann hatte offensichtlich eine durchzechte Nacht hinter sich, war angetrunken und sichtlich irritiert, mich vor ihm stehen zu sehen. Ein bisschen mulmig war mir schon zumute, viel nachgedacht habe ich nicht, nur gehofft, er würde mir nichts tun. Wir kannten uns eine Weile und bisher hatte ich ihm nie etwas getan, sondern hatte eher eine Hilfsfunktion für die damals noch intakte Familie ausgefüllt. Auf diesen Vertrauensbonus setzte ich in dem Moment instinktiv. Er brüllte mich an, ich solle abhauen, aber ich habe immer wieder offensichtlich eindrucksvoll genug gesagt: »Wage es nicht, mich anzufassen, raus aus dieser Wohnung! Du hast hier nichts zu suchen!« Das ging eine Weile so, und er ist dann irgendwann rausgegangen, er hat einfach die Wohnung verlassen. Ich habe mich erst einmal im Flur hingesetzt und tief durchgeatmet. Als die Polizei kam, stand er pöbelnd unten auf der Straße vor der Haustür. Wäre der Streit oben eskaliert, hätten die Beamten mir nicht mehr helfen können. Viele meiner Kolleginnen haben später an meinem Verstand gezweifelt, haben mich für unvernünftig und verrückt erklärt. Ich habe es mir in dem Moment aber zugetraut einzugreifen, ich kannte ja beide Personen. Aber so etwas muss niemand tun, der es sich nicht zutraut. Die Heldin zu spielen ist nicht notwendig. Die Polizisten waren schon sehr beeindruckt, dass der Mann sich von meinem verbalen Rausschmiss hatte derart beeindrucken lassen. Irgendwie war es wohl für den Betrunkenen ein Tabu, die Hebamme zu hauen.

So ein Fall geht an die Nieren, ganz klar. Aber ich möchte keinen anderen Beruf haben: Es würde mich einfach nicht ausfüllen, ausschließlich mit wohlsituierten heilen Familien zu arbeiten, die nur das Problem haben, sich zwischen einer Geigen- oder Klavierausbildung für ihren Nachwuchs entscheiden zu müssen. Ich hätte ein ganz schlechtes Gewissen all jenen gegenüber, denen es einfach nicht so gut geht. Um selber mit schwierigen Fällen umgehen und meinen eigenen Kopf auch entspannen zu können, tausche ich mich intensiv mit Kolleginnen aus. Außerdem ist das A und O meiner Arbeit ein gutes Netzwerk. Ich bin mir bewusst, ich betreue all diese Familien nicht alleine, die sind oft auch angedockt im Gesundheitsamt, dort habe ich eine Kollegin in der Schwangerenberatung, mit der ich gut zusammenarbeite. Da kann ich auch einmal offen sagen, wenn man ein paar Tage von einer bestimmten Klientin Pause braucht, weil die Reizschwelle so niedrig geworden ist, dass ich mich kaum beherrschen kann. Dann tauschen wir uns aus und ich schicke die Mutter für den nächsten Termin einfach zur Kollegin ins Gesundheitsamt oder zur sozialpädagogischen Familienhelferin.

Dieses Netzwerk hat sich beeindruckend schnell aufgebaut und bewährt. Als ich angefangen habe, fürs Jugendamt zu arbeiten, haben die mich erst an den Start gebracht, wenn das Baby einer Problemfamilie acht Wochen alt war. So kann man Probleme nicht lösen, da war viel Überzeugungsarbeit nötig – aber ich war erfolgreich! Jetzt ruft mich die Dame vom Jugendamt früher an: »Wir haben eine junge Schwangere, die ist 17, bitte besuchen Sie sie nächste Woche doch einmal.« Wenn ich frage, wie weit fortgeschritten die Schwangerschaft ist, bekomme ich als Antwort: »Sie war gestern beim Gynäkologen, der hat die Schwangerschaft festgestellt.« Es geht doch! Jetzt habe ich geschätzte 32 Wochen, um mit der Frau etwas zu erarbeiten. Wenn die dann letztendlich das Gefühl hat, dass ich ihr helfen konnte, sagt sie zu ihrer Freundin, die schwanger ist, dass sie mich auch anrufen soll. Das Jugendamt hat mittlerweile erkannt, wie nachhaltig meine Arbeit sein kann. Zum Beispiel wiege ich bei jedem Hausbesuch das

Kind. Das mache ich bei der gut situierten Frau Professor, das mach ich bei der albanischen Mama, das mache ich bei der hüpfenden Teeniemutter und bei der ganz normalen mittelständischen deutschen Hausfrau. Wenn ich ein Kind wiege, wiege ich das Kind nackig. Wenn das Jugendamt kommt und sagt: »Wir möchten jetzt gerne mal Ihr Kind nackig sehen«, dann ist das diskriminierend. Wenn ich sage: »Komm, wir tun es mal auf die Waage, lass es uns mal schnell nackig machen, damit wir ein richtiges Wiegeergebnis haben«, dann ist das nicht diskriminierend, die Frau fühlt sich nicht kontrolliert und sie wird nicht Nein sagen. Wenn sie es doch tut, gebe ich mich entspannt und versuche es beim nächsten Besuch am nächsten Tag wieder. Ich mache mir aber schon eine Notiz und frage mich, warum diese Mutter ihr Kind nicht vor mir ausziehen wollte. Wenn aber meines Erachtens keine Gefahr im Verzug ist, wenn das Kind ansonsten quietschfidel wirkt, gebe ich für den Tag nach.

Es zählt zu den größten Erfolgen, wenn mich die Frauen untereinander als Hebamme weiterempfehlen. Es zeigt, dass die Frau das Gefühl hatte, dass ich zwar nervig war und ihr ständig auf die Füße getreten bin, aber grundsätzlich ganz cool und hilfreich war. Vielleicht habe ich sie auch nur an die rechten Stellen geführt, wo ihr weitergeholfen werden konnte. Das ist eine gute Eintrittskarte zum nächsten Fall. Es gibt natürlich Familien, die werden über das Jugendamt an mich vermittelt, das ist immer ein schlechter Zugangsweg. Neulich hatte ich ein großartiges Erlebnis: Das Krankenhaus rief mich an, sie hatten gerade eine 17-Jährige aus offensichtlich ganz schwierigen Familienverhältnissen untersucht. Sie hatte einen unbestimmten Schwangerschaftstermin und wollte spontan einmal nachschauen lassen, wie weit sie denn sei. Die Ärztin erzählte mir, sie hätte der Stiefmutter meine Telefonnummer gegeben. Die meldete sich bei mir und ich machte einen Termin aus, um die junge Mama kennenzulernen. Die wollten einfach nur eine Hebamme, während mich die Ärztin schon mit dem Hintergedanken empfohlen hatte, dass ich ja auch Familiengesundheitshebamme sei. Zwei Tage später bekam ich einen Anruf vom Jugendamt, die erzählten mir von einer 17-Jährigen aus ganz schwierigen Verhältnissen, da müsste dringend eine Familienhebamme rein. Die zitierten das Mädchen immer wieder aufs Amt, ohne Erfolg, totale Verweigerung!

Irgendwann, nach etlichen Drohungen, klappte es, sie erschien zum Gespräch mit der Sozialarbeiterin vom Jugendamt, und ich wurde dazugebeten. Es handelte sich um dieselbe Schwangere! Das Jugendamt wollte mich jetzt offiziell als Familienhebamme einsetzen, die junge Mutter hatte mich längst für die normale Vorsorge gebucht. Das Vertrauen war somit bereits da. Bei meinen ersten Besuchen hatte ich noch nichts gesagt über die überquellenden Aschenbecher im Wohnzimmer und Essensreste auf dem Boden, sondern habe erst einmal geschaut, wie es der Frau geht und was sie braucht. Dann die Situation im Jugendamt, Hilfeplangespräch. Als ich dazukam, sagte die Sozialarbeiterin gerade: »Und Sie nehmen eine Familienhebamme!« Sie sagte: »Ich will keine Familienhebamme.« – »Doch, Sie nehmen eine Familienhebamme!« – »Nein, ich will keine.« Und da sagte ich beiläufig: »Wie wäre es denn, würdest du mich weiter als Hebamme nehmen?« – »Ja, natürlich, das ist ja was ganz anderes!« Ich habe nur noch die Kollegin vom Jugendamt angeguckt und gebetet. Wir hatten genau das, was wir wollten, ich war in der Familie drin, als Familienhebamme, wir mussten es jetzt einfach anders nennen. Die Frau vom Jugendamt hat es zum Glück kapiert und kein bürokratisches Fass aufgemacht. Die junge Mutter triumphierte: »Sehen Sie, ich kriege nämlich immer, was ich will!« Es war eine perfekte Win-Win-Situation: Die Mutter hatte das Gefühl, sich gegen das Jugendamt durchgesetzt und sich ihre eigene Hebamme gesucht zu haben. Das Jugendamt hatte total gewonnen, weil es jemanden fest als Kontroll- und Hilfeinstanz bei diesem schwierigen Fall installieren konnte. Ich habe nur gezittert, dass es diesmal

ohne offiziellen Antrag gehen würde, den die Mutter hätte unter-
schreiben müssen. Nicht diskutieren, einfach den Stempel drauf
und fertig – ich schickte Stoßgebete ab. Es funktionierte!

Das sind kleine Erfolgserlebnisse. Die gibt es immer wieder,
mit einer grundsätzlich wertschätzenden Haltung der Familie gegenüber: behutsamer Beziehungsaufbau, liebevoll Bäuchlein und
Ultraschallbilder angucken, einfach Interesse an der werdenden
Mutter und dem Kind in ihrem Bauch zeigen. Ich interessiere mich
für die Frau und nicht nur dafür, was bei ihr schiefläuft und was
schlecht ist. Ich interessiere mich für sie als Menschen, ich bitte
sie, mir ihren Freund, ihre Familie und ihre Wohnung zu zeigen,
weil ich daran interessiert bin, wie ihr Leben ist und wo sie es lebt.
So werde ich beteiligt und bleibe es für eine ganze Weile. Dabei
schaffe ich es, auch Grenzen abzustecken. Ich bin zwar rund um
die Uhr erreichbar, aber nicht immer abrufbar für jede Kleinigkeit.
Wunderbarer Anruf neulich nach 22 Uhr: »Du, ich musste dich
eben anrufen. Ich habe mir das auch ganz gut überlegt, du sagst
ja immer, ich muss mir das gut überlegen, also ich hab mir jetzt
überlegt, ich ziehe um.« Mutter aus schwierigen Verhältnissen,
alleinerziehend, Tochter drei Monate alt. »Ich denke da schon
lange drüber nach. Jetzt habe ich eine Liste gemacht. Du sagst ja
immer, ich soll eine Liste machen mit Pro und Kontra und Sachen,
die erledigt werden sollen, die lese ich dir jetzt mal vor.«

Ich sitze dann in meinem Sessel und atme tief durch. Und dann
sage ich der Frau, wie toll ich es finde, dass sie eine Liste gemacht
hat und dass ich sie ganz genau erklärt haben möchte. Morgen
früh, nicht heute Abend. Das hat sie akzeptiert.

Ein paar Abende später, Samstag nach 20 Uhr: »Hallo, du,
ich weiß nicht mehr weiter: Ich habe jetzt keine Babynahrung
mehr, die ist alle, was mache ich denn jetzt?« Ich atme wieder
tief durch, mir ist klar, dieses Gespräch muss ich weiterführen,
es geht schließlich um die Versorgung des Babys. Ich frage, wann
sie die letzte Flasche zubereitet hat. Vor drei Stunden. Ich frage

sie, ob sie dabei bemerkt hat, dass die Nahrung ausgeht. »Ja, ich habe gedacht, ich habe noch eine Packung.« Hat sie aber nicht. Und sie weiß nicht, wo sie eine neue herkriegt. Ich schlage ihr den Notdienst der Apotheke vor. Wir diskutieren verschiedene Möglichkeiten, zur dienstbereiten Filiale zu kommen. Plötzlich kommt: »Du, ich habe aber kein Geld mehr.« Ich sage ihr, sie soll in die Kinderklinik fahren, die haben Nahrung auf der Station. »Und wie soll ich dahinkommen? Kannst du mich fahren?« Nein, kann ich nicht. Möchte ich nicht. Ich erkläre, dass ich daheim auf meinem Balkon sitze, ein Weißbier getrunken habe und jetzt nicht mehr Auto fahren darf. Mein letzter Ratschlag ist, eine ihrer Freundinnen anzurufen und dort um Nahrung zu bitten. Sie soll darüber nachdenken, was sie auch tut. Es kommt an dem Abend kein Anruf mehr. Am nächsten Morgen rufe ich sie natürlich an und erfahre, dass sie eine Freundin erreicht hat und mit dem Kinderwagen vier Kilometer bis dahin gelaufen ist, sich Nahrung geliehen hat und wieder nach Hause gelaufen ist. Es geht auch ohne mein aktives Zutun nachts um halb elf. Vor vier Jahren hätte ich sofort gesagt, dass ich immer Nahrung im Keller habe und sie ihr unmittelbar vorbeibringe. Mittlerweile habe ich viel gelernt: über meine Schützlinge und über mich. Ich helfe ihnen, damit sie sich selbst helfen können. Für Notfälle bin ich da, aber erst mal soll die Frau sehen, ob sie es alleine schaffen kann. Wenn es klappt, ist das der große Erfolg: für sie als Mutter und für mich als Familienhebamme.

JOHANNA SCHUCK (32), WALSRODE

Hebamme statt David Kirsch: Rückbildung

Ausbildung: 1999–2001 in Celle. Werdegang: Seit 2005 frei-
berufliche Hebamme im Geburtshaus Walsrode.

Viel weiter weg ging nicht: Nach dem Abitur in Berlin flog Johanna Schuck nach Vanuatu, einem Inselstaat im Südpazifik. Der aus
83 Inseln und Inselgruppen bestehende Staat wurde bis 1980
Neue Hebriden genannt und hat heute knapp über 243.000 Einwohner. Vanuatu hat die höchste Sprachendichte der Welt: 108
verschiedene werden gesprochen. Früher verständigten sich die
Einwohner dort über Zeichnungen im Sand. Diese Bilder wurden
2003 von der UNESCO als Kulturerbe anerkannt. Heutzutage kommt
man mit Englisch und Französisch weiter. Und mit Händen und
Füßen: Auf einer der kleinen Inseln gab es das einzige Krankenhaus weit und breit. Johanna Schuck machte ein Praktikum auf
der Geburtsstation, wo die Hebammen Geburten ganz alleine
leiteten. Die 19-Jährige war tief beeindruckt von selbstbewussten
Schwangeren, selbstbestimmten Geburten und energischen, sou-
veränen Geburtshelferinnen. Die Ausbildung in Deutschland dann
war ernüchternd, Klinikalltag und riesige Geburtsstationen ent-
sprachen nicht Johannas Vorbild am anderen Ende der Welt. Nach
dem Examen gründete sie mit Kolleginnen ein Geburtshaus: Dort
können Frauen entbinden, kommen zur Geburtsvorbereitung oder
Rückbildung. Ihre eigenen Kinder bekam die Hebamme zu Hause.

Acht Woche nach der Geburt: Dienstagmorgens sitze ich mit sieben Frauen im Kreis. Manche von ihnen sind da, weil ihnen die Hebamme in der Geburtsvorbereitung gesagt hat, wie wichtig Rückbildung für den Körper ist. Ein paar kommen, weil sie diese Auszeit einmal in der Woche für sich brauchen. Manche haben wirklich gesundheitliche Probleme und natürlich gibt es auch diejenigen, die nach dem Kurs einen flachen Bauch und ihr Vorschwangerschaftsgewicht wiederhaben wollen. Das darf man auch nicht verurteilen. Es ist wichtig, dass eine Frau sich mit ihrem Körper wohlfühlt. Und wenn das nur möglich ist, wenn sie wieder in ihre alten Klamotten passt, dann ist das in Ordnung. Aber nicht um jeden Preis: Jeder braucht für die ersten Monate mit Baby besonders viel Kraft. Und ohne anständige Ernährung ist das kaum zu schaffen. Rückbildung ist nicht gezielt dafür da, Gewicht zu verlieren. Muskelpartien sollen sich an ihre Aufgaben erinnern und die Grundlagen dafür legen, dass sich die Frau wieder normal bewegen und vielleicht sogar bald nach der Geburt Sport treiben kann.

Die Mischung der Frauen im Kurs ist spannend: Die einen machen ganz diszipliniert mit und sind richtig ehrgeizig. Andere, die noch nie in ihrem Leben Sport gemacht haben, fühlen sich wohl mit 15 Kilo Übergewicht und haben Gründe, etliche Übungen nicht mitzumachen: Entweder tut der Rücken zu sehr weh oder die Arme sind zu kurz – eine wunderbare Begründung übrigens!

Bei der Rückbildung geht es nicht darum, wie Heidi Klum nach wenigen Wochen bei einer Unterwäsche-Modenschau zu glänzen. Es geht nicht darum, schlank und schön durch die Gegend zu hüpfen. Es geht nicht darum, in die Jeans zu passen, die man als Teenager getragen hat. Rückbildungsgymnastik ist notwendig nach jeder Geburt: Egal ob das Kind spontan, mit Saugglocke oder per Kaiserschnitt zur Welt gekommen ist. Der Körper hat eine unglaubliche Wandlung und Leistung hinter sich: Die Hormone haben das Gewebe für die Geburt weich gemacht, der Beckenboden hat viel aushalten müssen. Blasenschwäche, Rückenschmerzen, Kreislaufprobleme – die Frauen haben in der Folge nicht so viel Spaß mit ihrem Körper. Die Wahrnehmung hat sich völlig verändert. Der Körpermittelpunkt hat sich in der Schwangerschaft stark nach vorne verschoben. Wenn das Kind geboren ist, müssen die Frauen wieder lernen, was wirklich gerade ist. Die halten auf einmal ihre Mitte nach der Geburt im Arm, nicht mehr im Bauch. Die eine Schulter hängt wegen der einseitigen Belastung unterm Ohr und frau beschäftigt sich kaum noch mit sich selbst.

So gesehen ist der Rückbildungskurs eine Art Rückzugsmöglichkeit für die Frau: nicht ununterbrochen den ganzen Tag das Kind um sich herum zu haben und sich um den Haushalt kümmern zu müssen, sondern diese neunzig Minuten mit sich selbst beschäftigt sein zu können. Liebevoller Zwang ist das. Die Frage kommt immer wieder: »Johanna, wie lange muss ich Rückbildung machen?« Ich kann nur sagen, am besten so lange wie möglich, so lange, wie der innere Schweinehund sich überreden lässt. Ich werde nie vergessen: Acht Wochen nach der zweiten Geburt bin ich aufs Trampolin. Und dann ganz schnell wieder runter, denn nach zwei Sprüngen dachte ich, ich verliere mein Innerstes. Ich hatte keinen Halt. Nach abgeschlossener Rückbildung war es wieder gut.

Die Frauen, die jede Woche aufeinandertreffen, haben ganz unterschiedliche Voraussetzungen. Es gibt Sportcracks, die kurz vor der Entbindung noch kilometerweit gewalkt sind. Es gibt daneben Frauen, deren Arme eben zu kurz sind. Irgendwo dazwischen bin ich als Vorturnerin. Aber es geht eben erst einmal nicht um Muckis und einen strammen Po: Viele haben erst im Geburtsvorbereitungskurs bewusst Bekanntschaft mit ihrem Beckenboden gemacht. Wenn ich dann nach der Geburt mit Erklärungen über Gebärmuttersenkung weitermache, muss ich Grafiken zu Hilfe nehmen. Die Frauen brauchen schon anatomische Darstellungen, um nachzuvollziehen, was in ihrem Körper passiert. Praktisch gesehen verstehen alle, wenn ich von Inkontinenz, Haltungsschäden und Problemen beim Geschlechtsverkehr spreche: Dann habe ich meistens ungeteilte Aufmerksamkeit. Inkontinenz ist eben kein Problem von grauhaarigen TENA-Lady-Damen aus der Werbung. Sondern sie ist auch ein Problem von jungen Frauen, die Kinder bekommen und hinterher nicht genug für sich getan haben.

Als Kursleiterin muss ich auch streng sein. Eine Frau hat mich mal Drill-Sergeant genannt, das fand ich klasse. Wir lachen viel in den Rückbildungskursen. Das ist enorm wichtig, der Dienstagvormittag bei mir soll kein trüber Frusttermin sein. Trotzdem muss ich auch den Frauen gerecht werden, die wirklich aus Überzeugung intensiv mitmachen. Es bleibt gar nicht aus, auch mal zu sagen: »Hallo, könnt ihr euch vielleicht danach zum Kaffeetrinken verabreden? Die dreiviertel Stunde haltet ihr doch bestimmt jetzt hier noch durch!« Alle Frauen haben unterschiedliche Voraussetzungen: Wenn eine noch nie Sit-ups gemacht hat, dann soll sie nicht in der Rückbildung damit anfangen. Sie wird nach Hause gehen und die Übungen machen, zu denen sie Lust hat. Da brauche ich sie und mich nicht zu quälen. Die Frauen müssen sich auch selber kontrollieren. Ideal ist es, jeden Tag 15 Minuten die Übungen zu wiederholen. Und dann zusätzlich sollen sie den Beckenboden anspannen: beim Kartoffelnschälen, wenn's Telefon klingelt oder im Stau auf der Autobahn. Immer wieder: anspannen, halten, locker lassen.

Dieser Rückbildungskurs bei mir ist ein Mikrokosmos. Die Frauen kennen sich erst seit Kurzem, sind ganz verschieden, aber es geht ihnen allen ähnlich. Sie haben gerade entbunden, sind müde, haben zig Probleme, keine Lust auf Sex und schmerzende Brüste. Die sind verletzlich, gleichzeitig erstaunlich offen. Eine Frau sagt am ersten Kurstag, sie könne sich morgens selber im Spiegel nicht angucken, weil sie sich so unförmig und hässlich fände. Dann sagt eine andere, die sie seit zehn Minuten kennt: »Mensch, du siehst doch total klasse aus, nu wart mal ab! Nach meinem zweiten Kind, weißt du, wie ich da ausgesehen habe? Und jetzt guck mich mal an.« Da ist viel Eis gebrochen. Die sind auch manchmal furztrocken. Eine andere erzählt vielleicht: »Wenn ich morgens aufstehe, bleibt mein Bindegewebe noch eine viertel Stunde im Bett liegen.« Da müssen wir dann alle lachen. Alle im Raum können das nachvollziehen. Es ist schon eine Art Selbsthilfegruppe. Die Frauen beschäftigen sich auf einmal wieder mit ihrem eigenen Körper ohne Kind darin. Die erschrecken, wenn sie beim Aufwärmen nicht mehr auf einem Bein balancieren können. Es ist wichtig, wenn sie merken, gar nicht so ehrgeizig sein zu müssen. Mit Geduld klappt jede Übung und man findet immer einen in der Gruppe, der das gleiche Tempo hat.

Offenheit ist der Schlüssel: Zum Thema »Inkontinenz« erzählte eine Mutter neulich, dass sie ihr Kind beim Wickeln hochnahm, weil es lospinkelte. Beim Hochnehmen merkte sie bei sich eine Halteschwäche. Kind unkontrolliert, Mutter unkontrolliert. Die erfahrenen Mütter wissen, dass sich dieses Problem mit Rück-bildung lösen lässt. Es geht auch noch intimer: Hämorrhoiden. Es gibt Familien, bei denen ist das total entspannt, da hilft der Mann, ihr die Hämorrhoiden wieder zurückzudrücken. Aber bei anderen Paaren ist das ein Tabuthema. Dann ist der Kurs das einzige Forum.

Alltägliche Probleme werden auch bei uns aufgefangen: Die Wochenbett-Betreuung ist vorbei, die Hebamme kommt nicht mehr regelmäßig. Da sind viele aber noch unsicher, ob sie ihr Kind ausreichend ernähren und sich in der Pflege richtig verhalten. Eine brüstet sich mit: »Mein Kind schläft aber schon durch«, gibt aber die Flasche, was mehr sättigt. Die stillende Mutter ist ob dieser Worte mit den Nerven am Ende, weil sie, die noch stillt, drei Mal die Nacht aufstehen muss. Dann ist es gut, wenn ich erklären kann, woher die Unterschiede kommen und dass es nicht an falscher Aufzucht liegt.

Manchmal gibt es auch Tränen: Eine Mutter erzählt von ihrer wunderbaren Spontangeburt. Die Frau neben ihr musste das Kind per Notkaiserschnitt entbinden und hat das noch nicht verarbeitet. Die hat dann schnell das Gefühl, versagt zu haben. Es gibt aber immer eine in der Gruppe, die sich ähnlich fühlt oder die Frau auffangen kann. Da muss ich gar nicht unbedingt reden. Manchmal nehmen sie es von der neben sich auch noch leichter an. Meine letzte Geburt ist schließlich schon ein paar Jahre her, ich habe wieder meine alte Figur und ich schlafe nachts hervorragend. Ich habe mehr Fachwissen, sitze aber in dem Moment nicht im gleichen Boot. Dann bin ich eher die Moderatorin.

Leider gehen viele Frauen nicht zur Rückbildung, weil es in ihrem Alltag untergeht: Das Kind ist da, braucht rund um die Uhr Zuwendung, dazu kommen Haushalt und vielleicht auch noch der Wiedereinstieg in den Beruf. Oder es kommt ein zweites Kind, bei dem man noch weniger das Gefühl hat, sich anderthalb Stunden für sich leisten zu können. Es gibt einen Spruch, den sich Zweitmütter anhören müssen: »Ein Kind ist kein Kind.« Das ist Quatsch. Ich habe zwei Kinder und finde, dass das erste Kind sehr viel anstrengender ist als das zweite, weil man selber sehr viel anstrengender ist mit seinen Ängsten und seinen Sorgen. Immer diese Zweifel, ob man alles richtig macht, ob es dem Kind gut geht, ob man einen gesunden und glücklichen kleinen Menschen heranzieht. Beim zweiten Kind ist die Geburt meistens schon einfacher. Man hat dann häufig einen entspannteren Start, Stillen kennt der Körper schon, der Anlauf ist auch nicht mehr so anstrengend. Natürlich braucht man für zwei Kinder mehr Zeit als für eines, aber emotional gibt es keinen Unterschied. Da ist ganz klar ein Kind ein Kind!

Ein Schönheitsideal à la Heidi Klum schwebt zum Glück nur selten über den Kursen. Ich würde sagen, von den sieben Frauen ist eine dabei, der macht Übergewicht nichts aus, die muss nicht abnehmen, um sich wohlzufühlen. Dann gibt es vier, die einfach wieder fit werden wollen, und vielleicht eine, die händeringend wieder in die hautenge Jeans passen muss. Die ist aber nicht mehr gut zu sich, macht alles auf Krampf. »Johanna, ich muss schnell wieder auf den Hometrainer oder Step Aerobic machen.« Es ist ganz schwer, ihr klarzumachen, dass so ein Überaktionismus am Anfang kontraproduktiv ist. Hormonell bedingt ist die Muskulatur noch weit und locker gestellt. Wenn ich zum Beispiel die geraden Bauchmuskeln, die der Gebärmutter gewichen sind, zu früh trainiere, gehen die in die Länge. Und lange Bauchmuskeln machen keinen flachen Bauch. Das Sixpack kann man dann erst mal abschreiben. Zu schnelle Gewichtsabnahme macht auch nicht glücklich, wenn die Haut nicht hinterherkommt. Die kann man nun wirklich nicht wegtrainieren. Die Ermahnung »Langsam!« kann ich nur gebetsmühlenartig wiederholen. Extremfällen empfehle ich auch psychologische Beratung.

Nicht alles wird in der Runde besprochen. Mit manchen Problemen warten die Frauen auch bis zum Kursende. Manche haben große Schmerzen an der Damm- oder Kaiserschnittnarbe, sind wetterfühlig und können kaum laufen. Eigentlich wäre der Frauenarzt der erste Ansprechpartner und da schicke ich sie natürlich dann auch hin. Aber die Verbindung zur Hebamme ist einfach noch mal eine andere. Beim Gynäkologen ist man sonst nur selten. Beim Termin sitzt die Frau auf dem Stuhl, es ist nicht viel Zeit, es riecht nach Sterilium und vor ihr steht jemand mit Kittel und Handschuhen. Es ist ein anderer Rahmen, mit der Hebamme einen Termin zu Hause zu haben und sich dann beim Kaffee auf der Couch zu überwinden, offen zu sprechen. Es gibt ganz viele Frauen, die sich über Jahre quälen und erst beim zweiten Kind das Problem quasi von selbst gelöst wird, wenn eine alte Narbe neu vernäht wird.

Es gibt aber auch Themen, die nicht bierernst, aber trotzdem nur für vier Augen sind: sogenannte Loveballs, Liebeskugeln – angeblich ein ideales Trainingsmittel für den Beckenboden. Neulich sprach mich eine Frau an, die auf einer Dildo-Party in ihrem Dorf gewesen war. Dort hieß es, Loveballs seien von Hebammen empfohlen. Es handelt sich um zwei Kunststoffkugeln, etwas kleiner als Tischtennisbälle, in der Mitte miteinander verbunden, an der Seite ein Rückholbändchen. Die kann man in die Scheide einführen. Loveballs werden oft auf Hebammen-Messen und Kongressen verkauft. Man muss wohl innerlich gegenhalten, damit die Kugeln nicht herausrutschen. Ich kenne nicht eine einzige Frau, deren Beckenboden dank der Kugeln kräftiger geworden ist. Aber das Gerücht hält sich hartnäckig. Wenn das Tragen an sich einfach ein schönes Gefühl und Spaß macht, dann bitte schön. Und es gibt bestimmt so manchen Kurs, in dem auch diese Erfahrung offen geteilt wird.

In vielen Rückbildungskursen entstehen Freundschaften fürs Leben. Ich betreue gerade eine Frau im Wochenbett, die kenne ich noch von ihrem ersten Kind. Da traf sich fast der gesammelte Geburtsvorbereitungskurs in der Rückbildung, dann kam die gemeinsame Krabbelgruppe und jetzt fahren die Damen immer einmal im Jahr zusammen in Urlaub. Ohne Männer und ohne Kinder. Ich glaube, die haben viel Spaß – auch ohne Loveballs.

IRIS LABATZ (48), LÜNEBURG

Würgeschlangen und Chaos – Wochenbettbesuche bei frischgebackenen Eltern

Ausbildung: 1983–1986 in Hannover. Werdegang: Nach verschiedenen Stationen in Kranken- und Geburtshaus und nach der Babypause 1999 Arbeit als freiberufliche Hebamme.

Iris Labatz' Leben ist geprägt von vielen glücklichen Zufallsbegegnungen. Sie arbeitete als Arzthelferin in einer gynäkologischen Praxis und konnte eines Tages die Frage einer Patientin nicht beantworten, wie denn eine Geburt ablaufen würde. Iris Labatz musste passen. Daraufhin reifte der Wunsch in ihr, mehr zu wissen, beteiligt zu sein an der Entwicklung von der Schwangerschaft bis zur Geburt: Sie wollte Hebamme werden. Auf einer Party unterhielt sie sich kurz darauf mit einem Fremden über Berufswünsche und erzählte von ihren Plänen. Seine Tante sei Hebamme im Lüneburger Krankenhaus, er könne gerne den Kontakt herstellen. Daraus ergab sich spontan eine Woche Praktikum, jeden Tag erlebte Iris Labatz eine Geburt hautnah – auch das keine Selbstverständlichkeit. Nach ihrer Hebammen-Ausbildung traf sie bei einer Amerika-Reise über eine Zufallsbekanntschaft eine freiberufliche Kollegin, bei der sie im Externat zwei Wochen lang Hausgeburtsarbeit kennenlernte. Zurück in Deutschland, ergab sich dann eine berufliche Station aus der nächsten: Kreißsaaltätigkeit, Geburtshaus, Freiberuflichkeit mit eigener Praxis – Iris Labatz ließ sich immer von ihrer Berufung leiten.

Das Wochenbett beginnt in dem Moment, in dem das Baby geboren ist. Es ist der Auftakt für Mutter, Vater und Kind in ein neues Leben. Alle um sie herum möchten teilhaben. Das ist schön, kann aber auch stressig sein für die frischgebackene Familie.

In den USA lernte ich eine tolle Tradition kennen: Auch dort möchten Freunde und Verwandte das Neugeborene selbstverständlich sehen und den Eltern gratulieren. Die Eltern sind natürlich stolz und möchten einerseits viel Besuch, um den Nachwuchs zu präsentieren. Andererseits sind sie auch völlig neben der Spur und müssen sich erst einmal aneinander und die neue Situation gewöhnen. Hier entsteht so oft der Konflikt, wenn die Eltern nicht wissen, wie sie sich abgrenzen können. In den USA wird also vor der Geburt, wenn die Lage noch entspannt ist, alles genau festgelegt, um nach der Geburt nicht mehr planen und diskutieren zu müssen. Das Ganze nennt sich »Welcome Party«, also Begrüßungsfeier für das Baby. Allen ist dort klar: Nach der Geburt bekommen Verwandte und Freunde lediglich einen Termin für die Feier mitgeteilt. Bis dahin gilt das ungeschriebene Gesetz, dass niemand bei der Familie aufschlägt. Kein Anruf, kein Besuch, einfach nur Ruhe für Eltern und Kind. Gefeiert wird nach rund vierzehn Tagen. Kaffee kochen und Kuchen backen übernehmen Freundinnen. Bei meinen Bekannten gab es ein riesiges Blech mit hellblau überzogenem Kuchen mit typisch amerikanischer fetter Creme drauf. Natürlich mit riesigen Buchstaben, dem Namen des kleinen Andy. Mehr gab es nicht. Die Besucher kamen, brachten die Geschenke mit, der Mann nahm alles entgegen. Die Frau war mit dem Kind im Obergeschoss. Alles drehte sich um den Mann, der wurde beglückwünscht und befragt. Einmal zwischendurch kam die frischgebackene Mutter in die Stube, nachdem das Baby frisch gestillt und tief und fest eingeschlafen war und ging durch die Menge. Alle schauten und bewunderten den Kleinen. Keiner hat gewagt, das Kind anzufassen, Andy wurde nur betrachtet.

Von diesem Brauch der »Welcome Party« erzähle ich in meinen Geburtsvorbereitungskursen immer. Und er wird gut angenommen und umgesetzt. Die werdenden Eltern sollten sich vorher überlegen, wie sie nach der Geburt verfahren wollen. Den Mut aufzubringen, deutlich zu sagen, dass sie nicht möchten, dass alle das Kind anfassen und laut sind oder den Stress einer Partyveranstaltung abzulehnen, das schaffen die Eltern nach der Geburt meistens nicht. Vorher die eigenen Wünsche festlegen und auch kommunizieren erleichtert enorm. Neulich besuchte ich eine Frau im Wochenbett, das Kind war fünf Tage alt. In der Küche waren viele Speisen und Getränke aufgebaut, Vorbereitungen für die Pinkelparty am Abend. Ich beschwor sie, sich zurückzuziehen und sich dem Stress nicht auszusetzen. Hundert Leute erwarteten sie zu Besuch, ein Wahnsinn! Immerhin fand die Mutter dann eine gute Lösung, wenigstens dem Baby diesen Stress zu ersparen: Sie hat ihren Sohn schnell mit der Digitalkamera fotografiert, Fotos ausgedruckt und in der Scheune aufgehängt. Er durfte während der ganzen Veranstaltung im Haus schlafen. Es war ein guter Kompromiss, das ganze Dorf konnte gucken, das Baby hatte seine Ruhe.

Die Tradition der Pinkelpartys ist noch eine relativ kurze: In den fünfziger Jahren sind die Frauen meist für ein paar Tage in der Klinik geblieben. Der Mann war also alleine zu Hause und die Kumpels kamen dann nach der Geburt, um ihn zu beglückwünschen und mit ihm gemeinsam auf das Wohl des Kindes anzustoßen. Auch heute sind Pinkelpartys eher Veranstaltungen für den Vater am Abend der Geburt. Dass der vielleicht gar keine Lust dazu hat, lieber bei Frau und Kind in der Klinik wäre oder die Frau vielleicht sogar schon wieder daheim ist, aber lieber ihre Ruhe hätte, findet da kaum Berücksichtigung. Manche Eltern schieben es dann auf die Hebamme, wenn sie niemanden sehen möchten, das finde ich absolut in Ordnung. Ich habe manchmal das Gefühl, dass sich die Leute von mir eine Art Rechtfertigung erhoffen, um die Party auf später verschieben oder ausfallen lassen zu können. Sie erwarten, dass ich ihnen sage, dass eine Party zu viel für Mutter und Kind wäre. Wenn ich ihnen den Gefallen tue, sind sie oft richtig erleichtert und erzählen überall, dass die Hebamme die Party aus gesundheitlichen Gründen zum jetzigen Zeitpunkt »verboten« hat. Man muss sich wirklich mal klarmachen, welcher soziale Druck da ausgeübt wird, dass Eltern zu solchen Ausreden greifen müssen.

Das Wochenbett hat seinen Namen aus früherer Zeit, in der die Frauen wirklich einige Wochen im Bett lagen. Sie durften neun Tage lang nicht aufstehen, weil klar war: Sobald sie in der Lage waren, aufzustehen und über den Hof zum Klo zu gehen, konnten sie auch Wasser schleppen, Schweine füttern und Essen zubereiten. Der Name ist geblieben, das Tätigkeitsfeld der Frauen hat sich aber gewandelt. Der Mutterschutz wurde eingeführt, wobei ich auch von etlichen Bäuerinnen weiß, die sich kaum schonen, weil sonst der Betrieb gefährdet wäre. Aber auch da hat sich viel getan, es gibt zum Beispiel die sogenannten Dorfhelferinnen, die ins Haus kommen und so lange auf dem Hof einspringen, bis die Mutter wieder fit ist und übernehmen kann.

Ich denke, heutzutage werden die Frauen gar nicht aus dem Wochenbett getrieben, es treibt sie selber hinaus. Die Mütter von heute sind nicht mehr daran gewöhnt, sich einfach so eine Auszeit zu nehmen, sich im Bett auszuruhen, um Kräfte zu tanken oder auf dem Sofa anscheinend nutzlos zu liegen. Diesem Bedürfnis geben die wenigsten nach. Solange die Frau Schmerzen hat, beispielsweise nach einem Kaiserschnitt oder einer Dammverletzung, wird sie dazu gezwungen. Aber selbst mit solch einem Handicap lässt sich noch eben nebenbei die Küche aufräumen. Viele können ihren Perfektionismus nicht ablegen, bei denen muss der Haushalt ohne Einschränkung weiterlaufen. Auszuhalten, dass auch mal was liegen bleibt, müssen viele erst lernen. Es ist schwer, festzustellen: Ich bin mir wichtig, ich nehme mir eine Auszeit, sie ist wichtig für mich und meine neue Familie. Wer sich das klarmachen kann, der lässt andere machen und hat ein wunderbares Wochenbett.

Oft wird es auch schwierig, wenn die Frau von zu viel gut gemeinter Hilfe überrannt wird: Eine Mutter, die gerade ihr Kind bekommen hat, die von ihrer Mutter und Schwiegermutter quasi aus der Küche geworfen wird nach dem Motto »Nun entspanne dich doch mal, ich mache doch alles«, aber hilflos mit ansehen muss, wie ihre Abläufe und ihre gewohnte Ordnung auf den Kopf gestellt werden, ist dann auch nicht zufrieden und fühlt sich verdrängt. Ich finde es wichtig, dass auch hier die Mutter sich vorher überlegt, wen sie nach der Geburt nah bei sich haben möchte. Das kann eine Verwandte sein, aber natürlich auch eine Freundin oder vielleicht sogar eine professionelle bezahlte Haushaltshilfe. Manchmal muss man die Einschätzungen auch überdenken. Vor der Geburt denkt man vielleicht, man könne es mit einer bestimmten Person aushalten, die einen dann aber in den Wahnsinn treibt. Die Befindlichkeit ändert sich, wenn ein Kind auf der Welt ist. Mit der Geburt des Babys werden auch die Eltern als solche geboren. Vorher waren sie ein Paar und nun sind sie Eltern mit all den schönen Seiten und der Verantwortung, die dazugehört. Dann wächst man mit dem Kind. Jeder muss sich seinen Platz in der neuen Familiensituation suchen: Mutter, Vater, Baby und ein Geschwisterkind auch. Das braucht natürlich extra Unterstützung und Fürsorge. Wenn die junge Mutter von ihrem angestammten Platz verdrängt wird, weil da jetzt jemand ist, der ihr alles abnimmt und sie nichts machen lässt, vor ihren Augen aber alles verändert, ist sie auch schnell unzufrieden und kann sich ihren Weg nicht suchen. Der Wunsch ist dann: Alle weg hier, ich möchte meinen Platz finden und ihn ausprobieren, außer meinem Mann will ich hier niemanden haben!

Ich komme meistens ins Spiel, sobald die Frau wieder zu Hause ist. Die war dann in der Regel zwei, drei Tage im Krankenhaus. Wird sie um die Mittagszeit entlassen, bin ich am Nachmittag schon da. Manchmal betrete ich dann das Chaos. Der Mann macht die Tür auf, ich falle im Flur über die Tasche, in der noch die Kliniksachen sind. Die Frau sitzt auf dem Sofa und versucht zu stillen und stellt fest, dass es nicht gut funktioniert. Ich erinnere mich an eine, die noch ihren Mantel anhatte und das Baby an der Brust. Diese Mutter war noch nicht zu Hause und in ihrem neuen Leben angekommen, das konnte gar nicht klappen. Meine Aufgabe ist dann erst einmal, ein bisschen Ruhe in die Situation zu bringen. Ich versuche herauszufinden, wie die Eltern Abläufe und Strukturen gestaltet haben möchten, wie es ihnen geht, und ich lasse mir erzählen, wie sie die Geburt und die Zeit im Krankenhaus empfunden haben. Das Kind hat dann Priorität und ich versuche von Anfang an, die Eltern darin zu schulen, die Signale des Babys richtig zu deuten und sich sicher zu fühlen im Umgang mit dem Kind. Als Hebamme im Wochenbett verstehe ich mich als eine Art Landkarte zum Wandern. Wenn man wandern geht und dabei auf Berge trifft, muss man überlegen, ob man sie besteigt oder drumherum geht. Man nimmt die Landkarte zur Hand und schaut nach.

Ich kenne das Gelände und kann raten, welcher Weg in dieser oder jener Situation der beste sein kann, ob es Abkürzungen gibt oder ein Umweg hilfreich ist. Dann gehen die Frauen wieder ein Stückchen weiter, bis sie einen weiteren Blick auf die Landkarte werfen. Darüber hinaus unterstütze ich die Frau natürlich erst einmal beim Stillen. Ich sorge dafür, dass sie eine gute Stillposition findet, und zeige ihr, wie man das macht mit dem Anlegen. Wir gucken genau hin: Wie trinkt das Kind und wie schläft es? Ich hole sie im wahrsten Sinne des Wortes da ab, wo sie steht, wenn sie aus der Klinik kommt, ich übernehme nahtlos die Betreuung. Stillen ist meistens das große Thema, gefolgt von Fragen zur Babypflege. Viele Eltern haben Hemmungen, sich um den Nabel zu kümmern, manche ekeln sich regelrecht davor. Es hängt ja noch ein Stück Nabelschnur am Bauchnabel dran, das immer mehr austrocknet und dann von selber abfällt. Ich kenne eine Familie, die haben immer die Oma für die Nabelpflege geholt, selber konnten sie sich nicht überwinden. Ich erzähle in solchen Fällen besonders gerne Geschichten von anderen Kulturen, in denen die Hebammen für die Mütter die Nabelschnurreste sammeln, trocknen und daraus eine Kette basteln. Das ist natürlich Geschmackssache, aber zeigt einfach, dass in diesen Ländern auch dieser Teil des Kindes zur Familie gehört. Oft kriege ich dann doch die Mütter dazu, mit mir gemeinsam den Nabel zu säubern und nach ein paar Tagen übernehmen sie die Pflege in den meisten Fällen alleine.

Zu meinen Aufgaben als Hebamme gehört auch, darauf zu achten, ob das Baby eine Neugeborenengelbsucht entwickelt. Ich sehe schnell die Anzeichen, einer Mutter würden sie wahrscheinlich viel später auffallen. Ansonsten helfe ich beim Wickeln und Baden und beim Thema Schlafen. Ich gebe den Eltern natürlich die Empfehlung, die allgemein ausgesprochen wird: Das Baby soll im Elternschlafzimmer schlafen, aber im eigenen Bett. Doch manche Familien finden ihre eigenen Regelungen und ich berate sie dabei. Ich betreue zur Zeit eine Familie, die gerade das zweite Kind bekommen hat. Der große Junge ist drei, das Baby eine Woche alt. Die Familienmitglieder schlafen alle in einem riesigen Matratzenlager, die Kinder jeweils außen. Alle schlafen hervorragend, der große Bruder ist glücklich, das kleine Neugeborene schläft gut.

Neben medizinischen Tätigkeiten ist meine Hauptaufgabe, die Eltern dabei zu unterstützen, die Signale ihres Kindes zu verstehen. Es ist wichtig, deuten zu können, wann das Baby etwas mitzuteilen hat. Erkennen zu können, ob das Baby trinken möchte oder kuscheln, ob ihm zu warm oder zu kalt ist. Richtig zu deuten, welche Mimik das Kind zu welchen Zwecken wann einsetzt. Außerdem versuche ich den Eltern die Angst zu nehmen, ihr Kind könnte zerbrechen. Ich ermuntere sie, es selbstbewusst anzufassen. Viele Frauen verlassen sich heutzutage weniger auf ihre Intuition. Das liegt auch daran, dass die erste und häufigste Anlaufstelle in der Schwangerschaft der Arzt ist. Der guckt sich alle Parameter an, die man messen kann. Was emotional noch parallel passiert, wo die Intuition ganz heftig beteiligt ist, wird kaum besprochen, dazu fehlt in den Praxen die Zeit und viele Frauenärzte sehen dort nicht ihr Aufgabengebiet. Hier kann eine Hebamme eine gute Unterstützung sein, aber oft kommen die Frauen ganz am Schluss der Schwangerschaft zu uns, obwohl sie vorher ein Anrecht darauf hätten und die Betreuung durch die Hebamme in der Schwangerschaft von den Krankenkassen übernommen wird. Wir sind in der Lage, den Frauen diese Intuition wieder näherzubringen.

Mütter werden oft voller Unverständnis betrachtet, wenn sie Angst haben, in den ersten Tagen nach der Geburt ihr Kind hochzuheben, da gibt es oft eine große Hemmschwelle. Ich stelle die Gegenfrage: Wenn man jetzt einen netten Mann kennengelernt hat, warum geht man dann nicht einfach auf ihn zu, auch wenn man noch so viele Schmetterlinge im Bauch hat, fasst ihn an und knuddelt nach Herzenslust? Das macht man nicht, weil man sich erst kennenlernen muss. Man will sehen, wie der andere reagiert, wie er tickt. Man muss sich beschnuppern, hatte vorher vielleicht nur telefonisch Kontakt oder hat sich in einem Internet-Chat kennengelernt. Aber wenn man sich zum ersten Mal gegenübersteht, ist doch alles wieder wie neu. Dann kennt man diesen Menschen gar nicht richtig. Man weiß viel von ihm, aber der Kontakt ist frisch. So muss man sich das vorstellen, wenn man plötzlich dieses neue Wesen, dieses neue tolle Kind vor sich hat. Die Gesellschaft erwartet hingegen, dass die frischgebackene Mutter gleich ohne Berührungsängste mit ihrem Kind umgeht.

Ich habe viel gelernt durch meine Arbeit als Hebamme im Kreißsaal. Wenn das Kind auf der Welt war, habe ich immer gleich versucht, es der Mutter auf den Bauch zu legen, und erwartet, dass sie sofort draufloskuschelt. Bis zu dem Tag, als ich selbst ein Kind bekommen habe. Mein Sohn kam raus und ich war nur erledigt. Ich habe lediglich kurz auf das Baby geguckt, registriert, dass alles dran war und er geschrien hat. Dann war ich beruhigt und wollte meine Ruhe. Ich hätte es nie für möglich gehalten, dass das so sein kann. Ich habe meinen Mann gebeten, den Kleinen zu nehmen. Später, als ich genäht wurde und alles fertig war, da war ich bereit und voller Freude, mein Kind bei mir zu haben. Ich frage die Mütter, die ich im Wochenbett betreue, immer, wann sie ihr Kind das erste Mal berührt haben und wie es sich angefühlt hat. Einige sagen, dass es wunderschön war, das Baby auf dem Bauch zu haben. Andere kämpfen sofort mit den Tränen. Diese Frauen müssen erst die Geburt oder eine rasche Trennung vom Kind verarbeiten. Denn die Frauen können sich das nicht aussuchen, sie müssen nach einem Kaiserschnitt erst mal medizinisch versorgt werden. Sie bekommen das Baby vielleicht erst nach einer Stunde wieder in die Arme. Aber diese Stunde macht schon viel aus. Manche Frauen stecken das einfach weg, aber manche haben da auch einen richtigen Bruch. Ich empfinde ein Gespräch über dieses Erlebnis als eine meiner ganz wichtigen Aufgaben. Manche Mütter erzählen sprudelnd drauflos, bei manchen dauert es Wochen, bis sie Stück für Stück ihre Gefühle loswerden können. Manche Frauen benötigen sogar professionelle psychologische Hilfe.

Bei einigen Müttern spielen die Hormone nach der Geburt verrückt. Außenstehende haben oft Probleme, diesem Wechselbad der Gefühle zu folgen. Es gibt einen Unterschied zwischen dem sogenannten Babyblues und der ernstzunehmenden postnatalen Depression. Kurz nach der Geburt werden zahllose Glückshormone ausgeschüttet und alles ist prima. So um den dritten Tag herum, passend zum Milcheinschuss, ist plötzlich alles doof und sie müssen erst mal richtig heulen. Für die Männer ist das schwer zu verdauen: Gerade noch hat er mit ihr telefoniert, alles war rosa. Dann kommt er eine halbe Stunde später ins Krankenhaus, um sie abzuholen, und findet sie in Tränen aufgelöst untröstlich auf dem Bett sitzen. Sie findet auf einmal alles blöd: das Kind, sich selbst, das Stillen, den Mann, vielleicht auch alle Anrufe.

Wenn der Mann sie dann in den Arm nimmt, sie einfach nach Hause bringt und sie sich einmal richtig ausheulen lässt, dann geht es auch wieder aufwärts. Das ist ein kleiner Babyblues, an dem haben die Hormone Schuld. Die aufgestaute Spannung wird durch die Tränen abgebaut und gelöst.

Richtige postnatale Depressionen fangen nach circa zwei, drei Wochen an. Ich hatte gerade eine Frau, die hatte sich total auf ihr Kind gefreut. Sie hatte einen wunderbaren Mann an ihrer Seite, beide haben alles für das Kind vorbereitet, es war eine richtig tolle Familie mit richtig guter Familienplanung. Irgendwann nach der Geburt kam ich dorthin und merkte, irgendwas stimmt nicht, ich wusste nicht genau was. Die Frau saß immer extrem dicht neben ihrem Kind und wenn das Baby auch nur den kleinsten Pieps von sich gab, war die Mutter ganz aufgeschreckt, zuckte ständig zusammen. Ich beruhigte sie jedes Mal, aber sie wurde immer unruhiger und unglücklicher, bis sie sagte, es sei ihr alles zu viel, sie würde es nicht schaffen mit dem Baby. Die Alarmglocken schrillten bei mir, als sie dann unter Tränen schluchzte, sie könne und wolle nicht mehr allein mit dem Kind sein! Ich kannte die Frau privat schon länger und war wirklich geschockt. Ich sagte zu ihr: »Mensch, so bist du doch sonst gar nicht. Du stehst doch mit beiden Beinen im Leben und hast bis vor Kurzem noch die ganze Firma gemanagt.« Sie hat nur noch genickt. Ich habe viele Gespräche mit ihr geführt und mir noch die Unterstützung einer ihrer anderen Freundinnen geholt. Es war wichtig, dass diese Mutter erst einmal viel Kontakt hatte, nicht allein war und viel reden konnte. Dann habe ich ihr professionelle psychologische Unterstützung empfohlen, die sie auch gerne angenommen hat.

Es gab eine gute Kooperation mit ihrer Frauenärztin und ihrer Psychologin. Wir haben uns untereinander ausgetauscht und gegenseitig auf dem aktuellen Stand gehalten, um der Frau optimal helfen zu können. Wir haben ein Netz aufgebaut und organisiert, dass immer jemand bei der Frau war, Tag und Nacht. Der Mann ist zum Glück freiberuflich und hat sich so freigeschaufelt, dass nie eine Lücke zu Hause war. Die haben mit der Firma keine guten Geschäfte gehabt in der Zeit, aber das war ihm ganz egal, ein toller Ehemann. Nach drei Monaten ging es der Mutter besser, sie traute sich kleine Strecken alleine mit Baby zu, kleine Aufgaben, und fasste dadurch auch Mut für mehr. Sie wurde zufriedener und konnte sich immer mehr an ihrem Kind erfreuen. In diesem Fall ging es auch ohne starke Medikamente, in erster Linie half die intensive menschliche und psychologische Betreuung. Ich habe in meiner über zwanzigjährigen Hebammentätigkeit beobachtet, dass es meistens Kopfmenschen sind, die unter postnatalen Depressionen leiden. Frauen, die vor der Geburt sehr organisiert sind, die alles ganz sauber und strukturiert haben wollen, bei denen alles weiter funktionieren muss. Kontrollfreaks, die nichts einfach laufen lassen können. Man wird als Frau im Wochenbett so weich, so durchlässig, dass man bei Kleinigkeiten anfängt zu heulen, weil man umgehauen ist von der Situation.

Diese Weichheit bringt auch ganz viel Psyche tief von unten an die Oberfläche, was man in sich trägt, was man erlebt hat im Leben. Dann braucht nur einer zu piksen und die Situation eskaliert. So angreifbar sind Frauen nur im Wochenbett, das eigentlich acht Wochen dauern darf. In der Regel sind nach vier Wochen die meisten Frauen schon einkaufen gewesen, haben sich mit Bekannten getroffen. Wenn die Freundin nach Hause kommt, ist das kein Problem. Aber wenn es im Café im Einkaufszentrum sein muss, kann es schon ein stressiger Nachmittag werden, für alle Beteiligten. Viele junge Mütter haben den seltsamen Anspruch an sich, dass alles schon früh funktionieren muss. Eine frisch-gebackene Mutter hat Anrecht auf Hebammen-Besuche in den ersten zehn Tagen nach der Geburt. Die Krankenkasse zahlt meine Hilfe weitere acht Wochen lang bis zu sechzehn Mal, ich kann also zwei Mal in der Woche zu der Frau nach Hause kommen und stehe noch weiter als Ansprechpartnerin zur Verfügung.

Manchmal gibt es ein Stillproblem oder ich berate die Frau in der Beikosteinführung. In ganz schwierigen Fällen kann man sich noch extra Hebammenhilfe verschreiben lassen. Ich bin ja auch telefonisch erreichbar. Wenn es ein Problem gibt, ist es meistens so, dass es sich schon abends ankündigt. Es ist dann nett uns Hebammen gegenüber, wenn die Mutter nicht bis tief in die Nacht wartet, sondern am frühen Abend anruft oder bis zum nächsten Morgen wartet. In wirklichen Notfällen können die Frauen natürlich auch nachts anrufen. Eigentlich habe ich gute Nerven bei Anrufen und bei Hausbesuchen. Obwohl die auch auf die Probe gestellt werden.

Bei einem Hausbesuch bei einer Familie hier im Landkreis auf dem Dorf tauchte auf einmal der Mann hinter mir auf. Ich begutachtete gerade das Kind auf dem Wickeltisch, und er fragte mich: »Na, hast du Angst?« Ich drehte mich um und sah auf seiner Schulter ein riesengroßes Chamäleon. Er wollte mich schocken, ich musste ihn aber enttäuschen, ich war nämlich begeistert. Ich war kurz vorher in Mexiko auf Reisen gewesen. Da liefen diese Tiere wie Hasen herum, an ihren Anblick hatte ich mich längst gewöhnt. Der Mann hatte aber noch mehr zu bieten. Wir gingen zusammen ins Wohnzimmer, die Frau mit ihrem Kind auf dem Arm, der Mann mit dem Chamäleon auf der Schulter. Ich setzte mich mit meinen ganzen Unterlagen aufs Sofa und um die Ecke herum guckte mich eine riesige Würgeschlange an. Ich fühlte mich ins *Dschungelbuch* versetzt. Da habe ich wirklich geschluckt und zu der Schlange gesagt: »Du tust mir nix, dann tu ich dir auch nix.« Ich hatte den Eindruck, dass sie grinst, auf jeden Fall schlängelte sie dann in eine andere Ecke des Raumes. Für einen Moment herrschte Schweigen im Raum, die Eltern warteten auf meine Reaktion. Ich fragte lediglich ganz ruhig, wie denn der Schutz des Babys gewährleistet sei, denn es war wirklich eine sehr große Würgeschlange, die mit dieser Familie lebte. Die Eltern versicherten, dass die Schlange sonst im Terrarium eingesperrt wurde und der Raum, in dem das Terrarium stand, auch abschließbar war; Schlange und Kind blieben also immer voneinander getrennt. Diesen Hausbesuch werde ich nie vergessen.

Aber auch sonst ist meine Arbeit nie langweilig, kein Hausbesuch gleicht dem anderen. Auch wenn ich oft ähnliche Fragen beantworten muss, die Frauen und die Familien sind immer unterschiedlich. Manche Fragen kommen immer wieder. Wenn eine Mutter zum fünften Mal etwas fragt, was ich ihr schon öfter erklärt habe, weiß ich: Sie hat es einfach nicht begriffen, weil ich es ihr zu einem Zeitpunkt erklärt habe, in dem sie noch gar nicht dafür aufnahmefähig war. Das war dann viel zu früh, sie war mit ihren Gedanken ganz woanders. Es ist wichtig, den richtigen Zeitpunkt für die Antwort zu wählen. Wenn ich etwas zum Wochenbett erzählt habe, war sie im Kopf vielleicht noch bei der Geburt. Oder ich habe ihr etwas über ihre Gebärmutter erklärt und sie war gerade noch gedanklich beim Stillen, da habe ich einfach bei ihr noch nicht den richtigen Zeitpunkt erwischt.

Man muss schon viel Verständnis für Frauen im Wochenbett haben. Ich erinnere mich gut daran, man lebt nur im Moment, ist nur im Hier und Jetzt und hat kein Zeitgefühl mehr. Frauen wissen dann nicht mehr, wann sie das letzte Mal gestillt haben, ob beide Brüste, ob nur die linke oder die rechte. Die machen alles aus dem Bauch heraus und der Kopf ist völlig abgeschaltet. So kann es auch den durchgeplantesten und kontrolliertesten Frauen ergehen. Dieser Zustand währt auch meist noch länger als im Wochenbett, manchmal bis zu einem halben Jahr. Oft ist die Rede von »Still-Alzheimer«. Die Symptome werden vielleicht durch den Blutverlust unter der Geburt ausgelöst. Außerdem gibt die Frau all ihre Energie ihrem Kind und für sie selbst bleibt wenig übrig. Vielen Kinderlosen fehlt dafür das Verständnis. Die sind einfach genervt: Sie dürfen die Freundin, die gerade Mutter geworden ist, plötzlich nicht mehr zu jeder Zeit anrufen, diese Mutter hat auf einmal keine Zeit mehr, obwohl sie doch offensichtlich den ganzen Tag über nur herumsitzt und das Kind stillt.

Diesen Zustand der Mutter kann man Kinderlosen gut erklären, wenn man ihn vergleicht mit dem einer frisch verliebten Frau. Die ist total verknallt, kriegt nichts mehr auf die Reihe, weil sie nur noch Schmetterlinge im Bauch hat. Der Lover hat Priorität in jeder Beziehung, dann kommt lange nichts. Ich finde das einen einleuchtenden Vergleich für die Gefühlslage einer frischgebackenen Mutter. Die Anstrengung im Wochenbett kann man vielleicht vergleichen mit der Aufgabe, sich in einen neuen Job einarbeiten zu müssen. Vieles ist komplett anders, die Dinge sind ganz neu, man muss sich an vieles gewöhnen und seine Erfahrungen machen. Verständnis für die Frau im Wochenbett ist mit diesen Vergleichen vielleicht leichter. Ein idealer Freund oder eine gute Freundin ist man dann, wenn man sich darauf einstellt, dass einen, wenn man anruft und das Kind sehen möchte, nicht eine üppig gedeckte Kaffeetafel mit Torte erwartet. Dass man vielleicht lieber fragt, ob man zum Beispiel einen Auflauf vorbeibringen darf, oder anbietet, die Wäsche zum Waschen abzuholen. Dann hat man zwei Fliegen mit einer Klappe geschlagen. Die Familie hat etwas zu essen, was das Allerwichtigste ist im Wochenbett, weil es nur dann mit dem Stillen klappt. Und derjenige, der das Essen bringt, kann auch mal kurz auf das Baby gucken. Perfekt ist es, wenn der Besuch sein Mitbringsel abliefert, kurz das Kind bewundert und wieder geht. Dann sind alle glücklich!

Danke

Ich danke ganz herzlich:
- meinen Männern für all die Liebe, Unterstützung und das Verständnis für nächtliche Schreibanfälle
- meinen Eltern, die mich schon immer bedingungslos in allem unterstützt, ermutigt und bestärkt haben
- Wiebke Brockmann für das Versuchskapitel
- allen interviewten Hebammen für ihr Vertrauen, ihre Offenheit und ihre Zeit
- dem Deutschen Hebammenverband e.V. und dem Bund freiberuflicher Hebammen Deutschlands e.V. für die freundliche Unterstützung bei meiner Recherche

Weiterlesen

Bitte beachten Sie auch die
Hinweise auf den folgenden Seiten.

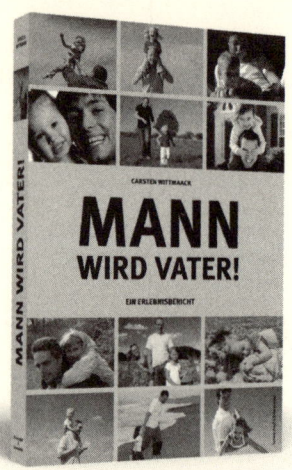

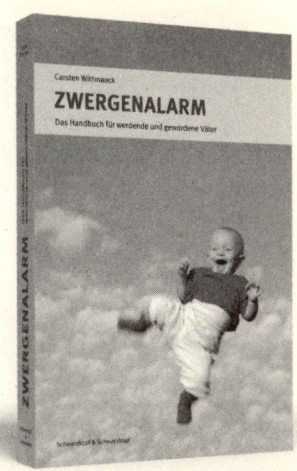

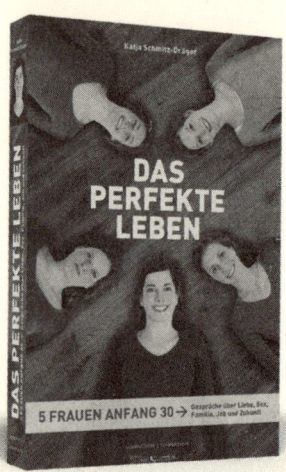

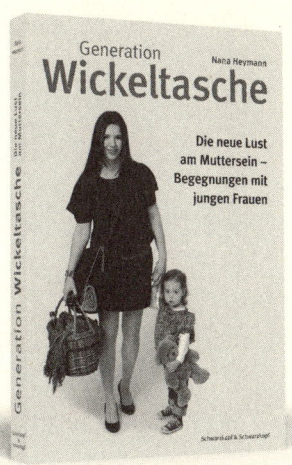

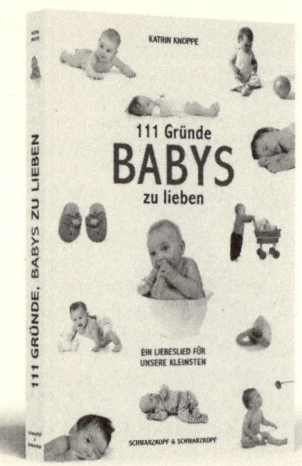

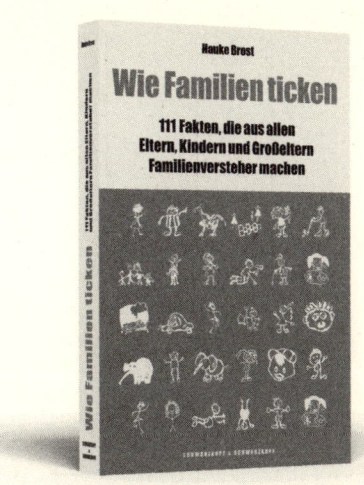

DIE AUTORIN

Antje Diller-Wolff arbeitet seit vielen Jahren als Live-Reporterin, Autorin und Sprecherin unter anderem für SPIEGEL TV und den NDR. Mit ihrer Produktionsfirma »shs medien« realisiert sie Imagefilme für Unternehmen. Darüber hinaus coacht sie Führungskräfte und moderiert Veranstaltungen in den Bereichen Politik, Kultur und Wirtschaft. Mit ihrem Mann und zwei Söhnen lebt sie in der Nähe von Hamburg.

Antje Diller-Wolff
ALLE MEINE BABYS
20 Hebammen erzählen vom schönsten Beruf der Welt

ISBN 978-3-86265-014-9

KATALOG
Wir senden Ihnen gern kostenlos unseren Katalog.
Schwarzkopf & Schwarzkopf Verlag GmbH
Kastanienallee 32, 10435 Berlin
Telefon: 030 – 44 33 63 00 | Fax: 030 – 44 33 63 044

INTERNET | E-MAIL
www.schwarzkopf-schwarzkopf.de
info@schwarzkopf-schwarzkopf.de

ANTJE DILLER-WOLFF IM INTERNET
http://www.shsmedien.de